# バイオ3Dプリント関連技術の開発と応用

## Development and Application of 3D Bio Printing Technology

監修：境　慎司
Supervisor：Shinji Sakai

シーエムシー出版

# はじめに

　人工的な材料や基材と生きた細胞を組み合わせて，組織や臓器の代替となる構造体を作製することを目指す組織工学は 1990 年代より急速に発展し，現在も世界中でさまざまな研究が行われている。その組織工学において長年にわたって課題となってきた，再現性の高い細胞配置や，血管のような構造も含めて組織や臓器の内部構造までも再現することを可能とする技術として近年注目されているのが，組織工学に印刷技術を取り込んだ，「バイオ 3D プリンティング」である。現状では，まだ生体の組織や臓器に匹敵するような機能的な構造物を作製できる段階には至っていないものの，最近 10 年間のバイオ 3D プリンティングに関する学術論文数の増加の勢いは凄まじく，また，これまで組織工学分野に関わっていなかった研究者や企業も巻き込んで，これからさらに大きく，さらに加速しながら急速に発展することが予想されている。一方で，そのような発展のためには，細胞を理解した上での，プリンタ，インクのさらなる発達は不可欠であり，複数の領域をまたいだ俯瞰的な視点からのそれらの研究への取り組みが強く望まれる。

　このような状況を踏まえて，本書では，バイオ 3D プリンティングに関する，そしてバイオ 3D プリンティングにつながるものとして検討が行われているプリンタやインク材料，細胞に大きなダメージを与えることなくインクを固めるための方法，さらにバイオ 3D プリンティングの将来的な応用対象に関する研究も含め，我が国における研究・開発の状況をできるだけ多く紹介する。そして，これによって，本書がこれからバイオ 3D プリンティング研究に関わろう，参入しようという方々が，バイオ 3D プリンティングの現状と将来性を理解するための一助となれば幸いである。

　最後に，お忙しいにも関わらず執筆をお引き受け頂いた，各分野で活躍されている著者の皆様には，監修者として深く感謝いたします。

　2019 年 7 月

大阪大学

境　慎司

# 執筆者一覧 （執筆順）

境　　慎　司　大阪大学　大学院基礎工学研究科　教授

當　間　隆　司　武藤工業㈱　3DP 事業部　開発部　技監

國　富　芳　博　㈱サイフューズ　研究開発部　マネージャー

秋　枝　静　香　㈱サイフューズ　代表取締役

瀬　尾　　　学　㈱リコー　HC 事業本部　バイオメディカル事業センター
　　　　　　　　創薬事業室　室長

栁　沼　秀　和　㈱リコー　HC 事業本部　バイオメディカル事業センター
　　　　　　　　バイオメディカル研究室　スペシャリスト

木　寺　正　晃　愛知産業㈱　商品統括部　レーザ・抵抗溶接機器販売統括課　主査

田　中　隆　三　㈱松浦機械製作所　技術本部　AM テクノロジー　マネージャー

大　嶋　英　司　カンタツ㈱　NB 開発部　部長

齊　藤　　　梓　山形大学大学院　理工学研究科　博士研究員

川　上　　　勝　山形大学大学院　有機材料システム研究推進本部　准教授

古　川　英　光　山形大学大学院　理工学研究科　教授

萩　原　恒　夫　横浜国立大学　成長戦略研究センター　連携研究員

伊　藤　壽　一　滋賀県立総合病院研究所　所長

小　山　靖　人　富山県立大学　工学部　医薬品工学科　准教授

アブ ビン イヘサン　富山県立大学　工学部　医薬品工学科　博士研究員

秋　山　義　勝　東京女子医科大学　先端生命医科学研究所　講師

今　泉　幸　文　クアーズテック㈱　研究開発部　シニア R&D エンジニア

増　谷　一　成　京都工芸繊維大学　繊維科学センター　研究員；
　　　　　　　　ネオマテリア㈱　代表取締役

植　松　　　宏　LPW テクノロジージャパン　技術マネージャー

熊　澤　義　之　東京薬科大学　生命科学部　応用生命科学科　食品科学研究室　教授

古　川　克　子　東京大学　大学院工学系研究科　バイオエンジニアリング専攻・
　　　　　　　　機械工学専攻　准教授

Dajiang Du　　　東京大学　大学院工学系研究科　バイオエンジニアリング専攻・
　　　　　　　　機械工学専攻

篠　原　　　誠　東京大学　大学院工学系研究科　バイオエンジニアリング専攻・
　　　　　　　　機械工学専攻

牛 田 多加志　東京大学　大学院工学系研究科　バイオエンジニアリング専攻・機械工学専攻　教授

能 　 清 高　㈱大日本科研　総合企画グループ

横 田 秀 夫　(国研)理化学研究所　光量子工学研究センター　画像情報処理研究チーム　医科学イノベーションハブ推進プログラム　健康医療データ多層統合プラットフォーム推進グループ　チームリーダー

山 澤 建 二　(国研)理化学研究所　光量子工学研究センター　技術基盤支援チーム　副チームリーダー

渡 邉 政 樹　㈱リコー　ヘルスケア事業本部　事業戦略センター　事業戦略室　スペシャリスト

辻 村 有 紀　(国研)理化学研究所　光量子工学研究センター　画像情報処理研究チーム　テクニカルスタッフ

大 山 慎太郎　名古屋大学医学部附属病院　メディカルITセンター　手の外科　特任助教

関 根 秀 一　東京女子医科大学　先端生命医科学研究所　講師

樋 口 鎮 央　和田精密歯研㈱　顧問；大阪歯科大学　医療保健学部　講師

石 本 卓 也　大阪大学　大学院工学研究科　マテリアル生産科学専攻　准教授

中 野 貴 由　大阪大学　大学院工学研究科　マテリアル生産科学専攻　教授；大阪大学　異方性カスタム設計・AM研究開発センター　副センター長

羽 田 多麻木　東京医科歯科大学大学院　医歯学総合研究科　老化制御学講座　高齢者歯科学分野(TMDU)

金 澤 　 学　東京医科歯科大学大学院　医歯学総合研究科　老化制御学講座　高齢者歯科学分野(TMDU)　助教

水 口 俊 介　東京医科歯科大学大学院　医歯学総合研究科　老化制御学講座　高齢者歯科学分野(TMDU)　教授

清 水 　 透　東京電機大学　理工学部　理工学研究科　特別選任教授

# 目　　次

## 第6章　光造形装置としても直描露光装置としても使える1台2役の高速／高精度な3Dプリンタの開発　大嶋英司

## 第7章　光重合による3Dゲルプリンター　齊藤　梓, 川上　勝, 古川英光

## 【Ⅲ　材料編】

## 第1章　材料から見た3Dプリンティング　萩原恒夫

## 第4章　細胞シート工学を基盤とした立体臓器製造技術　　　関根秀一

## 第5章　金属積層造形技術を活用した歯科修復物の現状　　　樋口鎮央

## 第6章　金属3D プリンタの医療デバイスへの応用　　　石本卓也, 中野貴由

## 第7章　IT による義歯製作と 3D プリンター利用の可能性

羽田多麻木, 金澤　学, 水口俊介

## 第8章　粉体の焼結プロセスによる 3D プリンティング技術　　　清水　透

# 【V　市場編】

## 第1章　産業用 3D プリンターの開発と市場

## 第2章　産業用 3D プリンターの造形材料市場

# 第3章 バイオ3Dプリンティングの開発動向

# 【Ⅰ　総論編】

# 3D バイオプリンティング

## はじめに

「3D プリンタ」，「3D プリンティング」という言葉は，新聞やテレビなどのメディアに頻繁に登場するようになりすっかり市民権を得ている。さらに，昨今の低価格化により 3D プリンタを持つ家庭も増えつつある。このようなことから，今日では社会において，3D プリンタ，3D プリンティングの有用性が広く認識されるに至っている。3D プリンタを用いた立体的（3 次元的）な構造物の造形（3D プリンティング）に対して，これまで広く用いられてきたのは，不要な部分を削り取りながら造形を行う切削加工や，鋳型に溶かした金属を流し込み，固めることで造形を行う鋳造加工である。これらの方法に対する 3D プリンティングの利点は，コンピュータなどでデザインされたデジタルデータを設計図として造形を行うことから，そのデジタルデータを改変するだけで，大きさや形状を 1 個単位で変更したものを容易かつ短時間に造形できる点である。このようなことから，個人のホビーユースをはじめとして，航空機の部品の製造や，橋・家の建築に至るまで 3D プリンティングの対象とする範囲は拡大している。さらに，1 個ずつ容易に形状を変更できる点は，義歯，義手，義足など患者ごとに形状や大きさの異なる造形を行うことが求められる医療分野での利用において特に魅力的である。これらに加え，切削加工や鋳造加工による造形と決定的に異なる 3D プリンティングの利点は，それらの方法では実現が難しい，造形物内部の構造までも容易に作製できる点である。本稿では，細胞のみからなる微小な固まりから 3 次元構造体を作製する 3D バイオプリンティングおよび，生きた細胞を含むインクを用いて 3 次元構造物を造形する 3D バイオプリンティングとそこで使用される 3D バイオプリンタに関して紹介する。

## 1 3D バイオプリンティング

3D バイオプリンティングでは，生きた細胞を含むインクから，3D プリンタを用いて細胞を含む 3 次元構造物を造形する。このため，細胞を用いない 3D プリンティングと比較すると，造形時に適用可能な条件や，インクを構成する成分などに関して多くの制約が生じる。例えば，プリント時の温度は常に体温近傍以下である必要があり，インクは中性 pH で生理的な浸透圧の水溶液でなければならない。さらに，細胞の生存を損なわせるような成分は含まれてはならない。こ

Shinji Sakai 大阪大学 大学院基礎工学研究科 教授

れらに加えて，インクを固化させる際の反応およびそのためのプロセスも細胞に対して穏和でなければならない。このように多くの制約はあるものの，細胞と人工物を組み合わせて機能的な組織を構築することを目指す組織工学および，その組織を利用して，欠損・損傷したり，機能低下・機能不全となった組織や臓器の機能を補完することを目指す再生医療の進歩に大きな寄与をするものとしてその発展に期待が寄せられている。

　1990 年代に，3 次元の多孔質足場構造体（スキャホールド）に細胞を播種し，そこで細胞を成長させることで組織を作るという方法が提唱されて以降，この方法は組織工学のスタンダードなものとして世界中で研究が活発化した。しかし，この方法では，個々の細胞の位置を細胞種毎に制御したり，内部に血管網のような複雑な構造を作ったりすることは困難であった。また，スキャホールド内の構成成分や構造を局所的に任意のものに制御することも困難であった。我々の生体においては，多種多様な細胞が，適材適所に存在し，周囲の細胞と相互作用しながら，さまざまな機能を発揮している。さらに，細胞に対して酸素や栄養分を送るためのライフラインとなる血管網様の構造がなければ，厚みある組織を作ることは不可能である。すなわち，生体の組織や臓器の機能を真に代替する構造物を作るためには，構造体の内部も含めて，細胞の配置をしっかりと制御することが重要であり，従来行われてきたスキャホールドに細胞を播種して構造物を作る方法では，そのようなことがほぼ不可能である。これに対して，現状の 3D バイオプリンティングでは，1 細胞レベルで精密に細胞を配置しながら造形することはまだ難しいものの，従来の方法よりも格段に生体の細胞配置に近い構造体を作製することが可能である。

## 2　3D バイオプリンタとバイオインク

　細胞を含む 3 次元構造体を作製するために検討・使用されている 3D バイオプリンタは，細胞を含むヒドロゲルを形成するインクを使うものと，ヒドロゲルのような人工的な材料を含まず細胞のみからなる構造物を得るために細胞そのものをインクとして使うものの 2 つに大別することができる。後者は細胞の微小な固まりを単位構造として積み上げていく方式であり，前者は，さらに複数の方式に分類することができる。前者に関して，印刷方式が異なれば，それぞれのプリンタでの造形に適したインクの性質も異なり，使用するプリンタに合わせたインクの設計も精度のよい造形を行うために重要である。それぞれのバイオプリンタの長所と短所を理解し，どのような構造体（内部構造および含まれる細胞）を造形したいのかによって，使用するプリンタを選択するのが望ましい。以下に，細胞のみからなる構造体の造形を行うための 3D バイオプリンタおよび，細胞を含むヒドロゲルを形成するインクを使うもののうち，よく検討されている 3 つの方式のバイオプリンタについて説明する。

### 2.1　細胞のみからなる構造体の造形

　1 個ずつばらばらにした細胞を同一箇所に吐出しても，細胞はその位置を保てるほどの短時間

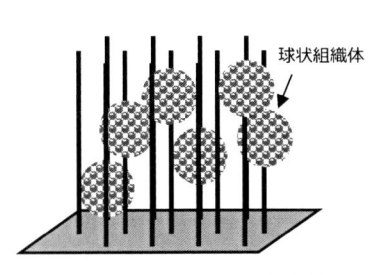
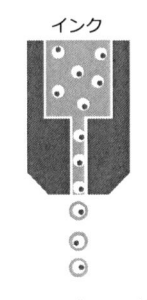
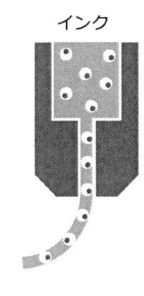
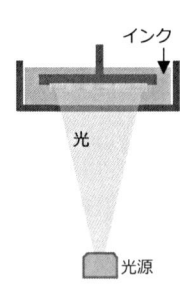

a) 剣山状の治具＋球状組織体　　b) インクジェット方式　　c) 連続押し出し方式　　d) 光造形方式

図1　3D バイオプリンティング方法の模式図
a) 球状組織体を剣山状の治具に突き刺しながら造形する細胞のみからなる構造体構築法。
b) インクジェット方式, c) 連続押し出し方式, d) 光造形方式。

で細胞間の結合を形成することはできない。このため, ばらばらの細胞から, 厚みのある3次元構造体を構築することは非常に困難である。そこで, 現在 佐賀大学教授の中山功一氏が開発したのが, あらかじめ作製しておいた直径数百マイクロメートルの球状組織体を, 剣山のような治具に順次突き刺し, 3次元的に配置しながら立体的に積み立てていく方法である (図1a)[1]。この操作は, 設計図に基づいて機械により自動的に実施され, 剣山の針に突き刺された球状組織体は, 培養時間が経過するとともに, 隣接する球状組織体と融合していく。したがって, 適当なタイミングで針を引き抜くと細胞のみからなる構造体を得ることができる。後に述べる方法で作られる細胞を含んだヒドロゲルで構造体が構成されるものと比較すると, 生体への移植を考えた場合には, 使用するヒドロゲルに起因して生じるかもしれない異物反応や炎症反応などに対する心配の必要がないことが長所の1つである。

## 2.2　インクジェット方式

　インクジェット方式のプリンタは, 紙に文書や写真を印刷することを目的として家庭でも多く使われている最も普及しているタイプのプリンタである。このプリンタのインクの吐出方式は, 圧電素子を用いるピエゾ方式と, ノズル内に熱を加えて泡を発生させるサーマル方式が主なものであり, それぞれ数ピコリットルの液滴が吐出される。ここで, 液滴の体積からその直径を計算すると, 10ピコリットルの液滴の直径は約27マイクロメートルである。一般に動物細胞のサイズは10〜30マイクロメートルであることから, 流路や吐出孔への詰まりなどを考慮すると, 家庭用のインクジェットプリンタの吐出系をそのまま用いて, 連続的に動物細胞を含むインクを吐出することはかなり困難である。したがって, インクジェット方式のバイオプリンタ (図1b) では, 直径50〜100マイクロメートルの吐出孔のシステムが使用され, 吐出方式としては, 細胞への熱の影響の点からピエゾ方式が適していると考えられる。平板上に細胞を2次元に並べていくという使用法においては必要ないが, 3次元構造物を造形する場合には, 単に細胞を分散させた水溶液を目的位置に着液させるだけでは, 溶液の流動によって細胞は意図しない場所へ移動し

てしまう。このため，3次元構造物を造形する場合には，着液した位置で迅速にヒドロゲルを形成する成分を含むインクが必要となる。インクジェット方式のバイオプリンタを他の方式のバイオプリンタと比較した場合の最大の長所は，異なる細胞や成分を含むインクを用意し，複数の吐出孔から吐出すれば，インク1滴のスケールで，異なる細胞の配置や細胞種毎に異なる細胞周囲環境の構築が可能な点である。家庭用のインクジェット方式のプリンタには，複数の色のインクが搭載されており，吐出されたインクの着液位置が制御されることによって，カラー画像を印刷可能であることから，このことは理解できるだろう。なお，インクジェット方式のプリンタを使った細胞含有3次元構造物の造形に関するパイオニアの一人は，現富山大学教授の中村真人氏であり，その先駆的な検討の中ではカルシウムイオンを含む水溶液と接触すると瞬時にゲル化するアルギン酸ナトリウムを含む水溶液に細胞を分散させたものがバイオインクとして利用された[2]。前に述べたように，細胞を含むインクを用いるバイオプリンティングでは，インクの成分自体およびインクが固まる際の反応が，細胞の生存を損なってはならない。この点において，アルギン酸ナトリウムは，組織工学において細胞を含むヒドロゲルを使用する際に広く使われてきた，それらが生じない材料であり，問題は無い。一方，他の方式と比較した場合の短所は，吐出可能なインクの粘度は比較的低い（10～100 mPa s 程度）にもかかわらず，着液位置で瞬時にゲル化する性質を有することが求められることである。このようなインク材料は極めて限られており，細胞の接着や増殖を促進する機能がないゲルを形成するアルギン酸を主たる構成成分とするもののみであった。著者らの研究の紹介になるが，この欠点を克服するために，アルギン酸を使用せずに酵素反応を使ってインクを迅速にゲル化させる方法を開発し，ゼラチンを成分とするインクから得られる構造物の内部で細胞が増殖できることを報告している[3]。具体的には，西洋わさび由来ペルオキシダーゼの酵素反応により，高分子中に導入したフェノール性水酸基を架橋することで，インクを瞬時にゲル化させるものであり，フェノール性水酸基さえ導入できれば，さまざまな水溶性高分子をインク材料として利用可能である。今後，このようにインクとして利用できる材料が増えていけば，その長所からインクジェット方式のバイオプリンティングは多くの検討が行われるようになると予想される。

## 2.3 連続押し出し方式

　現在，3Dバイオプリンティングにおいて最も多く用いられているのが，連続押し出し方式のプリンタ（図1c）である。造形の際には，細胞を含んだバイオインクを直径 0.2～1 mm 程のノズルから連続的にフィラメント状に押し出す。押し出されたインクは，その場でゲル化させられ，このゲル化したフィラメントを積層していくことで3次元の構造体を得ることができる。広く用いられている理由としては，プリンタの構造が単純であること，またその単純さのため操作も容易であることが挙げられる。さらに，適用可能なインクの粘度は $30 \sim 60 \times 10^7$ mPa s と広範囲であることに加えて，$1 \times 10^8$ cells/mL 以上の細胞密度のバイオインクからでも造形ができることなどにもよると考えられる。なお，インクジェット方式ではノズルの詰まりが生じやすくなった

り吐出が不安定になったりするなどの理由から $1 \times 10^6$ cells/mL 以下の細胞濃度のインクが多く用いられる。インクジェット方式の欠点として，低粘度のインクしか適用できないことを述べたが，高粘度のインクを使えることの利点は，低粘度のインクよりもゆっくりゲル化させても大きく広がることがない点にある。一方で高粘度のインクを用いることの欠点は，同じサイズのノズルから吐出する場合，粘度が高くなるほど押し出しに必要な圧力が高くなり，細胞に対して悪影響を与えることが危惧される点である。なお，圧力が細胞に与える影響に関しては，ラットの内皮細胞に関して，30～280 kPa の負荷範囲において，細胞の生存率は圧力の上昇とともに低下し，280 kPa の負荷の生存率は 30 kPa の負荷の場合の約 50 % に低下したことが報告されている[4]。連続押し出し方式によるバイオプリンティングで得られた構造物中の細胞の生存率に関して，多くの論文で 40～80 % のそれほど高くない値が報告されているのは，造形精度を上げるために高粘度のインクを使用していることが要因と考えられる。さらに，同じ材料からインクを調製してゲルを得る場合，その材料の濃度を上げることで得られる高粘度のインクから得られるゲルは，低粘度のインクから得られるゲルよりも硬くなる。一般に，硬いゲルに包まれた細胞は，柔らかいゲル中のものと比較して増殖が抑制される。すなわち，造形性だけでなく，細胞の生存，増殖も考慮したインクの選定が重要である。インク溶液としては，剪断力の増加に伴って粘度が著しく低下する擬塑性を持つものが最近よく用いられている。擬塑性により，吐出されたインクは形状を保持しやすい一方で，吐出時には大きな圧力を必要としない。ヒアルロン酸やセルロースナノファイバーを適当量添加することによって，そのような性質を付与することができる。なお，他のプリンティング方式と比較した場合の，連続押し出し方式のプリンティングの欠点としては，比較的造形速度が遅いこと，および造形精度がノズルサイズに大きく依存することが挙げられる。

　連続押し出し方式のバイオプリンティングにおいても，アルギン酸ナトリウムがよく用いられる。その他，メタクリレート基を導入したゼラチンは，光重合開始剤として Irgacure-2959 と混合したインクとして市販されており，その使用に適した紫外線光源を搭載した連続押し出し方式のバイオプリンタも市販されている。なお，細胞を紫外線に曝露すると，DNA レベルでの損傷を与えることが危惧されることから，可視光の照射によってゲル化する系を用いたバイオプリンティングも報告されている[5]。

## 2.4　光造形方式

　光造形方式は，ステレオリソグラフィーとも呼ばれ，3D プリンティングの方式としては最も古いものである（図 1d）。1980 年に名古屋市工業研究所で発明された後，1987 年に 3D System 社が商品化を行っている。この方式では，光を照射すると硬化する溶液を溜めた槽に対して，光を 1 層ずつ照射して硬化させ，それを繰り返し，積層していくことで造形を行う。バイオプリンティングにおいては，光重合開始剤の共存下にて，それに適した光を照射することにより造形が行われ，前述したメタクリレート基を導入したゼラチンと Irgacure-2959 やエオシン Y を光重

合開始剤として用いる系などが報告されている。この方式の利点は，面状に光を照射することから，大きな構造物を他の方法よりも短時間で造形できる点と，高い精度でなだらかな表面を持つ構造物を造形できることが挙げられる。すなわち，光造形方式の 3D バイオプリンティングは，血管のような滑らかな内腔表面を持つような構造を含む構造体の造形に適している。一方で，欠点としては，インクを溜めた槽に対して光を照射して造形を行うことから，造形時に積層されていく層毎や，同一層内の局所だけの組成を異なるものにすることが難しい点が挙げられる。すなわち，細胞種類や濃度などの分布を同一層内で局所的に任意に変更することは困難である。この欠点を解決するための方法として，異なるインクのリザーバーに接続されたラインをインクプールにつなげ，連続的にインクプールに導入するとともにインクプールから排出するインクの流動を制御することで，それぞれのインクで構成される複雑なパターンを有する構造体を作製する方法が報告されている[6]。この新しい方式のバイオプリンティングについては，いまだ解像度という点では大きな改善が必要であるものの，今後が期待される技術である。

## おわりに

　本稿では，3D バイオプリンティングについてプリンタやインクに関することも含めて概要を紹介した。すでに作製された 3 次元構造物について臨床での利用が視野に入っているものもある一方で，現状では，まだまだ患者毎に異なる形状や大きさの組織や臓器を自由に作り出すにはほど遠いところにある。今後，さらにインク材料やプリンティング方式が改良・開発され続ければ，3D バイオプリンティングは組織工学の基幹技術としてさらに急速に発展していくと予想される。

## 文　　　献

1)　古賀俊宣，永里壮一，岩本幸英，中山功一；細胞の立体構造体の製造方法，特願 2009-509335（P2009-509335）
2)　Nishiyama. Y *et al.*, Development of a three-dimensional bioprinter : construction of cell supporting structures using hydrogel and state-of-the-art inkjet technology, *J Biomech Eng*, **131** : 035001（2009）
3)　Sakai. S *et al.*, Drop-on-drop multimaterial 3D bioprinting realized by peroxidase-mediated cross-linking, *Macromol Rapid Commun*, **39** : 1700534（2018）
4)　K. Nair, M. Gandhi, S. Khalil, K. C. Yan, M. Marcolongo, K. Barbee and W. Sun, *Biotechnol. J*, **4**, 1168-1177（2009）
5)　Sakai *et al.*, Differentiation potential of human adipose stem cells bioprinted with

hyaluronic acid/gelatin-based bioink through micro-extrusion and visible light-initiated crosslinking, *Biopolymers*, **109**：e23080（2018）

6) Miri AK *et al.*, Microfluidics-enabled multimaterial maskless stereolithographic bioprinting, Adv Mater, **30**：e1800242（2018）

# 【Ⅱ　バイオ 3D プリンタ編】

# 第1章　樹脂溶融型 3D プリンタ

當間隆司*

## 1　はじめに

　樹脂溶融型 3D プリンタは熱可塑性樹脂を使い造形する方式である。熱可塑性樹脂はフィラメントと呼ばれる丸棒状の形態に成形されリールに巻きとられている。これをヘッド部で溶かしながら押し出しそれで造形を行う方式である。この章では，樹脂溶融型 3D プリンタの仕組みを説明し，樹脂溶融型の造形で問題となる点と対応について整理していく。

## 2　樹脂溶融型 3D プリンタ

　樹脂溶融型プリンタは図1の様な構成要素から成り立っている。（X–Y–Z の駆動機構は割愛している）

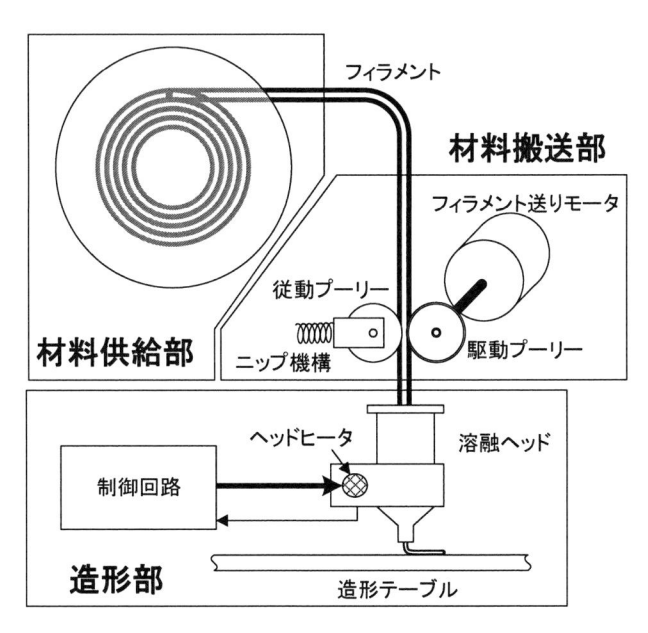

図1　樹脂溶融プリンタの基本構成図

＊　Takashi Touma　武藤工業㈱　3DP 事業部　開発部　技監

## 2.1 供給部

　材料供給部はフィラメントリールをかけ，フィラメントを引き出す部分である。供給部は開放型と密閉型があり，開放型はリールのホルダーがあるだけだが，密閉型はフィラメントの吸湿等の影響が少なくなる様に密閉する構造になっている。供給部はヘッドとの相対関係が問題になる。供給部が固定され，ヘッドが XY 平面を動くタイプの場合，ヘッドが供給部から最も離れた点と最も近い点を往復すると，一旦引き出されたフィラメントがたるむ為，フィラメントの経路に戻り防止の規制が無いとリールの巻が緩んでしまう。これが原因でリール中のフィラメントが絡んでフィラメントが供給できなくなる場合があるので，供給部のリールの巻については注意が必要になる。供給部からのフィラメント供給経路がガイドなどの規制がある場合はフィラメントの巻癖などで摺動抵抗が大きくなり，供給量が不足する場合がある事も注意すべきである。

## 2.2 材料搬送部

　材料搬送部は供給部からのフィラメントをヘッドに送り込む部分である。フィラメントを送る部分をエクストルーダと呼び，フィラメントを対向するプーリーで挟み込んでヘッドに送り込んでいる。一般的にヘッドに送り込む力は駆動プーリーの表面の摩擦と対向する従動プーリーの加圧力で決まる。駆動プーリーの表面は摩擦力を確保する為表面を荒らしており，一部には刃状の爪を持つモノもある。フィラメントは硬い材料も柔らかい材料もある為，同一形状では最適化できないので搬送する材料に適した形状を見定める事も重要になる。また，この搬送機構はヘッドからの樹脂吐出量を制御するモノである為，駆動プーリーの送り量がヘッドからの吐出量になる。フィラメント径を D，フィラメントの送り速度を V，ヘッドノズルの開口径を d とするとヘッドから吐出される速度 v は式(1)の様に表せる。

$$v = \frac{D^2}{d^2} V \tag{1}$$

　ただし，この式は搬送部で挟まれた状態でもフィラメントが変形しない場合について成り立ち，図2の様に軟らかい材料の場合は，変形でフィラメントの送り量が変化する為ヘッドからの

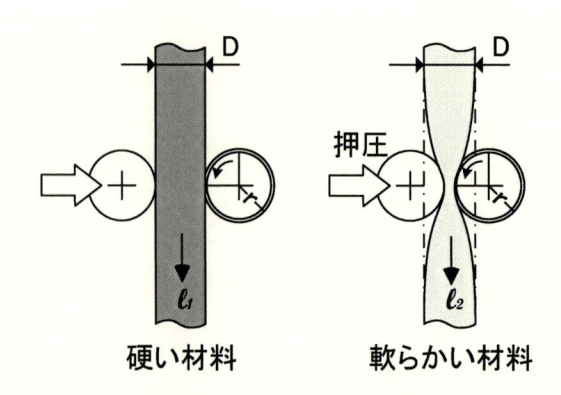

硬い材料　　　　軟らかい材料

図2　フィラメント送り機構

吐出速度は小さくなる。

　硬い材料の場合は駆動ローラーが 45° 回転すると $\pi r/2$ だけ材料は送られ，ヘッド内には $\ell_1$ 送り込まれる。これに対し，軟らかい材料では駆動ローラーが 45° 回り $\pi r/2$ だけ送られても変形した表面を送るので $\ell_2$ は $\ell_1$ より小さくなる。この為，ヘッドに送り込まれる速度が遅くなるので単位時間当たりの吐出量は想定より小さくなる。一方，ヘッドを X–Y 平面を移動して造形を行う際の移動速度は吐出速度に応じたモノになるので軟らかい材料での造形はスライサーでフィラメント送りの調整を行う必要がある。加圧によって変形しない材料であっても滑りやすい材料では駆動プーリーの回転量が送り量に比例しない場合がある。この場合は，フィラメントの送りの調整では対応できなくなるので駆動プーリーの表面を粗化する等の対応が必要である。材料搬送部でもう一つ問題になるのはフィラメントの形状である。本来，断面は真円であって欲しいが，押し出し成型で製作されることを考えると難しいのが現実である。また，フィラメント径が常に一定かという問題もある。フィラメント太さがバラつくと送り量の誤差以上にヘッドからの吐出量は変化するので，造形は不安定になる。

## 2.3　造形部

　フィラメントは材料供給部からヘッドに送られ，溶融され吐出される。吐出された材料はヘッドの移動に合わせて造形を行う事になる。樹脂溶融積層方式の造形は図 3 の様に積層されており，ヘッドから吐出した材料とヘッドの移動との関係が重要になる。

　図 3 中央の適正吐出造形はヘッドから吐出された材料が吐出口の縁の部分で下層の材料に押し付けられ接合する。下層との密着力を得る為には吐出された溶融樹脂が下層の樹脂の活性を上げ，溶融樹脂の分子鎖と絡み合う事が必要になる。分子鎖同士が絡み合う為には温度だけでなく，押圧する事も重要になるので，ヘッドの吐出口の縁の部分は重要な役割を担っている。これに対し，吐出不足の場合は下層に対する押圧力が不足しているので，十分な密着力を発現させる事が難しい。吐出した樹脂の温度は十分下層を活性化させるエネルギーは持っているが，押圧されずそのまま載せられた状態である為，下層を十分に活性化させる事ができず不安定な結合になってしまう。これとは逆に過剰吐出の場合はヘッドの先端部より広い範囲まで樹脂が回り込んでしまう為，ヘッドの外縁部にまで樹脂ははみ出してしまう。一見，密着力は出る様に思われるが，ヘッドの外縁部にまで回り込んだ部分の面は制御されておらず，次に積層しようとする下層の面に凹凸ができてしまう。こうなると積層厚みを超える部分ではヘッドが下層とにぶつかって造形物を

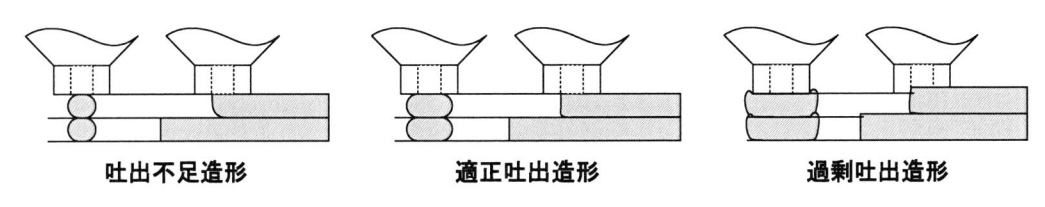

**吐出不足造形**　　　　　**適正吐出造形**　　　　　**過剰吐出造形**

図 3　吐出と造形の関係

壊してしまう可能性がある。また，ヘッドの外縁部に付着した樹脂は長時間放置されると炭化して固化してしまい，これが吐出に影響を及ぼしヘッドの面の外に樹脂が押し均されることもあり，最悪の場合，ヘッドと造形物が衝突し，ヘッドを損傷する可能性もある。

　樹脂溶融積層型の造形ではヘッド温度も非常に重要である。樹脂溶融積層型 3D プリンタで造形できるのは熱可塑性の樹脂であるが，熱可塑性樹脂は ABS 等の汎用樹脂，ポリカーボネート等のエンジニアリングプラスチック（エンプラ），PEEK 等のスーパーエンジニアリングプラスチック分類される。汎用樹脂は大凡 250℃ 以下で造形できるが，エンプラでは 300℃ 程度，スーパーエンプラでは 400℃ 程度の温度が必要になる。　加熱方法は一般的にカートリッジヒーターを使用しているが，300℃ 以上の温度領域では温度バランスが悪くなる事からバンドヒーターを使用しているケースもある（図 4 参照）。

　カートリッジヒーター 1 本で加熱の場合は図 4 の様に熱の流れが一方向なので，ヒーターの温度と環境温度の差で樹脂が溶かされる壁面の温度差は決まる。ヘッドの温度が高くなればなるほど加熱側と放熱側の壁面の温度差は大きくなるので，温度バランスが崩れヘッド内部の樹脂の粘度も変わってしまい，吐出に影響が出る可能性がある。これに対し，バンドヒーターは熱の流れが等方的になるのでヘッド内の樹脂の粘度も安定する。ヘッドから樹脂が吐出されるのはヘッドに送り込まれるフィラメントが圧力かけているからだが，ヘッド内部の溶融した樹脂の粘度に偏りがあると均一に流動しなくなり，粘度が下がっている部分が早く押し出される為，樹脂の流れは乱流になりヘッドから真っ直ぐ吐出されず造形が乱れてしまう事になる。

　一方，ヘッドの内部は，入口部はフィラメントが入る太さで，吐出口は 0.5 mm 以下になっている。現在のフィラメントの主流は φ1.75 mm なので入口は 2.5〜3 mm 程度になっている。加工上の都合で内径を順次絞っていく事はできないので段付きの穴になるが，太さが変化する部分の形状が圧力損失に寄与することになる。図 5 はヘッド吐出口付近の断面図である。穴あけ加工に

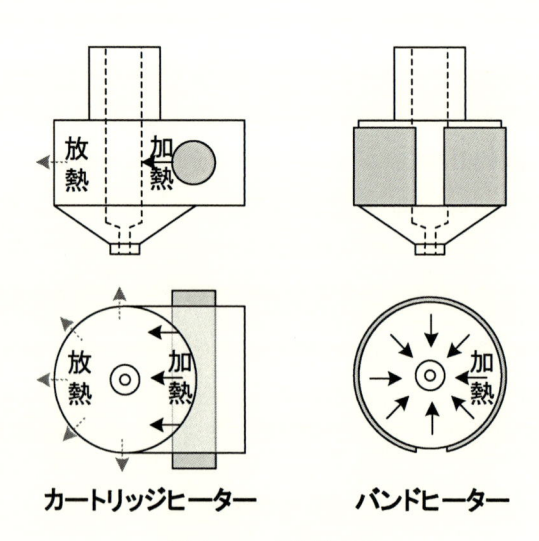

**図 4　ヘッド加熱方式**

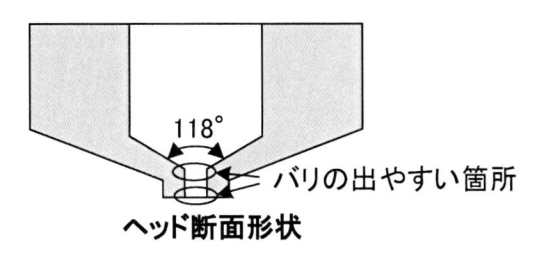

図 5　ヘッド内部断面図

使用するドリルの先端角は一般的に 118°前後になっているが，超硬等のバイトでは 130〜140°のモノもある。この角度が開くと圧損が増えてくるので，できるだけ小さな角度にすべきである。また，最終の吐出口の長さも摩擦抵抗になる為，この長さも造形にとっては重要である。また，加工時穴径が切り替わる部分はバリが出る可能性があり，吐出安定化の為には加工工程の管理も必要である。バリについては動作中に造形物内に混入する可能性があるので注意する必要がある。

　造形で重要なもう一つの部品が造形テーブルである。造形はヘッドから吐出した樹脂を造形テーブルに押し付けながら造形していく。造形データを生成する際，積層厚みを指定して 3 次元データをスライスするが，例えば 0.4 mm でスライスするとヘッドとテーブルのクリアランスは 0.4 mm で最初の層を造形する事になる。造形領域が 300 mm×300 mm であると対角の長さは約 420 mm になるが，この長さで 0.4 mm のクリアランスを担保する平面性を維持する事は大変で，0.4±0.1 mm を許容してもかなり難しい。更に，ヘッドから吐出された溶融樹脂はテーブルに接触したタイミングで硬化するが，硬化と同時に収縮も起こるので，テーブル表面と樹脂の密着力と樹脂の硬化収縮による内部応力のバランスが崩れると樹脂はテーブルから剥れてしまう。これを抑止する為にテーブルの温度を上げ，溶融した樹脂温との差分を小さくする事で収縮量を抑えている。しかし，常温でヘッドとのクリアランスを確保する事が難しいテーブルを更に加熱すると平面を維持させる事が更に難しい事になる。テーブルの温度は 150℃ 程度まで上げられるモノが多いが，アルミ系の材料では線膨張係数が 23 ppm/k 程度なので常温から 100℃ 昇温させると □ 300 mm の対角 420 mm は約 1 mm 伸びる。テーブルを剛直に固定するとこの伸び分は歪みになり，テーブルは反ってしまい，上に凸となるとヘッドと干渉し，テーブル表面を削ったり，最悪の場合はヘッドがテーブルに潜り込んでヘッドを折ってしまう可能性もある。この為，造形テーブルは素材単体のパフォーマンス材料だけでなく固定方法についても考慮する必要がある。

## 3　樹脂造形

　樹脂溶融積層型 3D プリンタで造形できるのは熱可塑性樹脂である。一般的な汎用材料としてはポリ乳酸（PLA）や ABS，ポリスチレン（PS）等がよく使用され，エンプラではポリカーボ

ネート（PC），ナイロン（PA），スーパーエンプラでは PEEK 等も造形可能になっている。どの水準の樹脂材料が造形できるかはプリンタのヘッドがどこまで昇温できるかで決まり，汎用樹脂造形機では〜250℃，エンプラ造形機で〜320℃，スーパーエンプラ造形機で〜400℃程度になっている。この章では樹脂造形に関する問題点の整理を行う。

### 3.1 造形1層目（テーブルとの固定）

造形の可否はヘッドの温度以外に造形テーブルとの相性があり，造形を開始する1層目を確実に固定する事が造形の可否を決定する要因になる。昇温機能を有するテーブルは熱伝導度の良いアルミ等を使用することが多い。しかし，アルミと接合しやすい樹脂材料は少ないので，材料と接合し易いフィルムを貼って造形を行っている。ただし，造形体は造形後に取り外す事が前提となる為，強すぎる固定力だと造形後に取り外せない事もある。造形で必要な固定力は造形中に剥がれず，造形後に剥がせるレベルである。造形中に造形物が剥がれてしまうのは，吐出された樹脂が硬化収縮を起こすことが最も大きい要因である。この為，造形を完成させる固定力は造形材料樹脂の硬化収縮に打ち勝つレベルが必要になる。ただし，樹脂の硬化収縮でキーとなるのは収縮率では無く，絶対収縮量である。この為，同じ樹脂材料で造形しても造形サイズや形状（アスペクト比）が異なると造形中に剥がれてしまう事もある。この剥がれを抑止するための手法として造形の1層目の外側にダミーの造形（スカート等と呼ばれる）を作成する事で造形体の固定力を上げる手法も良く使われる（写真1）。

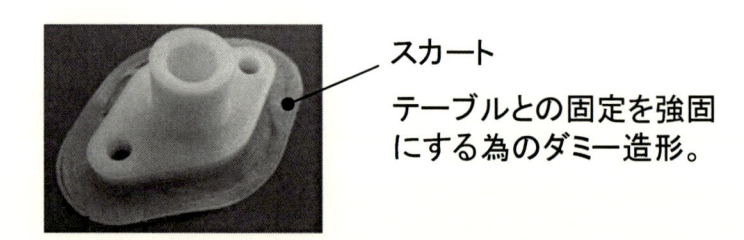

スカート
テーブルとの固定を強固
にする為のダミー造形。

写真1　テーブルとの固定力を上げるスカート

### 3.2 造形時の硬化収縮

樹脂材料は温度によって膨張・収縮するが，ガラス転移点（TG）までと TG 以上の温度領域では膨脹率は異なる。樹脂溶融積層型のプリンタでは樹脂を加熱ヘッドで溶かし，これを吐出して硬化させながら造形を行うモノである。吐出量はヘッドに送り込まれるフィラメントの量で決まるが，投入するフィラメントの量は線径と送り込まれる長さで体積が決まり，この分がヘッドから吐出される量になる。しかし，溶融した樹脂は体積が膨張している為，送り込まれた常温のフィラメント量に対し吐出量は多くなり，冷却し硬化後の体積が同じになる。体積の膨脹は溶融している樹脂温度に依存する為，例えば円の造形を高めの温度で造形を行うと硬化収縮が大きく

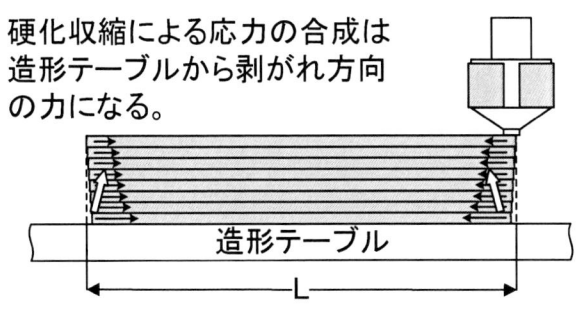

図6 造形時の硬化収縮

なり，ヘッドがトレースした円に対して造形体は直径が縮んでしまうという事が起こる。また，硬化収縮で発生する歪みは射出成型の様に一様な温度の樹脂を一気に金型に充填し冷却する訳では無く，順次積層するので収縮に時間差が出てしまう事が大きな問題になる。図6は造形時の硬化収縮の模式図である。下層（n層）は吐出されてから時間が経過しているので固化し，破線の距離Lを造形しているが収縮している。次の層（n＋1層）を造形する際，ヘッドは規定通り吐出しながら距離Lを移動する。n層とは熱溶着されながら冷やされるのでn＋1層は収縮しようとするがn層は既に収縮しているのでn＋1層の収縮する力は溶着したn層の抗力とバランスする。この為，n層は本来の収縮量より縮められ，n＋1層は本来の収縮量には達しない事になる。積層を続けn＋2，n＋3…と造形を続けると同様の事が順次起こるので，造形全体の内部応力は造形テーブルから剥がれようとする。テーブルとつながっている1層目の固定力が十分にあれば剥がれず造形は完了するが，固定力が弱いと造形途中に剥がれてしまい，造形が完了しなくなる。

　この様に樹脂溶融積層型のプリンタでは造形の寸法精度は造形物の形状，構造及び樹脂材料の硬化収縮量（造形温度）に左右されることになる。

## 3.3　結晶性樹脂の造形

　熱可塑性樹脂では結晶性の樹脂と非晶性の樹脂がある。PS や ABS，PC 等は非晶性の材料であり，ポリプロピレン（PP）や PA，PEEK 等は結晶性樹脂である。熱に対する膨脹は全ての樹脂が正の膨脹係数を持っている。しかし，造形の基本になる溶融状態から硬化する際の挙動が異なっている。非晶性でも結晶性でも熱可塑性樹脂は溶融状態から温度を下げていくと流動性が落ち，硬化する。ただし，結晶性の樹脂の硬化プロセスでは温度をゆっくり下げていくと流動が止まり，硬化した後，樹脂内部で結晶化が起こり単純な熱の膨脹とは異なるメカニズムの収縮が起こる。硬化した時点では結晶性の樹脂であっても非晶状態になっているが，冷却と共に内部エネルギーが低くなる結晶化が進み安定化を図ろうとする。これが結晶化による収縮で，熱膨脹とは異なるメカニズムの挙動になる。結晶化は樹脂材料としては安定になるが，造形では次の層との接合に問題が発生する。造形では下層と熱溶着しながら積層していくが，下層が結晶状態か非晶状態かで熱溶着のしやすさが異なる。下層と上層を熱溶着させる場合，下層の表面が活性化され

分子鎖が動ける状態になる必要があるが，非晶体であれば熱エネルギーを与えると表層は活性化されるので熱溶着は比較的容易である。しかし，結晶化している樹脂材料では与えられた熱エネルギーが先ず結晶を非晶質に変える為に使われ，非晶質に移行した後に表層が活性化されるプロセスになる為，溶着に必要な熱エネルギーは非晶体に対して大きくなる。これは吐出する樹脂温度を高くする事と同義なので硬化時の収縮に大きな影響があり内部応力による歪みが大きくなり，テーブルからの剥がれ等につながっていく。結晶化を抑止するには硬化時の冷却速度を早くして，結晶化する時間を与えないで非晶状態で硬化させる事で対応できる。実際には造形体を冷却するファンの流量を増やす等の対応となる。

### 3.4 吸水性樹脂の造形

　樹脂造形に際して問題になる点としては吸水という問題もある。PA の様に吸水し易い官能基を持った樹脂材料では環境の水分をフィラメント内部に抱え込んでしまう。この状態で造形を行うと溶融時に樹脂内部の水分は沸点を超える為，気化してしまう。気化した水蒸気が細かい泡であればヘッドから押出され造形できるが，細かい気泡が混入した造形は外観が悪いだけでなく，機械強度が落ちてしまうという問題につながる。写真 2 は PA の造形で乾燥したフィラメントを使った造形と，吸水したフィラメントでの造形を観察したモノである。右の吸水した材料での造形では吐出した樹脂に気泡が混入している為に重量が軽くなっている。吸水が更に進むと細かい気泡の密度が上がり，凝集して大きな気泡になってしまう。ヘッド内に大きな泡が発生するとベーパーロック現象が発生し，フィラメントを送り込んでもヘッドから熔融樹脂は吐出できない状態なる。この状態が長時間続くと吐出ノズル近傍では加熱され続けた樹脂が焼け，最悪の場合炭化してヘッド詰りが発生する事になる。この様に，造形を行う際には樹脂フィラメント内の水分は完全に除去する必要がある。ただし，一旦吸水した樹脂材から除湿する事は非常に時間がかかる為，保管時にはデシケータ等で乾燥状態を維持する必要である。筆者は3%程度吸水した

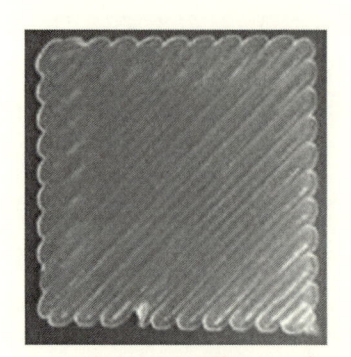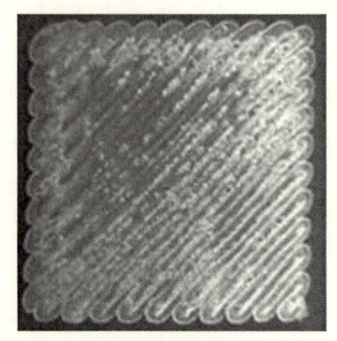

**吸水した樹脂での造形では細かい気泡が造形中に混入してしまう。**

写真 2　吸水した樹脂の造形

PA のフィラメントを乾燥させる実験を行ったが，80℃の加熱，減圧環境の乾燥実験では造形に気泡が無くなるまでのレベルにするには 36 時間以上かかったので，吸水したモノを除去する方法を考えるのではなく，乾燥環境で保管し，吸水させない事が重要である。

## 4　樹脂造形の応用

　熱溶融積層型の 3D プリンタのメリットは他の方式の 3D プリンタに対し，様々な材料を使用する事ができる事がメリットだと考えている。ただし，バイオ関連に展開しようとすると材料は限られてしまう。この章では，熱溶融積層方式で造形したモノを応用して他の材料に展開する方法をまとめていく。

### 4.1　熱硬化型樹脂の造形

　現在，熱硬化型の樹脂を 3D 造形するプリンタはない。しかし，熱溶融積層型のプリンタを使い熱可塑性樹脂でネガ造形を行い，そこに熱硬化型樹脂材を後含浸し熱硬化させると，熱硬化型の 3D 造形も可能になる。単純な構造であれば 3D プリンタを使わなくても型は作れるが，内部が複雑な構造では 3D プリンタでネガ造形を作成し，これを型にしてポジ体を取り出す方法が有効である。例えば，熱硬化型樹脂であるシリコーンで所望の構造体が欲しい場合，ポリビニルアルコール（PVA）でネガ体を構成し，これにシリコーンを充填し加熱硬化させた後，湯煎してPVA を分解するとシリコーンのポジ体を取り出すことができる。シリコーンを充填する際，真空充填すれば内部の気泡も除去でき，良好な 3D のシリコーン構造体が作成できる。更に，この手法を用いると熱可塑性樹脂と熱硬化性樹脂の複合化も実現できる。熱硬化性樹脂としてシリコーンを例に挙げると，シリコーンは反応性が低い為他の材料と接合する事は困難であるが，井桁構造の嵌め合いを利用すると PC とシリコーンとの複合体も可能になる。筆者は井桁構造を用いた材料の複合化を「Bi-Matrix 複合化」と呼称しており，基本的な概念は図 7 に示すモノである。この構造では積層毎に材料比率を変える事も容易であり，材料傾斜（右図）を実現する事も可能である。

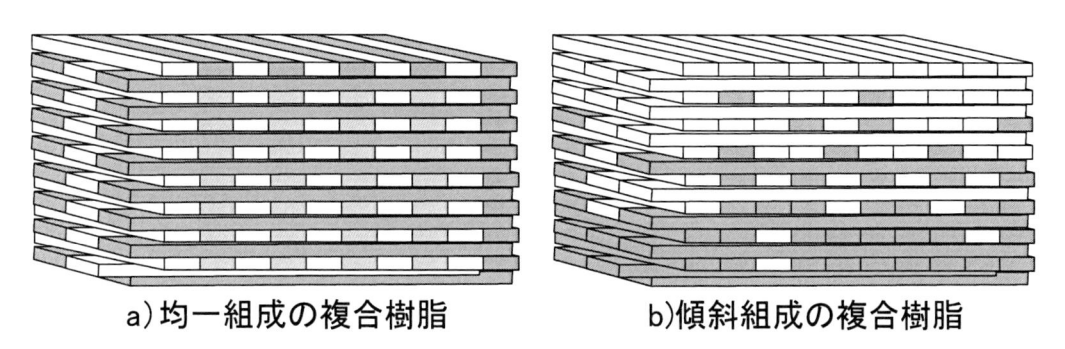

a)均一組成の複合樹脂　　　　b)傾斜組成の複合樹脂

図 7　Bi-Matrix 複合体

### 4.2　タンパク質や多糖類の構造化

　Bi-Matrix 複合技術を応用する事でタンパク質や多糖類のゲル体を構造化する事が可能になる。生体適合性があるタンパク質や多糖類は食品への展開や，再生医療への展開も期待されている。井桁構造の特徴的な点は内部の穴が全てつながっているという所で，この点に注目して細胞培養への展開も検討されている。製作の方法は熱可塑性樹脂で井桁構造体を構成し，そこにターゲットとなるタンパク質や多糖類を充填し固化させ，樹脂材を溶かすという手法を使う。写真3はスチレンの井桁構造に寒天を充填し硬化させたモノである。右図はスチレンをリモネンで除去し，寒天単体の井桁構造体である。

　スチレンは水との濡れ性が良い事と天然由来のリモネンで除去できる事から使用している。これの実施例としては東京農工大学大学院 生命工学専攻の中澤研究室でシルクから抽出したたんぱく質（シルクフィブロイン）を用い，骨・軟骨再生を目指した連通多孔質足場材の研究を進めている。また，北陸科学技術大学院大学の先端科学技術研究科／環境・エネルギー領域の金子研究室では日本固有種のスイゼンジノリから抽出した超高分子サクラン（発見者 岡島麻衣子研究員）を 3D プリンタで作成したポリスチレン基板上でゲル化するとサクランの分子鎖が配向し，細胞をその上に播種すると細胞のほとんどがそれに沿って進展する事を見出している。この成果はアメリカ化学会誌［ACS Applied Materials & Interface IF 8.1（2018）］に詳細がある。

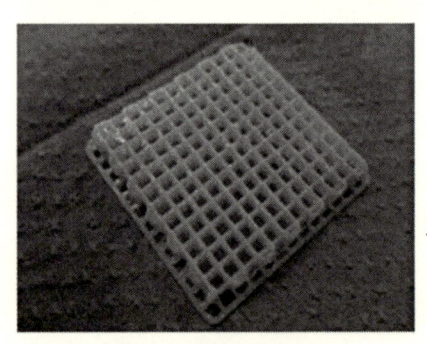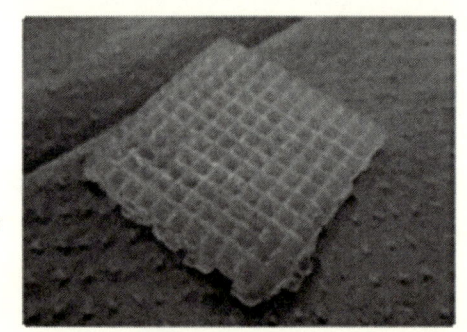

|スチレン＋寒天複合体|スチレン除去|寒天井桁構造体|

写真3　寒天の井桁構造体

## 5　最後に

　熱溶融積層型の 3D プリンタは様々な樹脂材料を造形できるが，バイオ関連で応用する場合は直接造形できない材料であっても，造形した 3D 構造体をネガ体として用い，ポジ体として所望の材料の 3D 構造体を得る事ができる。この方法は様々なアプリケーションに展開できる技術だと考えるので，様々な分野で応用されることを期待する。

# 第2章 スフェロイド積層によるスキャフォールドフリー3D細胞プリンティング技術の開発と応用

國富芳博[*1], 秋枝静香[*2]

## 1 平面培養から三次元培養への変遷

細胞を単層で培養する平面培養は，接着細胞を培養する一般的な方法として広く用いられているが，一方で平面培養された細胞が生体内と異なる環境に置かれることで本来とは異なる挙動を示すことが報告されている。よく知られた例として，肝細胞は生体外の平面培養では本来の機能を維持することができず，多くの場合1週間程度でほとんどの機能が失われてしまう。一方，肝細胞を凝集させ立体的に培養すると平面で培養したときに比べ長期間，肝細胞の機能を維持することが可能である。細胞に対する理解が深まるにつれ，それぞれに異なる役割を持つ個々の細胞が，互いにコミュニケーションを取り，周囲の環境に応じて"自律的"で"知的な"応答をしていることが明らかになりつつある。近年ではメカニカルストレス刺激に対する細胞の応答が新たな研究分野として注目を集めるなど，細胞の周辺環境への応答を理解することの重要性が増している。周辺環境に応答する細胞の特性が明らかになるにつれて，平面培養では細胞本来のはたらきを再現することは困難であると指摘されるようになり，新しい細胞培養方法の開発が望まれている。

このような背景から，より生体内に近い環境で細胞を培養できる三次元培養法の開発に期待が寄せられ，ゲル包埋や足場材料（スキャフォールド）を用いた培養など，これまでに数多くの三次元培養法が開発されてきた。中でも細胞が互いに凝集する性質を利用して数十〜数百 $\mu$m の細胞塊（スフェロイド）を作製する方法は古くから知られており，特別な材料を使用せず細胞自身の凝集力を用いて簡便に行えることから広く普及し，細胞の分化，増殖や形態形成など様々な研究分野で活用されるようになってきている。今日ではスフェロイドを作製するための様々な培養基材が複数のメーカーによって開発され，市販されている。

## 2 バイオ3Dプリンタによる立体組織作製

株式会社サイフューズ（以下，当社）は佐賀大学医学部附属再生医学研究センターの中山功一

＊1 Yoshihiro Kunitomi ㈱サイフューズ 研究開発部 マネージャー
＊2 Shizuka Akieda ㈱サイフューズ 代表取締役

教授が発明した技術をもとに設立した再生医療ベンチャー企業であり，独自のバイオ 3D プリンタを開発し，再生医療等製品や創薬支援ツールの開発を行っている。

　当社のバイオ 3D プリンタ「regenova®（レジェノバ）」（図1）は，直径約 500 $\mu$m のスフェロイドと直径約 170 $\mu$m の針を配列させた治具（剣山）を用いて，スキャフォールドを使用することなく任意の形状と大きさの立体組織を作製することが可能である。レジェノバによる立体組織の積層はまず，原料となるスフェロイドを作製することから始まる。先に述べた通り，今日ではスフェロイドを作製するための様々な培養基材が市販されているが，レジェノバで積層するスフェロイドは均一なサイズとなるよう 96 ウェルプレートで作製している。プレートのひとつのウェルに数千〜数万個となるよう細胞を播種することで数日後には均一な形状のスフェロイドを大量に得ることができる。準備したスフェロイド及び剣山をレジェノバにセットし，立体組織のデザインをインプットすることで，続く積層の工程が自動で行われる。サイズに応じた剣山を設置すると，ロボットアーム先端のノズルがスフェロイドを吸着して拾い上げ，立体組織のデザイン通りにひとつひとつのスフェロイドを剣山上に積み上げていく。このようにして棒状，管状，板状，半球状など，様々な形状の立体組織を剣山上に作製することができる。積層直後のスフェロイドは単に接しているのみで剣山によって仮止めされている状態だが，数日間培養することで隣接するスフェロイド同士が融合し一体化した立体組織となる。この段階でスフェロイドを仮止めしていた剣山を外すことで，最終的に細胞のみからなる立体組織を得ることができる（図2）。

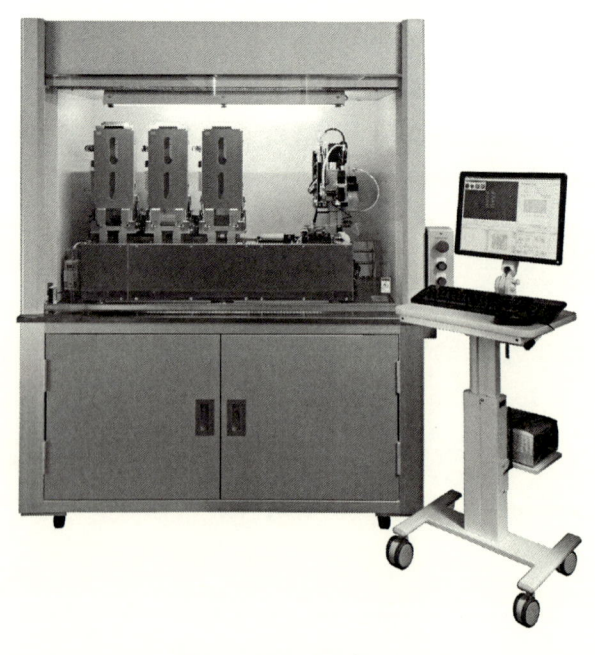

図1　バイオ 3D プリンタ
"regenova®（レジェノバ）"

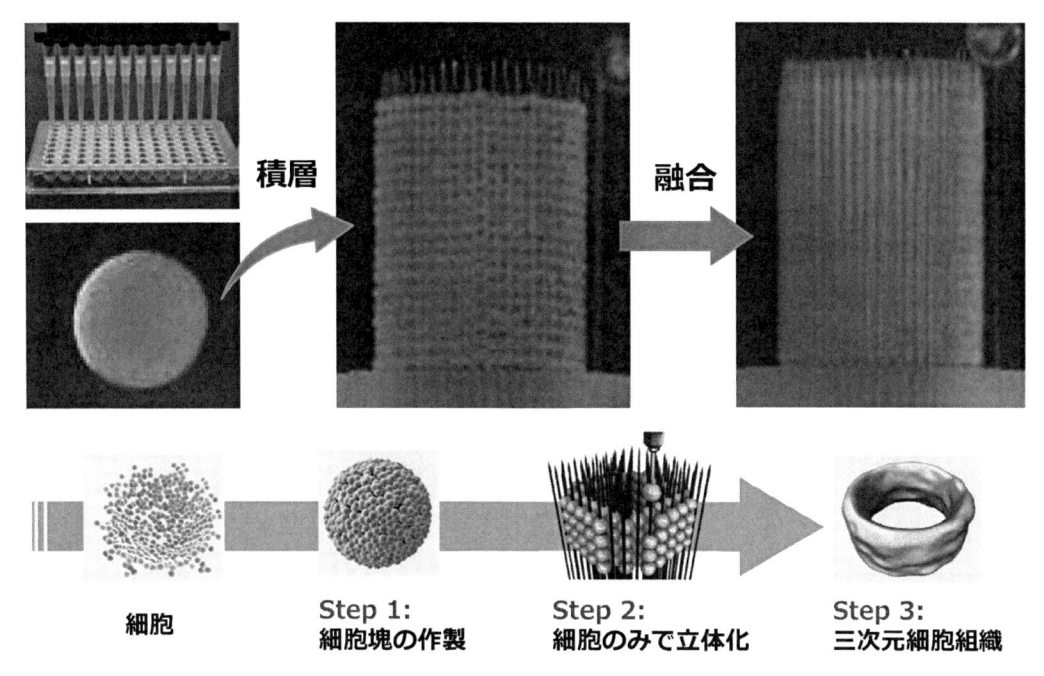

図2　バイオ3Dプリンタによる三次元組織積層の流れ

　スフェロイドを形成することができる細胞ならば，レジェノバによってさまざまな立体組織を作製することが可能である。また，スフェロイド作製時に複数種の細胞を混合したり，異なる細胞で作製したスフェロイドを組み合わせて積層することで，目的に応じ適切に細胞の構成と配置を制御することが可能である。例えば管状の立体組織を作製するときに外周と内周に異なる細胞を配置するといったことが可能となる。このようなレジェノバの特徴はオルガノイドや臓器再生の研究と親和性が高く，現在国内外の大学や企業と連携しながら再生医療等製品や創薬支援ツールの開発に取り組んでいる。以下，当社で取り組みを進めている研究の中から，いくつか代表的な事例を紹介する。

## 3　細胞製人工血管の開発事例

　日本では2017年時点で33万人以上の方が人工透析を受けており，多くは透析用の血流を確保するために自己血管や人工血管を用いて内シャントを形成している。しかし，透析による穿刺を繰り返すため，常に狭窄や感染症などのリスクを抱え，特に人工血管を使用した場合にはこうしたリスクが増大する。我々は細胞のみからなる三次元組織の積層技術により，抗感染性に優れ，血栓を生じにくい小口径人工血管の開発を目指し，国立研究開発法人日本医療研究開発機構（AMED）の支援を受け，佐賀大学と京都府立医科大学と共同で臨床開発に取り組んでいる。ヌードラットやミニブタを用いた試験によって得られた知見を基に[1]，これまでに皮膚の線維芽細胞

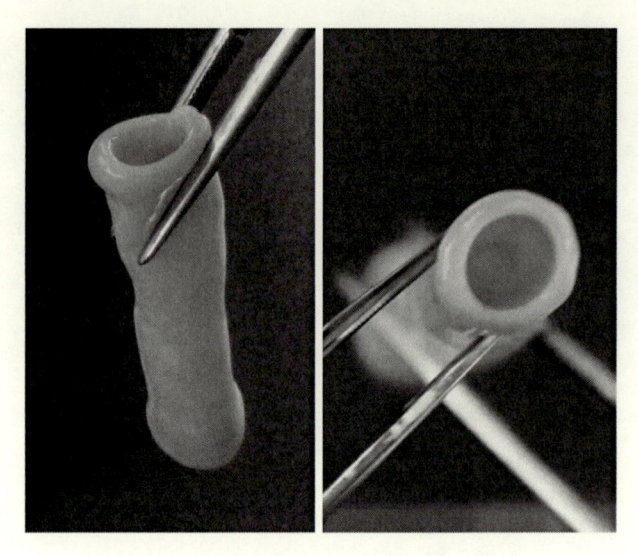

図3　レジェノバで作製した細胞製人工血管

からヒトの血圧の 10 倍以上の耐圧性を持つ管状組織の開発に成功している（図 3）。この細胞製人工血管は動物試験により安全性と長期の生存を確認しており[2]，2019 年の臨床入りを目指して開発を進めている。

## 4　細胞製神経導管の開発事例

　交通事故や工場内災害などによって，手や指の末梢神経を断裂した場合には神経断端縫合，自家神経移植，または人工神経の移植が行われる。しかし，自家神経は採取箇所に痛みや麻痺が残ること，採取できる神経に限りがあることなどの制限があり，また人工神経の移植は完全な神経再生が困難であるなどの課題があった。現在，我々は AMED の支援のもと京都大学と共同で，損傷した末梢神経の再生を促す細胞製神経導管（Bio 3D Conduit）の開発に取り組んでいる。線維芽細胞によって作製した Bio 3D Conduit を神経損傷モデルラットに移植することでシリコンなど人工材料を移植した場合より良好な神経再生が得られることを確認しており[3]，続けて実施した中大動物試験においても有効性を確認している。これらと並行して安全性の確認も進めており，国内および海外における承認を目指し臨床開発を進めている。

## 5　その他の再生医療等製品への展開

　当社では血管や末梢神経以外の領域においても，国内外の大学や企業との共同研究により中枢神経，運動器，呼吸器，循環器，消化器，泌尿器など様々な組織，臓器を対象とした再生医療パイプライン開発に取り組んでおり，現在製品化に向けた製造体制の構築にも注力しているところ

である。

## 6　創薬支援ツールへの応用

　また，再生医療分野での開発の他に創薬分野において創薬支援ツールの開発を行っている。具体的な一例としては，ヒト肝細胞を用いた肝臓構造体による化合物評価ツールの開発を進めている。

　近年，世界中の製薬企業では開発成功確率の低下とともに開発費の増大が深刻な問題となっており，特に臨床試験開始後など開発後期における中止は企業の存続にかかわる死活問題である。しかし，動物試験では種差の影響を排除し切れない以上，ヒトにおける毒性や有効性は最終的には臨床試験により確認する他ないのが現状である。動物試験データを補完するため，ヒト細胞を使用した in vitro での評価も行われているが，生体内において薬剤代謝の中心的役割を果たす肝実質細胞は，通常は生体外で培養すると急速に活性と生存率が低下することから，信頼性の高いデータを得ることは困難である。ヒト細胞を使用した in vitro 試験の精度を上げるためには，いかにしてヒト肝細胞に生体内と同等の機能を発現・維持させるかが焦点となる。我々は，バイオ 3D プリンタを用いて肝臓の機能単位である肝小葉と類似したサイズの立体組織を作製し，立体組織の形態やその周辺環境を生体内に近づけることで，より精度の高い化合物評価が可能となる組織開発に取り組んでいる。現在は主に肝毒性を評価するためのツールとして開発しており，作製した 3D 肝臓構造体を用いて臨床における毒性評価について検討している。現時点で，平面培養した肝細胞や肝細胞スフェロイドを用いた既存の毒性評価法より優れた検出力を有することを確認しておりさらなる精度向上を目標に改良を進めている。今後は単純な毒性だけでなく正常な代謝の再現度を向上させ，より生体の肝臓に近い立体組織の構築を目指すとともに，線維症をはじめとした病態モデルの開発，肝細胞以外の細胞を用いた薬剤評価系開発など，幅広い領域で活用できるよう応用の幅を広げていく。

## 7　次世代型バイオ 3D プリンタの開発

　前述のレジェノバに続く次世代のバイオ 3D プリンタとして「S-PIKE®（スパイク）」（図 4）を開発し，2019 年より販売を開始した。スパイクはレジェノバと同様に，スフェロイドを積層するバイオ 3D プリンタであるが，レジェノバがスフェロイドを拾い上げて剣山上に配置する動作をするのに対し，スパイクはスフェロイドを針で"つついて"拾い上げるという，逆の動作をする。この動作を繰り返して作製した「串団子」を任意の形状に整列配置することで立体組織を作り上げることができる（図 5）。スパイクでは本体サイズを小型化しており，安全キャビネット内に設置することが可能である。また，積層方法をアレンジしたことで，立体組織を柔軟にデザインし，試作検討を簡便に行うことができるようになり，比較的低コストで簡易的に立体組織

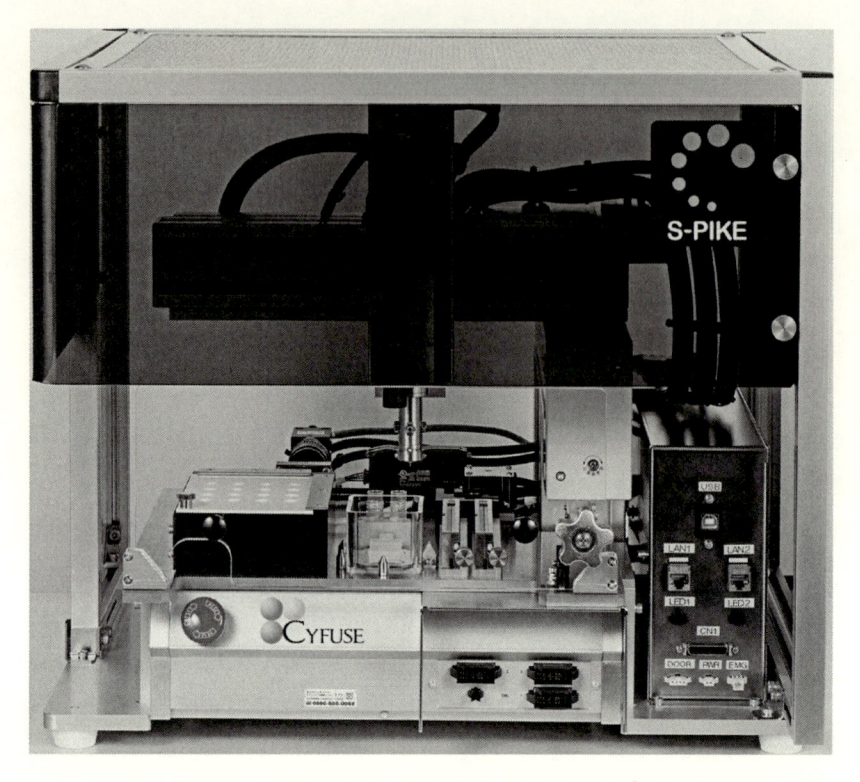

図4　次世代型バイオ 3D プリンタ "S-PIKE®"

を作製することが可能となった。スパイクを導入することにより，三次元組織構築技術の普及を図り，創薬及び再生医療シーズの更なる拡充を期待している。

## 8　最後に

　以上，サイフューズにおけるバイオ 3D プリンタの開発と応用事例について紹介をしてきた。当社では今後も再生医療等製品の開発を軸に，創薬支援ツールの開発や新規のデバイス開発など，細胞のみからなる立体組織の活用と普及を通して，日本のみならず世界の医療の発展とより良い未来の実現へと貢献していきたいと考えている。

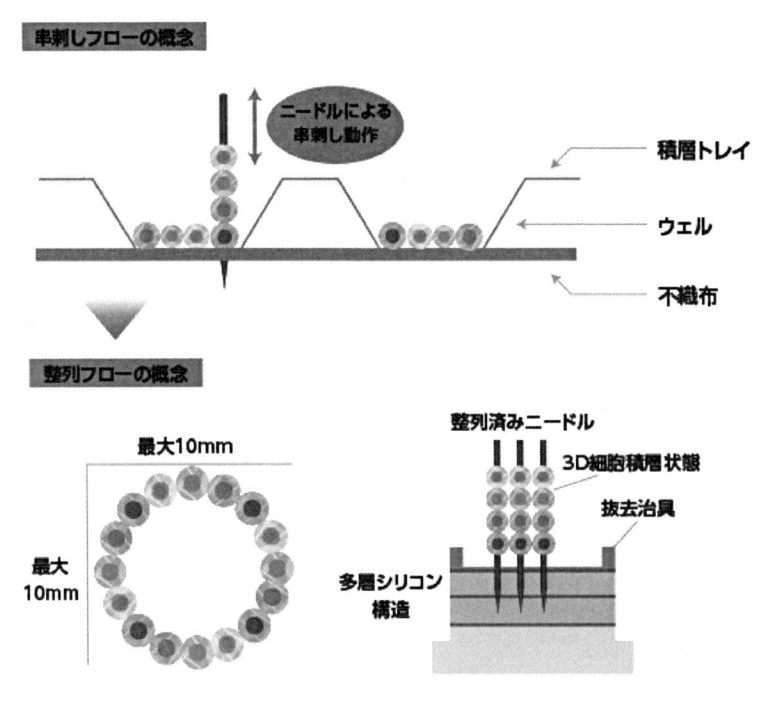

図5　スパイクによる積層の流れ

## 文　　　献

1）　Itoh M, Nakayama K, Noguchi R, Kamohara K, Furukawa K, Uchihashi K, Toda S, Oyama J, Node K, Morita S. Scaffold-Free Tubular Tissues Created by a Bio-3D Printer Undergo Remodeling and Endothelialization when Implanted in Rat Aortae. PLoS One. 2015 Sep 1；10 (9)

2）　Itoh M, Mukae Y, Kitsuka T, Arai K, Nakamura A, Uchihashi K, Toda S, Matsubayashi K, Oyama JI, Node K, Kami D, Gojo S, Morita S, Nishida T, Nakayama K, Kobayashi E. Development of an immunodeficient pig model allowing long-term accommodation of artificial human vascular tubes. Nat Commun. 2019 May 21；10 (1)：2244

3）　Yurie H, Ikeguchi R, Aoyama T, Kaizawa Y, Tajino J, Ito A, Ohta S, Oda H, Takeuchi H, Akieda S, Tsuji M, Nakayama K, Matsuda S. The efficacy of a scaffold-free Bio 3D conduit developed from human fibroblasts on peripheral nerve regeneration in a rat sciatic nerve model. PLoS One. 2017 Feb 13；12 (2)

# 第3章　インクジェット型バイオ3Dプリンタの開発と応用

瀬尾　学[*1]，栁沼秀和[*2]

## 1　はじめに

### 1.1　背景

　iPS細胞の樹立[1)]に代表される幹細胞技術の発展はめざましく，心臓，肝臓，膵臓，腎臓，神経，血管，血液など様々な細胞が分化可能となっている。これに伴い，複数種類の細胞をハンドリングする組織工学技術も開発が進み，損傷を受けた組織を体外で構築し移植する再生医療や，患者由来のiPS細胞から組織モデルを再構築し薬剤評価を行う創薬応用の実用化が進んでいる。

　体外で組織を再構築する手法としては，複数種類の細胞を非接着性基材上で培養して自己組織的に細胞凝集塊を作る手法[2)]，マイクロフルイディクス中に細胞を播種し血管構造などを再現する手法[3)]，3Dプリント技術を応用したバイオプリンティング[4)]などの手法が存在する。バイオプリンティングは，再現性高く材料を3次元的に配置することが可能であり，これまでに，バイオプリンティング技術を活用して心筋組織，神経組織，骨格筋組織，皮膚組織，肝組織など様々な組織が試作されており，動物実験や創薬研究への適用がなされている[5)]。

### 1.2　バイオプリンティング

　バイオプリンティングは幅広い意味を持ちうるが，ここでは細胞を含む溶液やハイドロゲルをパターニングする技術と定義する。組織工学的な観点から，バイオプリンティングに対する期待を整理すると以下のようにまとめられる。

①同じ種類や異なる種類の細胞を配置すること

②細胞と相互作用するバイオマテリアルを配置すること

③構築した組織が生体機能を有すること

④特定の構造，特に管腔構造を形成すること

　一般的な3次元プリンタとは異なり立体的な形状よりも形成したものが組織として機能することが重要視されることが特徴であり，局所的な配置が重要視されることが多い。プリント技術の

＊1　Manabu Seo　㈱リコー　HC事業本部　バイオメディカル事業センター
　　　　創薬事業室　室長

＊2　Hidekazu Yaginuma　㈱リコー　HC事業本部　バイオメディカル事業センター
　　　　バイオメディカル研究室　スペシャリスト

表 1　バイオプリティングの方式比較

| 方式 | インクジェット方式 | 押出し方式 | レーザーアシスト方式 |
|---|---|---|---|
| 解像度 | Middle-High | Low-Middle | High |
| 生産性 | Low-(High)<br>(Multi Nozzle) | Middle-High | （Low） |
| モデルコスト | Low-Middle | Low | Very High |

観点からバイオプリンティングを考えると，課題のほとんどは生きた細胞を扱うことの難しさに起因する。プリントプロセス中は，細胞へのダメージを最小限に抑えること，細胞毒性のある材料を用いないこと，栄養，酸素，イオン濃度などの状態が適切に保たれていることが必要となる。

　バイオプリンティングの代表的な方式としては，表 1 に示すようにインクジェット方式，押出し方式，レーザーアシスト方式が挙げられる[4]。現状の研究開発では，高粘度材料が利用可能で比較的扱いやすい押出し方式がよく利用されている。押出し方式は原理が単純で簡単に利用可能な一方で，多種類インクの取扱いや，解像度とスピードの両立に限界がある。一方でインクジェット方式は，利用可能なインク粘度の制限やノズル詰まりの問題はあるものの，ノズルを多数並列することにより，高い解像度で高速にパターニング可能であると期待される。

## 1.3　インクジェット

　一般的に，インクジェットとは図 1 に示すように熱やアクチュエーターにより微小な液室を瞬間的に加圧することによって数ピコリットルから数百ピコリットルの液滴を空気中に飛翔させる技術であり，家庭用プリンタをはじめ，大判のポスター印刷，布地などテキスタイルへの印刷，UV 硬化樹脂を用いた 3 次元造形など様々な場面で用いられている。オンデマンド型のインクジェット方式としては，図 1 のサーマル方式やピエゾ方式が存在する。細胞へのダメージがより少ないことを考慮すると熱のかからないピエゾ方式のほうが適していると考えられる。

　インクジェット方式による細胞の 3 次元パターニングとして，たとえばアルギン酸を混ぜたインクをピエゾ方式のインクジェットで吐出し，吐出液滴をカルシウムイオンと反応させてゲル化し立体構造を形成する方法[6]や，フィブリノーゲンのゲル中にトロンビンを含む細胞溶液をインクジェットで吐出し，ゲル中に細胞を配置する方法[7]が開発されてきている。また，インクジェットが微小液滴を簡単にハンドリングできる点に着目し，一細胞分析を目的に細胞を分注するツールとしても使われる[7]。この場合は，低濃度，低粘度の細胞懸濁液を吐出するので技術的なハードルとしては比較的低い。特に，1 細胞での吐出を確実なものにするために，インクジェットヘッドに観察装置を組み合わせて，細胞の位置をモニタリングする手法も開発されている[8,9]。将来的には，これらの 2 つの用途に対して統合的に利用可能なプリンタが開発され，1 細胞レベルで適切に配置し 3 次元的構造を構築可能となることが期待される。

　筆者らの経験によれば一般的なインクジェットヘッドで細胞懸濁液を吐出する際にいくつかの問題があった。第一の問題として，細胞の沈降によるノズル，流路の詰まりが発生する。また詰

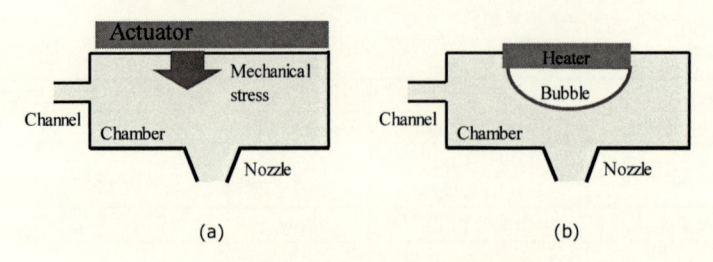

図1　一般的なインクジェットの吐出原理
(a)ピエゾ方式　(b)サーマル方式

まりにまで至らなかったとしても，沈降することにより吐出液中の細胞数が減少する問題がある。次に，細胞懸濁液は一般的にインクジェットで扱う溶液よりも表面張力が高いため，充填時や吐出時に気泡を巻き込みやすく安定的に吐出しにくい問題がある。筆者らはこれらの問題を解決し，細胞を安定的に吐出可能な細胞用ヘッドを開発してきた。本稿では，細胞用インクジェット，およびそれを用いたバイオ3Dプリンタについて解説する。

## 2　インクジェット方式バイオプリンティング

### 2.1　細胞吐出用インクジェットの構造

細胞用ヘッドとして，ノズルが形成されたノズルプレート（メンブレン）を振動させるメンブレン振動型インクジェットヘッドを開発した。図2にその構造を模式的に示す。細胞吐出にこのような構造を用いる利点として，第一に流路が無いため細胞が詰まるリスクが低く，少量のインクで吐出を行うことが可能であることがある。次に，従来のヘッドと異なり液室におけるインクの圧縮振動を利用しないため，気泡巻き込みによる影響を受けにくく，また気泡を巻き込んだとしても液室が開放系であるため気泡が上部に排出されることが挙げられる。これは表面張力の高い細胞懸濁液を吐出ことに適していることを意味する。また，メンブレンを振動させることによりメンブレン上に沈降した細胞を効率的に再分散させることも可能である。

液滴の吐出は，ノズルプレートを液室側に移動した際に生じた圧力がノズルに逃げることによって生じる。また，ノズルを連続的に振動させることによって液室内部に液の流れを作り出すことが可能であり，これによって細胞の撹拌を行う。撹拌に際しては，メンブレン振動の基本モード（メンブレンの内部に節ができないモード）で振動させることが重要である。

### 2.2　細胞吐出性能の基礎評価

細胞用ヘッドを用い撹拌動作と吐出動作を交互に行いながら，ヒト皮膚線維芽細胞（NHDF）懸濁液の吐出を行った。30分間の吐出動作に対して，液滴中に含まれる細胞数を評価した結果を図3に示す。液滴中の平均細胞数は安定した値となっており，本ヘッドにより30分間安定的な細胞吐出が可能であることが示された。

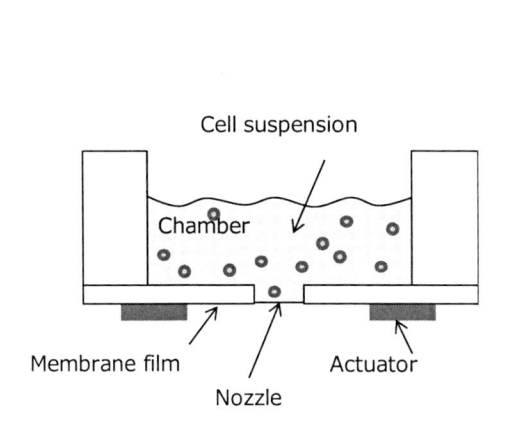

Cell suspension

Chamber

Membrane film　Actuator

Nozzle

図2　細胞吐出用インクジェットヘッドの
　　　模式図

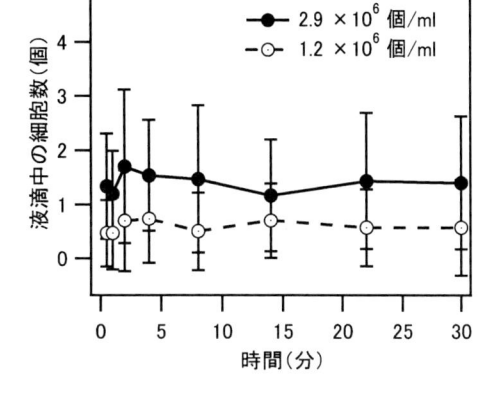

図3　吐出動作と撹拌動作を交互に繰り返した際の
　　　液滴中平均細胞数の推移

表2　細胞用ヘッドで吐出した細胞の生存率

| Cell type | Viability 0 h | Viability 24 h |
|---|---|---|
| ヒト皮膚線維芽細胞（NHDF） | 94% | 96% |
| 血管内皮細胞（HUVEC） | 93% | 93% |
| 表皮角化細胞株（HaCaT） | 98% | 94% |

　本ヘッドを用いて種々の細胞を吐出した後の細胞生存率を評価した。リン酸緩衝生理食塩水（以降PBS-）へ細胞を分散させて作製した細胞懸濁液を細胞用ヘッドの液室へ静かに充填し培地の中へと吐出した際の吐出直後の細胞生存率と，37℃で24時間培養した細胞生存率の結果を表2に示す。吐出直後と24時間後で細胞生存率はほぼ変化せず全て90%を超える高い生存率を示している。

　以上の結果より，本細胞用ヘッドを用いれば細胞懸濁液を30分以上安定的に吐出可能であり，かつインクジェット吐出で懸念される微細流路など通過時のストレスを受けることなく，細胞を生きたまま吐出可能であることを確認することができた。

## 3　インクジェット型バイオ3Dプリンタを用いた3次元モデルの形成

### 3.1　インクジェット型バイオ3Dプリンタ

　図4に前節の細胞用ヘッドを搭載したインクジェット型バイオ3Dプリンタを示した。図4(a)は細胞用ヘッド部で，本装置は最大3種類の異なる種類の細胞懸濁液を取り扱うことができ，複数種細胞を用いたモデルを造形し細胞間相互作用を評価するような事が可能となっている。図4(b)は足場となるゲル材料を吐出するヘッド部で，こちらは2ユニット配置できるようにしてい

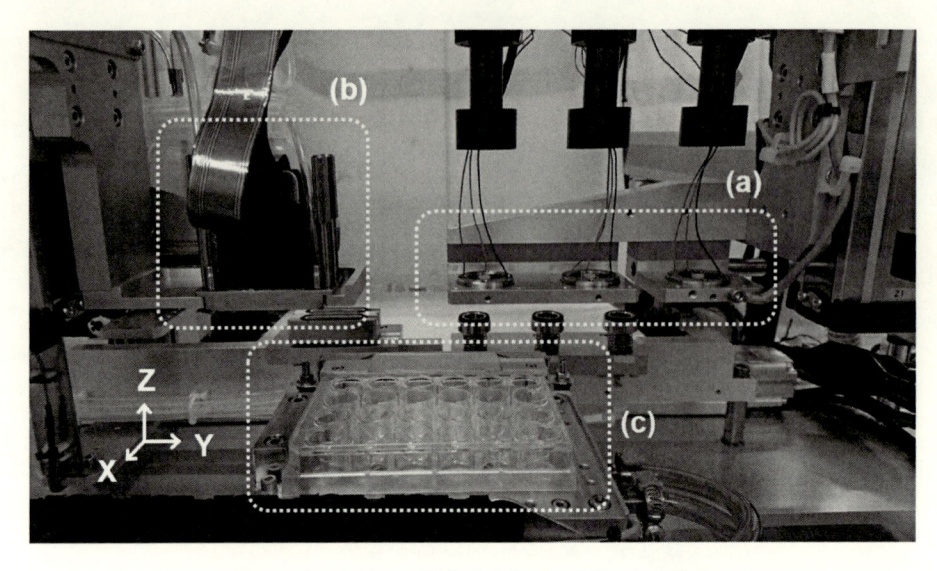

**図 4　インクジェット型バイオ 3D プリンタの概要**
(a)細胞吐出用ヘッド部　(b)足場材吐出用ヘッド部　(c)ステージ部

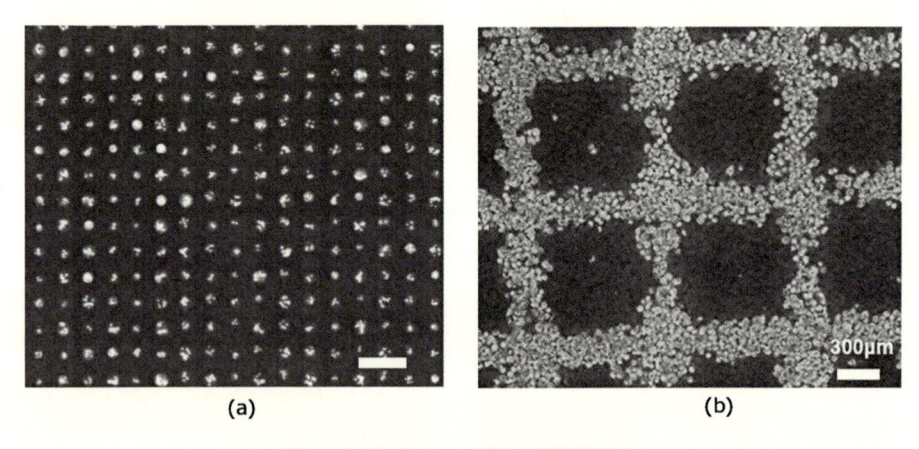

**図 5　細胞プリント結果の顕微鏡写真**
(a) 500 μm ごとに数個の細胞をドット状に配置した様子（スケールバーは 1 mm）
(b)ドットを連ねることで 1 mm 格子状に細胞を並べた様子（スケールバーは 300 μm）

る。本装置の足場材吐出用ヘッドはリコー製産業用ヘッド（MH2420）を用いており印刷幅約
32.4 mm に対して 192 個のノズルが千鳥状に 2 ライン設置されているため，素早く且つ均一に足
場材を塗布することができる。図 4(c)はステージ部となっており，各種ウェルプレートやスラ
イドガラスなどに対応しているだけなく水循環式の温度調節機能によりステージ部の温度管理も
可能である。

　インクジェット型バイオ 3D プリンタを用いた細胞造形性を 2 次元のパターンで評価した結果
を図 5 に示す。図 5(a)はマウス胎児線維芽細胞（NIH/3T3）を PBS- へ分散させた細胞懸濁液

をドット状に並べたもので，およそ8mm角のエリアに約500umピッチで細胞が数個ずつ配置されている。このようなドット状の不連続なパターンの制御はインクジェット型プリンタの特徴の1つであり，細胞を任意のポイントに数制御して精密に配置することが可能である。図5(b)は，PBS-にNHDFを分散させた細胞懸濁液をコラーゲンゲルの上に1mm格子状のラインパターンになるように吐出した結果を示しており，ドットパターンを重ねていくことで細胞を連続してライン状に配置することも可能である。

## 3.2　3次元モデルの形成

　インクジェット型バイオ3Dプリンタの造形は面に対して実施していくため，2次元パターンを作製しこれを繰り返し積み上げていくことが3Dモデル形成の基本プロセスとなる。インクジェット吐出直後の細胞は細胞間接着能を持たないため，細胞層だけで積層を繰り返していくだけでは構造上不安定となってしまう。そこで我々は細胞層と足場材層を同一平面内または交互に積み重ねていくことにより，インクジェット方式での細胞の3次元モデル化を検討した。一般的な細胞の3次元培養用などの足場材料には細胞への毒性などがなく足場として構造を支える十分な強度を有していることが求められ，コラーゲンゲルやフィブリンゲル，アガロースなどのハイドロゲルがよく用いられている[10]。インクジェット型バイオ3Dプリンタでは，前述に加えて，足場材の前駆体溶液がインクジェットで吐出可能な程度に低粘度であることも求められる。アルギン酸カルシウムゲルはゲル前駆体の分子量のバリエーションも多くゲル化に至る時間も非常短いのが特徴であることからインクジェット型バイオ3Dプリンタとの高い親和性が期待できる。

　図6にアルギン酸カルシウムゲルを足場材としたバイオ3DプリンタでNHDFを積層した3次元モデルの観察結果を示した。これらの3次元モデルは足場材層と細胞層を交互に積層することで形成しており，具体的には次のような手順となる。①アルギン酸ナトリウム溶液と塩化カルシウム溶液をそれぞれ2つの産業用ヘッドから吐出し基材上へ混合することでゲル化させ最初の足場材層を形成，②①で形成したアルギン酸カルシウムゲル層の上に塩化カルシウム溶液を塗布，③NHDF（Greenに染色）を分散させたアルギン酸ナトリウム溶液を細胞吐出用ヘッドで

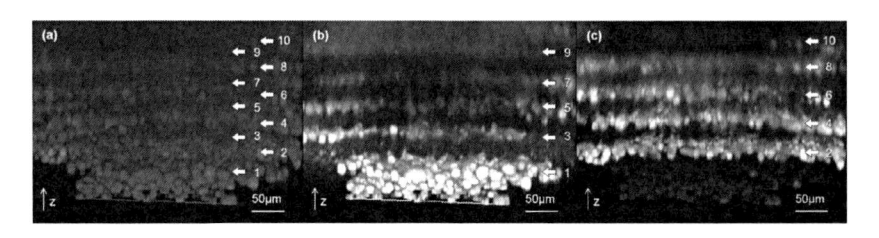

**図6　細胞積層プリントの断面観察**
(a) 2色に染色したNHDF細胞を隣接するように積層した3次元モデルの蛍光観察画像
(b) (a)の蛍光画像よりGreenに染色した細胞を強調した画像
(c) (a)の蛍光画像よりRedに染色した細胞を強調した画像

吐出して 1 層目の細胞層を形成，④細胞層を覆うようにゲル層を形成，⑤④で形成したゲル層の上に先ほどとは別の NHDF（Red に染色）を別の細胞吐出用ヘッドで吐出し細胞層を形成，これら①～⑤の工程を繰り返すことで計 10 層の細胞層を積層した 3 次元モデルが図 6 に示されている。図 6(a)は共焦点顕微鏡での観察結果で，図 6(b)は Green を強調した観察結果，図 6(c)は Red を強調した観察結果である。図 6(a)～(c)より，Green と Red の細胞層がほぼ隣接して交互に 10 層積層できていることが確認できる。また，図では示していないが，ゲル層の厚みを変えることで層間の距離を制御することも可能である。

## 4 最後に

メンブレン振動型のインクジェットヘッドを用いることによって，細胞を高い生存率で安定的に吐出することができるようになり，2 次元および 3 次元の細胞パターニングが可能となった。さらにゲル材料の工夫により生きたまま細胞層間の距離を制御して積層することも可能である。これらは *in vitro* での組織構築技術において大きな前進であり，1.2 節で述べた組織工学的な観点から見た期待を満たしインクジェット型バイオ 3D プリンタの可能性を現実に届くものとしてくれたと考えている。バイオプリンティング装置およびプリントプロセス開発と同様に，どの細胞または材料をどのように配置すれば良いのかアプリケーション側からの開発は更に重要である。今後装置系や化学系だけではない，様々な技術者，研究者がバイオプリンティングおよびそのアプリケーショの開発に携わることで，本領域が更に発展していくことが強く期待される。

## 文　　　献

1) Takahashi K, Yamanaka S, *Cell*, **126**, 663-676 (2006)
2) Fatehullar A, Tan SH, Barker N, *Nat Cell Biol.*, **18** (3), 246-254 (2016)
3) Zhang B, Radisic M, *Lab Chip.*, **17** (14), 2395-2420 (2017)
4) Murphy SV, Atala A, *Nature Biotech.*, **32** (8), 773-785 (2014)
5) Ong CS, *et al.*, *Pediatric Research*, **83** (1), 223-231
6) Cui X, Boland T, *Biomaterials*, **30**, 6221-6227 (2009)
7) Nakamura M, *et al.*, *Biofactrication*, **2**, 1-6 (2010)
8) Moon S, *et al.*, *Plos One*, **6** (3), 1-10 (2011)
9) Yamaguchi S, *et al.*, *Biofabrication*, **4**, 1-8 (2012)
10) A Arslan-Yildiz, *et al.*, *Biofabrication* **8**, 014103 (2016)

# 第4章 金属積層造形装置の開発動向

木寺正晃*

## 1 はじめに

　愛知産業は今から81年前にベルギーから溶接棒を輸入することを事業として会社を興し，以来金属の切断・接合・切削・溶融に関する技術を海外から日本国内に紹介するとともに，ニッチマーケットにおける専用溶接機や各種自動機の開発・販売を社業としてきた。そんな我々に最初の転機が訪れたのは2008年のサブプライムローン問題に端を発する景気後退の時期である。景気の後退により各企業の予算が縮小され，より効率的な，対費用効果の高い技術が求められるようになっていた。そこで我々が導入を決めたのがレーザ関連技術である。当時レーザ技術その物は非常に多くの会社が既に取り扱っており，この分野において後発である愛知産業がそのマーケット参入するにあたり，付加価値を有する技術が必要であった。そこで関心を持ったのが，レーザとアーク溶接を組み合わせたレーザ・アークハイブリッド溶接技術と，レーザと金属粉末を組み合わせ肉盛りをするレーザメタルデポジションであった。

　この時我々はレーザその物については素人ではあったが，アーク溶接を背景とした溶接冶金の知見や，溶射やプラズマ紛体肉盛りを背景とした粉末冶金の知見を有していたため，これらの技術は新たなニーズを作り，新たな市場を開拓できると信じ，導入に踏み切った。そしてこれらを遂行する中で，粉末材料メーカーであるLPWと繋がりを持ったことが我々の金属積層造形マーケット参入の始まりであった。結果として2014年にはパウダーベッド方式を扱うSLM Solutions社，2016年には電子ビームと溶接用ソリッドワイヤによる造形機を扱うSCIAKY社が新たなパートナーとなり，さらには従来からアーク溶接機のパートナーであったFronius社のCMT技術が造形に適していることが分かり，結果として我々は3Dプリンティング技術について多種多様な技術を扱うに至った。

　一方で2013年の米国オバマ大統領の一般教書演説に端を発したAdditive Manufacturing（積層造型技術）の一般産業への浸透は，この数年で驚くほど加速した。特に金属の分野においてはいわゆるパウダーベッドフュージョンと呼ばれる①SLM（Selective Laser Melting）方式，及び②EBM（Electron Beam Melting）方式が脚光を浴び，さらには③LMD（Laser Metal Deposition）と呼ばれるレーザクラッディングを応用した技術，④電子ビームとワイヤによる金属積層造型技術EBAM（Electron Beam Additive Manufacturing）や通常の⑤アーク溶接を応用した金属積層造型技術WAAM（Wire and Arc Additive Manufacturing）の開発も進み始め

---

＊　Masaaki Kidera　愛知産業㈱　商品統括部　レーザ・抵抗溶接機器販売統括課　主査

表1　①−⑤の積層造形技術概要

| | SLM | EBM | LMD | EBAM | WAAM |
|---|---|---|---|---|---|
| 溶融・凝固方式 | レーザ | 電子ビーム | レーザ | 電子ビーム | アーク |
| 出力＊1 | 〜1000 W | 〜6 KW | 〜8 KW | 〜42 KW | － |
| 材料 | パウダー | パウダー | パウダー | ワイヤ | ワイヤ |
| 材料サイズ＊2 | 5-65μ | 45-100μ | 45-150μ | Φ1.0-4.0 | Φ0.8-1.2 |
| 造形雰囲気＊2 | Ar/N2/真空 | 真空 | 大気/Ar | 真空 | 大気/Ar |
| 造形速度＊2 | 5-170 cm3/h | 45-100 cm3/h | 0-2 kg/h | 0-10 kg/h | 0-5 kg/h |
| 最大造形サイズ＊2 | 800×400×500 mm3 | Φ250×430 mm3 | 自由 | 1.2×1.2×5.7 m3 | 自由 |

＊1 装置メーカ　機種によって出力・ビームモード・スポット径等異なります。
＊2 装置メーカ　機種　材料によって異なります。

表2　⑥−⑪の金属積層造形技術

| 材料 | ワイヤ | | | | | | | | その他 | |
|---|---|---|---|---|---|---|---|---|---|---|
| 分類 | | DED | | — | | | — | | — | |
| 溶融/凝固方式 | 抵抗 | レーザ | バインダー | | | Binder+レーザ | 衝突エネルギー | | FSW | 超音波 |
| 呼称 | Joule Printing | — | Metal Jetting | Material Extrusion | Binder Jetting | — | コールドスプレー | MPA | — | Sheet Lamination |

ている。さらには，⑥レーザとワイヤを用いた造形技術も発表が行われた。③の技術はもともと表面改質のための技術であるし，④・⑤・⑥にいたっては溶接そのものである。さらには金属粉末とバインダー材を組み合わせた⑦バインダージェット（インクジェット）方式，さらには既存の溶接である⑧抵抗溶接，⑨FSW，⑩コールドスプレー，⑪超音波技術を応用したAM技術までが登場してきた（表1　①−⑤の金属積層技術概要，表2⑥−⑪の金属積層技術概要）。

　これらの技術のうち，我々が実際に取り扱う①−⑤の技術について具体例を含めて紹介してゆく。

## 2　(独)SLMソリューションズ社のSLM（Selective Laser Melting）

　パウダーベッドフュージョンプロセス装置メーカーのドイツ国SLMソリューションズ社は同社名になったのは2011年と非常に新しいが，実は20年以上前から金属の積層造型装置の製作を行っていた老舗中の老舗である。たとえば同社が世界で初めて開発した技術には，①レーザ光源にファイバーレーザを採用②チタン・アルミ合金の造形③400 Wクラスレーザの採用④出力の異なる複数台のレーザの採用⑤同出力の複数のレーザによる同時施工⑥インラインのモニタリング装置，といったものが挙げられる。これは同社が商業ベースというよりも，多くの研究所からの依頼により特殊機を多く開発・納品してきたことが背景にある。また，その経験をもとにコ

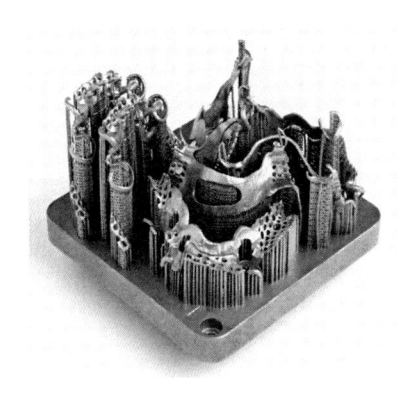

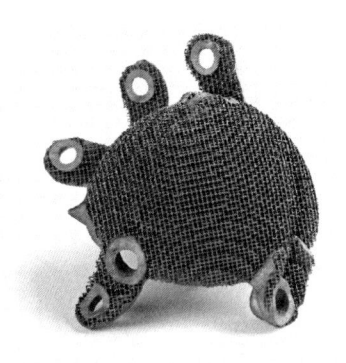

写真 1　歯科クラウン
写真提供　SLM Solutions 社

写真 2　ヒップインプラント
写真提供　SLM Solutions 社

マーシャルベースの製品をリリースするにあたり，本施工法の弱点でもある施工効率の遅さをカバーするために様々な独自の機構を開発してきた。

　研究開発用途での世間装置を多く制作してきた同社には，ユーザの要求を元に開発された，試験的造形だけはではなく，将来的な量産を視野に入れた特殊機構が多く取り入れられている。研究開発用に向く SLM125，研究開発から試作に向く SLM280，そして将来的な量産を視野に入れた SLM500，また，SLM500 の Z 方向を 800 mm に伸ばした大型装置を続けて市場に投入してきた。さらに，2018 年 5 月には 600×600 のエリアに 12 台のレーザを搭載したシステムが開発中であり，2019 年末に発表を予定しているという発表もあった。同社は世界市場の装置需要増に応えるため本年 8 月に 70,000 m$^2$ の敷地に 25,000 m$^2$ の新工場を竣工させ世界のものづくりが 3D プリンティングの量産に進んでいる商機に体制を整えた。欧米ではパウダーベッドフュージョン方式で今までは作れなかった製品が生まれ，またそれを作るためのベンチャー企業もいくつも生まれ始めている。本プロセスは付加価値の高い航空宇宙関連製品，F1 関連製品および医療部品などで採用が検討されていたが，最近では部品コストが厳しい自動車業界でもあるドイツメーカーで年間生産量が 2,000 から 3,000 個の部品製作において現生産方法と比較しコストが見合ってきたと言っている。また歯科向けには既に諸外国でクラウンやパーシャルデント等では実用化されており，インプラントについても研究が進んでいる（写真 1，2）。

## 3　(独)Trumpf 社の LMD（Laser Metal Deposition）

　トルンプ社は，レーザ発振機のパイオニアの一社であり，様々な新技術を開発してきた。

　LMD システムは金属 3D プリンタよりも早くから研究・商品化がされていたが，その導入台数（トルンプ社単体）は全世界 120 台程度の物である。これは当初の技術が溶射の代替として表面改質や部品の補修に主眼をおいていたからであると考えられる。技術の概要はレーザを照射することで発生した溶融プールに金属粉末を送給するというものである。単純な機構であるがゆえ

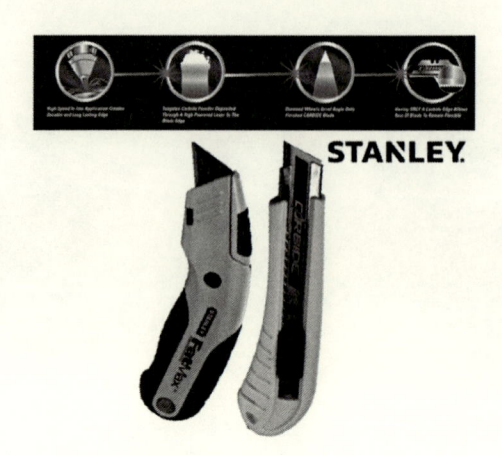

写真 3　刃先にタングステンカーバイドの肉盛
写真提供　（英）LPW Technology 社

に複数の金属粉末を同時に，しかもそれぞれの比率をコントロールすることで合金の実験や，金属パウダーと同時にセラミックのパウダーを送ることも可能である。このように非常に面白い実験が手軽に出来ると同時に，従来の技術では不可能であった希釈の少ない肉盛も出来ることから今後の応用が大いに期待できる技術であると考える。例えばタングステンカーバイドの粉末をカッターナイフの刃先に肉盛することで，切れ味の寿命を 5 倍以上延ばすことに成功したのである（写真 3 参照）。これは一般事務向けではなく壁紙や絨毯等を切断する内装業者をターゲットにしており実際に非常に高い評価を受け，この刃の製造のためにメーカーは米国工場に装置を11 ライン設置している。また，この装置では特殊な光学系を採用しており，AC サーボモータでコリメーションレンズを駆動させることで加工点でのレーザスポットサイズをコントロールすることができるのである。この機構は実験・実施工の双方で非常に有益である。このような複合的な肉盛が可能であることがこの技術の特徴で，航空機エンジンメーカーではタービンブレードやブリスクなどの補修に適用しようと取り組みが始まっている。

　パウダーベッド方式ほど粉末の品質を問わず，従来技術である溶射向けの材料が使用できる点もコストの面では非常に大きな利点となる。さらに微細な粉末（粒度 15 μ〜45 μ）を使用することでパウダーベッド方式に近い精度での造形や，粗い粉末（45〜125 ミクロン）の粉末を使用することで後述のワイヤ方式のような粗い造形も可能となる。まさにパウダーベッド方式とワイヤ造形の中間に位置するような技術と言っても良いのではないだろうか。


## 4　（米）SCIAKY 社と（墺）Fronius 社の WAAM（Wire Arc Additive Manufacturing）

　金属の 3D プリンタという話になると前述のパウダーベッドタイプが脚光を浴びがちである

が，実はアークや電子ビームを熱源とした AM 技術も存在する。アークについてはイギリスの
クランフィールド大学が Fronius 社製の溶接電源を用いて大手航空会社との共同研究で成果を出
しつつあり，電子ビーム＋ワイヤであれば米国の SCIAKY 社が EBAM という名称で大きな成
果を出していると言えるだろう。Fronius 社は世界で始めてデジタル溶接電源を開発し，近年で
は CMT（Cold Metal Transfer）と言う自動車向けの薄板に最適な低入熱溶接法を開発してい
た。また SCIAKY 社ではもともと航空機向けの専用溶接機を製造してきた会社であり特に電子
ビームの技術では，可動式の電子銃を開発した会社でもある。これらの技術の特徴は従来の溶接
技術を使用しながらも，綿密な入熱制御により大型構造物をより安価に早く作れないか，という
ことに主眼がおかれている。これは一般的なパウダーベッドプロセスが従来の技術では製造不可
能な新しい製品を生み出すことに使用されることに対して，アーク方式や電子ビーム＋ワイヤ方
式は大型構造物を削り出しよりも効果的に製造することを目的としているのである。例えばチタ
ン製の部品で直径が 900 mm 程度のもので，最終製品向けには 5 組 10 個が必要になるケースで，
工程を切削から EBAM による造形に切り替えることで，その制作期間とコストを半分以下にす
ることに成功したものである（写真 4）。こちらについては認証の取得と，今後同社の人工衛星
用のタンクは EBAM にて製造する旨のプレスリリースもあった。

　ではアーク方式と電子ビーム方式でどのような差があるのだろうか。まずはその自由度の差が
挙げられる。極端な言い方をすれば，アーク方式は造形サイズの制限は無いのである。例えば
6 軸ロボットを走行台車に乗せれば自動車のフレームや船舶，果ては建築物にも応用ができるか
もしれない。また，非常に新しい技術であるため，従来のアーク溶接電源が利用できるが，パウ
ダーベッド方式で言うところの目的の材料で任意の形状を作るためのレシピが存在しないのでこ
れからの開発の自由度が高く今後期待される。

　次に溶接雰囲気が挙げられる。アーク方式が大気中もしくは不活性ガス雰囲気中で施工が行わ

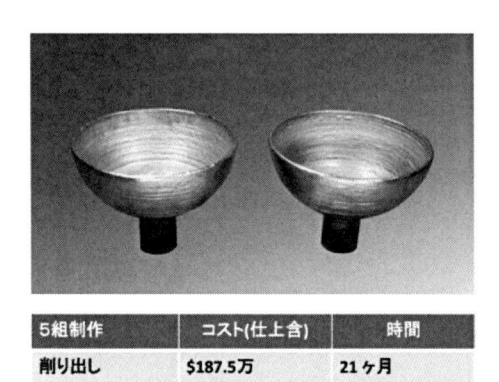

| 5組制作 | コスト(仕上含) | 時間 |
|---|---|---|
| 削り出し | $187.5万 | 21 ヶ月 |
| EBAM | $85万 | 6 ヶ月 |
| 効果 | −$102.5万 / 55% | −15 ヶ月 /66% |

写真 4　Ti6Al4V 製　Φ900 造形物
写真提供　（米)SCIAKY 社

れるのに対し電子ビームは真空中で行われることである。そのため電子ビーム方式は真空チャンバー内での施工となる。よってそのサイズにも制限ができてしまう。しかしながら溶接品質という意味では非常に優れているのでアーク方式との住み分けは出来てくると考える。

参考例として SCIAKY 社の EBAM は造形レシピを開発するためのソフトウェアも搭載されており，これまでにチタンを始めとしてタングステン・タンタル・ニオブ等の特殊材料の造形にも成功しており，これは現状では EBAM でしか達成できない造形であり，限られたマーケットではあるが，加速器や発電関連の特殊部品への応用が期待される。

## 5　おわりに

述べてきたように，一般に部品単価が安いと言われる自動車業界においても，金属 3D プリンタの導入が進んでいる。EBAM についてはロッキードマーティン社が人工衛星部品の製造に適用することで大幅な納期の短縮とコストの削減ができ，ますます興味深いマーケットとなった。しかしながらあらゆる AM 技術はユーザによる研究開発が必須であり，早く始めれば始めるほど成功時の見返りは大きいものとなる。今後は自分のいるマーケットだけでなく，様々な応用の可能性を検討することで他にはない独自技術をもつ企業が増えることを期待したい。特に医療分野においては EBM 方式が既に認可を得て最終製品の生産が始まっており，SLM 方式においても間もなく製造が始まるとの話もある。

愛知産業は，技術商社として海外技術の紹介を行うだけでなく，技術提案型企業として豊富な実績を有しており，海外最先端技術や日本には無い高度技術等に精通し，常に海外との密接な技術交流を行いその実力を養ってきた。金属積層造形の技術においても装置の販売だけでなく，ジョブショップとしても日々装置を使用して経験を重ねている。そのバックグランドには，80 年を超える歴史のなかで特に豊富な溶接技術・経験を有する技術陣と数多くの実例を有する設計陣を持ち，高度な設計力と独自性を活かしたシステム・装置の製造がある。我々は溶接技術，材料，装置をそれぞれ異なるソースから最高のものを餞別し提供しており，溶接技術，材料，装置をそろえる我々だからこそ提供できる金属の積層造形のトータルソリューションがあると考える。そしてその技術と知見を国内のユーザに提供することで，国内産業の発展に寄与したいと考える。

## 文　　献

1)　Hannah Bensoussan, Dec 14, 2016
　　 https://www.sculpteo.com/blog/2016/12/14/the-history-of-3d-printing-3d-printing-

technologies-from-the-80s-to-today/

2）　News：Additive Manufacturing in Metals Jan 25, 2012
　　https://www.tctmagazine.com/3d-printing-news/additive-manufacturing/
3）　DMLS-DEVELOPMENT HISTORY AND STATE OF THE ART, M. Shellabear, O. Nyrhilä,
　　Presented at LANE 2004 conference, Erlangen, Germany, Sept. 21-24, 2004
4）　Optimizing Metal Powders for Additive Manufacturing；
　　https://www.additivemanufacturing.media/blog/post/optimizing-metal-powders-for-
　　additive-manufacturing-exploring-the-impact-of-particle-morphology-and-powder-
　　flowability
5）　https://news.lockheedmartin.com/2018-07-11-Giant-Satellite-Fuel-Tank-Sets-New-
　　Record-for-3-D-Printed-Space-Parts
　　Frazier, W. E. J. of Materi Eng and Perform（2014）23：1917.
　　https://doi.org/10.1007/s11665-014-0958-z
6）　Large-Part Metal Additive Manufacturing：Industrial Adoption Trends and a Technical
　　Overview John O'hara, SCIAKY Inc
7）　Wohlers report 2018；Wohlers Associates Inc.

# 第5章 ハイブリッド金属3Dプリンタの特徴と実用例

田中隆三*

## 1 はじめに

　金属3Dプリンタは，3次元モデルを使用して，金属粉末をレーザや電子ビーム等の熱源により溶融・凝固させることで積層していくAdditive Manufacturing（AM：付加製造法）技術を用いた装置である。AM技術を使用したものづくり技術は国際的に各種産業に拡大しており，部品の複雑形状への適応や一体化によって，高機能化，加工リードタイム短縮に寄与している。積層方式はASTM Internationalにより7種類に分類されており，用途に応じて使い分けられている。本稿では，Powder Bed Fusion（PBF：粉末床溶融結合）方式を用いた積層造形と高速切削加工を同一装置の一連のプロセスで実現するハイブリッド金属3D（図1）について紹介し，複合加工における優位性を述べ，実用例について紹介する。

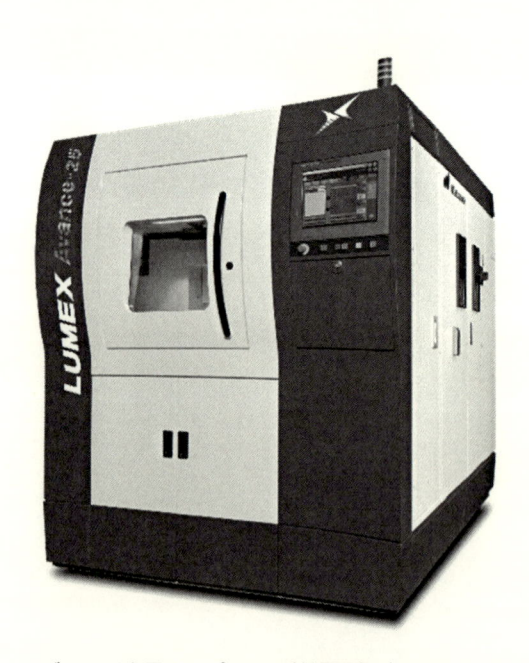

図1　ハイブリッド金属3Dプリンタ外観写真（LUMEX Avance-25）

＊　Ryuzo Tanaka　㈱松浦機械製作所　技術本部　AMテクノロジー　マネージャー

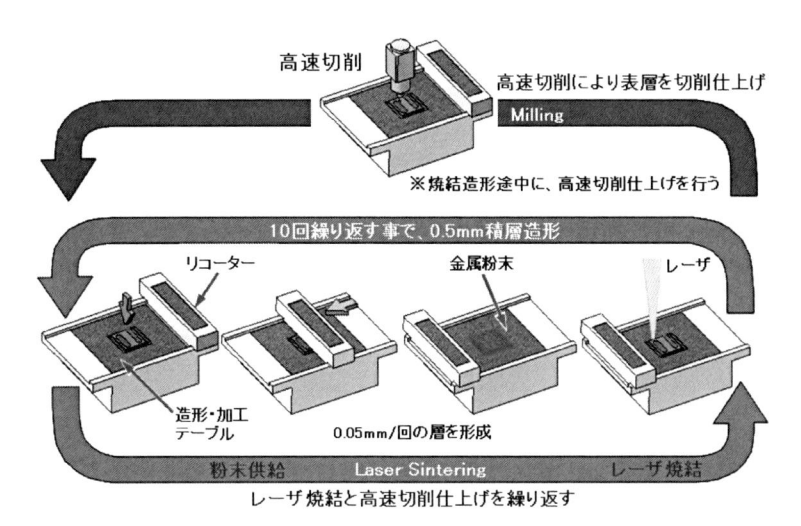

図 2　ハイブリッド金属 3D プリンタの加工方法

## 2　ハイブリッド金属 3D プリンタ

### 2.1　ハイブリッド金属 3D プリンタとは

　PBF 方式の積層造形では，造形テーブルに固定されたプレート上に金属粉末を薄く敷き，レーザを照射し溶融・凝固させる工程を繰り返して積層を行う[1]。造形物の面粗さは，造形技術の向上により改善されつつあるが，造形物表層において溶融が不完全なことで生じる余剰造形部の影響等で Rz20 $\mu$m 程度であり，製品として使用する場合には仕上げ加工が必要な場合が多い。

　ハイブリッド金属 3D プリンタの加工方法を図 2 に示す。PBF 方式によって一定の高さまで造形した段階で，造形物の表層を切削加工する。この造形と切削の工程を繰り返して積層していくことで，表面が切削仕上げされた造形物を作製することが可能となる。

### 2.2　ハイブリッド化における特長

#### 2.2.1　深いリブ加工

　積層造形と高速切削加工を同一装置の一連のプロセスで行うため，首下の短い切削工具においても，切削可能な高さまで造形した段階で切削し，造形と切削を繰り返すことで，従来のマシニングセンタでは加工できない深いリブ加工を可能とする。また，閉じた内部構造をもつ造形物において，構造が閉じる前に内面を切削加工することも可能となる。

#### 2.2.2　高精度な位置決め

　切削加工軸は，フィードバック機能付きのリニアモータを採用しているため高精度な位置決めを行うことができる。加工軸に搭載した CCD カメラと自動レーザ座標補正ソフトにより，加工軸座標を基準に造形テーブル全面でレーザ走査の位置決めを自動補正できることから，造形テーブル全面で高精度な位置決めが可能である。

PBF 方式では，一般的にベースプレートと呼ばれる基板の上に積層造形を行っていく。通常は造形後に造形物とベースプレートを切り離すことが多いが，造形時間短縮のためにベースプレート自体を製品の一部として使用することも少なくない。この方法はマシニングセンタ等で前もって単純な形状を加工したものをベースプレート（加工品の下部）として用意しておき，加工品の上部に造形でしか製作出来ない形状を付与する方法（ハイブリッド造形）である。ハイブリッド金属 3D プリンタはマシニングセンタと同様の機械軸を有しており，タッチプローブ等を用いた芯出しが可能なため，ベースプレートと造形物との位置を正確に合わせることができる。

### 2.2.3　造形物の上面切削機能

PBF 方式の積層造形において，金属粉末を薄く均一に敷く技術が重要となる。しかしながら，造形形状や状態によっては，金属粉末を敷くためのブレードと造形物が干渉し，積層する金属粉末厚みの変化や造形物の変形が発生する可能性がある。特にアンダーカット形状をもつ造形物の場合には，アンダーカット形状部のエッジ部分が盛り上がり易く，ブレードと干渉し造形が継続できなくなってしまうことがある。ハイブリッド金属 3D プリンタでは，切削機能の特長を活かし，造形不具合を回避することが可能である[2]。

金属粉末を敷く際のブレード移動軸において，駆動負荷トルクをモニタリングすることでブレードと造形物が干渉した際の負荷値を感知し，造形エリア内の造形物の盛り上がり部分を切削・除去することで，造形を安定的に継続することを可能とした。また，微細なピン形状等，造形の盛上がり部とブレードが干渉することで，造形物が倒れてしまう可能性がある場合には，積極的に切削工程を入れることでブレードとの干渉を未然に防ぐことができる。

### 2.2.4　段ずらし加工における面粗度向上

造形と切削を一連のプロセスで行う場合，特に造形物の立ち壁部分においては，切削後の造形において，プロセス間の領域に熱収縮による段差が発生する。図 3 に示すように，切削後の新しい積層造形の影響により切削領域上側が熱収縮して段差が発生する。このため，切削面においても Rz10 μm を超える面粗さとなってしまう。

切削面の面粗度向上のために，段ずらし加工と呼ぶ切削方法により改善を行っている[3]。図 4 に示すように，造形による熱収縮を見込んだ仕上げ代を残して切削し，上層の造形による熱影響

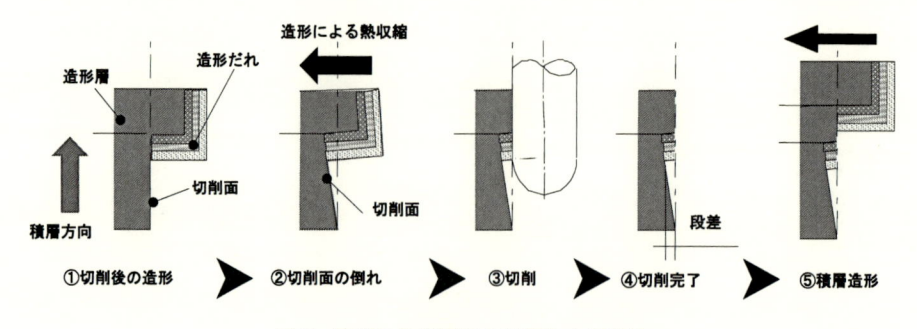

図 3　造形の熱影響により発生する段差

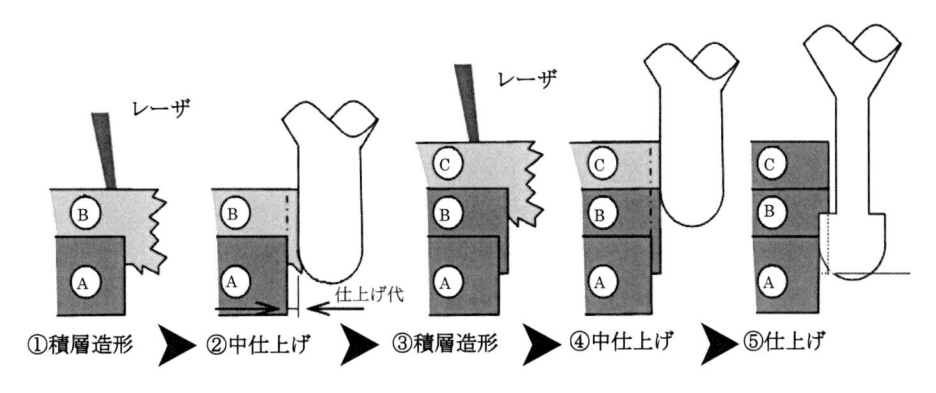

図 4　段ずらし加工方法

を受けなくなった段階で，仕上げ加工を行う。仕上げ加工に使用する刃物は，仕上げ代の分の逃がし代を持った形状としている。段ずらし加工を行うことで良好な表面粗さを得ることができ，ハイブリッド金属 3D プリンタとして実用可能となった。

### 2.3　CAM システム

　ハイブリッド金属 3D プリンタの性能を最大限に引き出すために，専用 CAM を自社で開発している[4]。加工プログラムは，3D モデルを CAM に取り込み，造形パスと切削パスを 1 つのプログラムとして出力される。粉末材料毎に造形・切削のデータベースを持ち，オペレータは造形材料毎に加工工程を選択するだけで加工プログラムを作成することができる。加工プログラム作成までの一連の操作（3D モデルの取り込み，造形パス・切削パスの生成，切削シミュレーション，造形プロジェクト生成）を 1 つのソフトウェアで行う。また，様々な 3D CAD に対応させるため，STL，IGES，Parasolid，SolidWork や CATIA 等の様々なデータフォーマットの入力が可能となっている。

### 2.3.1　サポート生成機能

　アンダーカット部を造形する場合，造形物を支えるためのサポート構造が必要な場合が多い。専用 CAM では，3D CAD からサポートを設計することなく，造形物のアンダーカット部に付加させたい角度を指定することでサポートを自動生成する。また，モデルの選択した曲面やライン上にサポートを作成することができ，不要部分の削除等の編集が可能である。

### 2.3.2　造形モデルの最適姿勢機能

　造形後のサポート取り外し作業を軽減させるため，指定の角度以下のアンダーカット部を自動で判別して，サポート付加面積が少なくなるように 3D モデルを最適な姿勢に自動変更することができる。図 5 に示すように，最適姿勢機能を適用することで，機能適用後はサポート付加面積が減少していることがわかる。

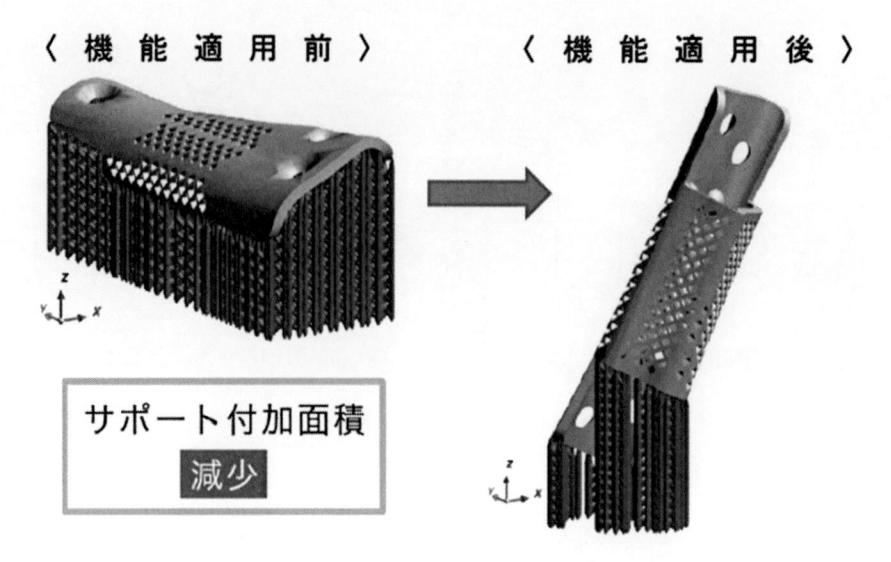

図 5　最適姿勢によるサポート付加面積の比較

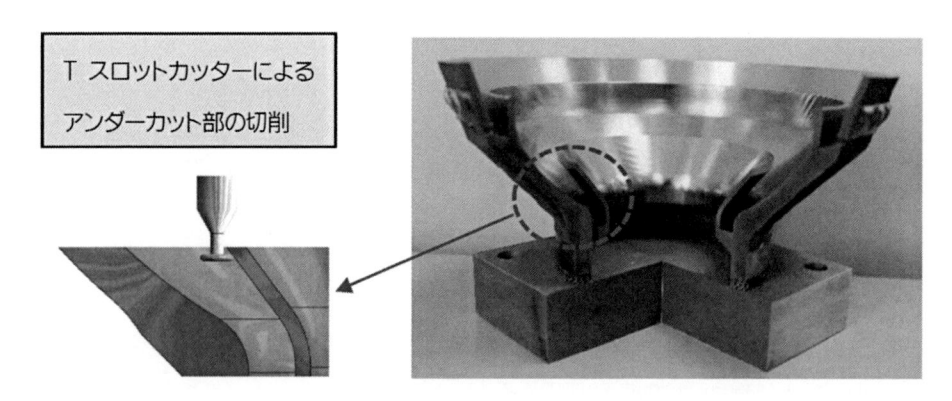

図 6　アンダーカット部の切削（ガスコンバスターサンプル）

### 2. 3. 3　ラティス生成機能

　部品の軽量化等のため，モデル内部を中空化して，格子構造を配置するラティス生成機能を搭載している。ラティスのパターン形状はオペレータが任意で設定することができ，ラティス生成時にモデル内部に滞留する金属粉末を取り除くための穴（粉抜き穴）を任意の位置に配置することも可能である。

### 2. 3. 4　アンダーカット部の切削加工

　水平面からの角度制限はあるもののアンダーカット部においても，専用工具（T スロットカッター）を使用することで切削が可能となる。図 6 に航空機部品のガスコンバスターサンプル（D187 mm×H82 mm）を示す。旋盤やマシニングセンタでは加工が困難な内径溝のアンダーカット部に専用工具で切削仕上げ加工を行っている。

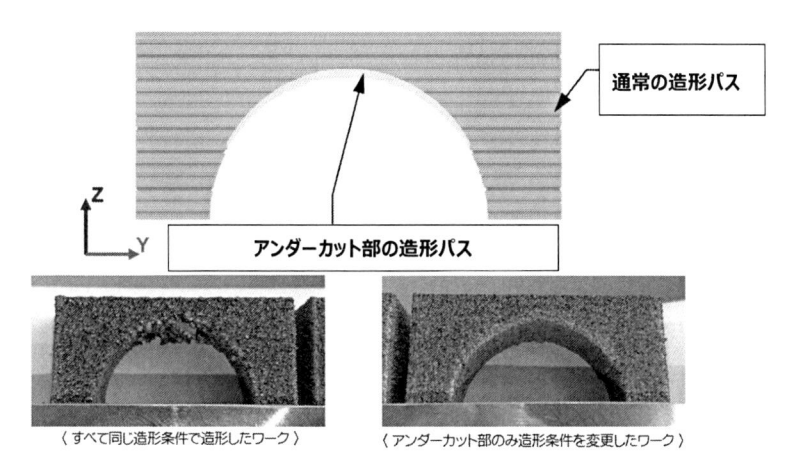

図7　アンダーカット部の造形崩れ改善

### 2.3.5　形状認識による造形条件変更

　従来の造形条件でアンダーカット部を造形すると，アンダーカット部は熱がこもり易く，造形物の形状崩れや熱応力による亀裂が発生することがある。この問題を解決するために，アンダーカット部の角度に応じて造形条件を変更できる機能を搭載した。従来の造形条件で造形した場合と，アンダーカット部のエリアのみ異なる造形条件で塗り分けた場合との比較を図7に示す。従来どおりすべてのモデルエリアを同じ造形条件で造形した場合，アンダーカット部に形状の崩れが発生しているが，アンダーカット部の造形条件を変えることで，アンダーカット部の形状の崩れが改善されていることが分かる。

## 3　ハイブリッド金属3Dプリンタによる金型製作事例

### 3.1　プラスチック射出成形用の金型作製

　本複合加工により，3次元水管やポーラス造形（ガス抜き）等のAM技術の特長を活かしたコネクタ部品の射出成形用金型を作製した（図8）。複合加工による金型部品の一体化により加工リードタイムの削減と，3次元水管による冷却効果により射出成形のサイクルタイム削減を達成した[5]。また，段ずらし加工を行うことで，造形物の面粗さをRz3.2 $\mu$m程度まで改善することができ，後加工における放電加工や磨きを行うことなく射出成形を行うことが可能であった。

### 3.1.1　射出成型用金型製作工程の削減

　本金型は，COR型においてはL×Dで17を超える深リブ形状を持ち，CAV型においては内部に複雑形状を持つことから，従来工法ではCOR型で5分割，CAV型で4分割して製作されている。金属光造形複合加工法の特長である深リブ・溝加工の活用により，一体型での製作することができ，かつ電極の設計・製作が必要である放電加工の工程を大幅に削減可能となった。

　金型全体の製作工数としては，図9に示すとおり，設計時間では約53%，加工プログラム等

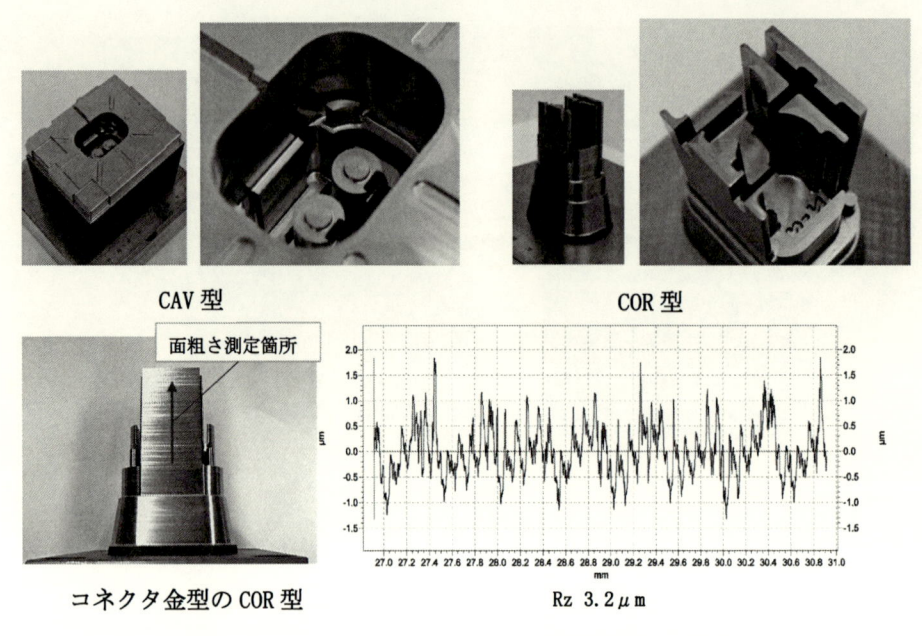

CAV 型　　　　　　　　　　COR 型

コネクタ金型の COR 型　　　　　Rz 3.2μm

図8　3次元水管を使用したコネクタ部品用金型の作製事例

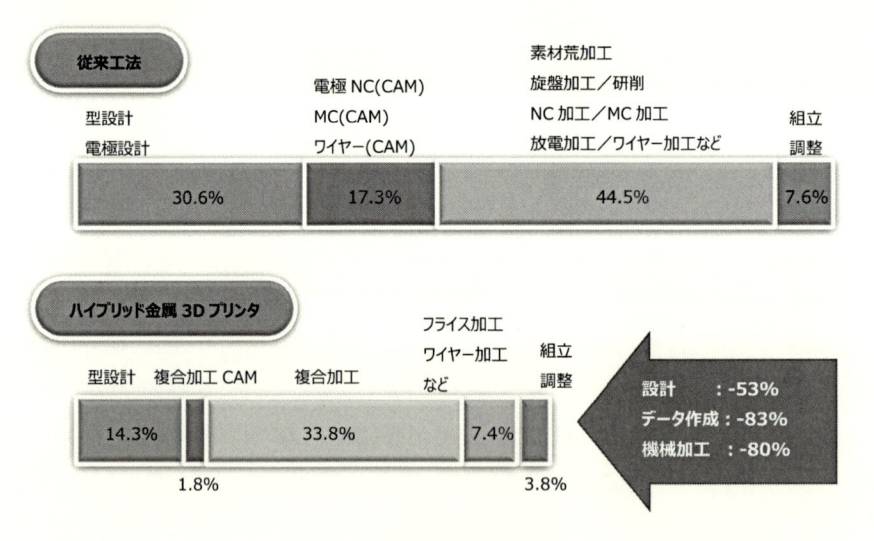

図9　金型製作工数の比較

のデータ作成時間で約 83%，放電加工を含む機械加工時間で約 80% の工数短縮を実現し，設計から製作までトータル 38% の工程削減の効果が得られた。

### 3.1.2　射出成形サイクルの短縮効果

　プラスチック射出成形では，金型・成形品全体を均一に効率良く冷却することによって成形品の反りの抑止や冷却時間の短縮につながる。冷却時間の短縮により射出成形のサイクルタイムの

短縮が可能となり，成形品のコスト削減にもつながる。

　一般的に金型に冷却水管を設ける場合，ドリル等の機械加工のため直線的な穴の組合せとなる。また，成形品を金型から押出すエジェクタピンの配置との関係もあり，最適な位置に冷却水管を配置することができない。金属光造形においては成形品に沿った3次元水管の配置が可能となる。これにより，従来水管においては成形品の内部と外部の温度差がまだ高い冷却時間においても，3次元水管を用いることで成形品全体を均一に早く冷却できる。

　ハイブリッド金属3Dプリンタと従来工法で製作した金型によって射出成形を行い，成形サイクル時間の比較した結果を図10に示す。従来水管の金型と比較すると，3次元冷却水管の最適化によって，冷却時間を18秒から8秒へ55%短縮することができた。成形サイクルタイムとしては33%の短縮効果が得られた。また，冷却時間を同じにすると，3次元水管では良品が取れた

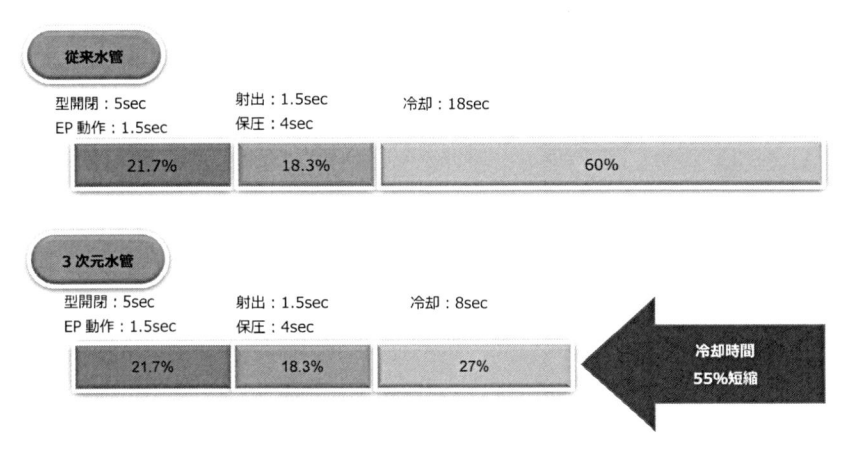

図10　3次元冷却水管の効果

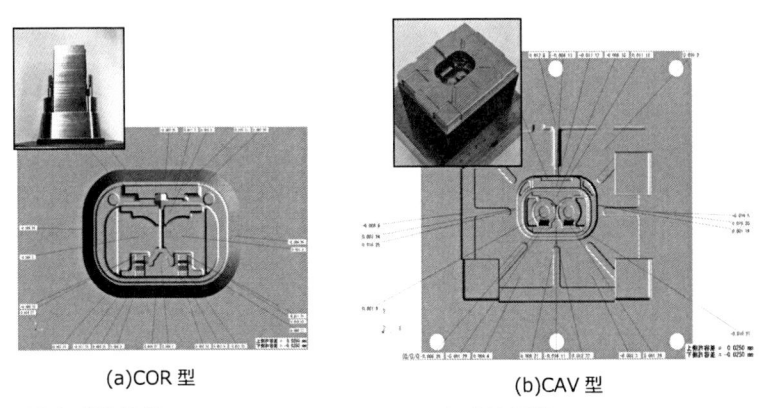

(a)COR型　　　　　　　　　　　　　(b)CAV型

**最大寸法誤差：0.013mm**　　　　**最大寸法誤差：0.020mm**

図11　作製した金型部品の寸法精度

が，従来水管では冷却が不十分であるため成形品取り出し後，成形品の立ち壁に反りが発生し不良品となった。

### 3.1.3　造形物の寸法精度

　ハイブリッド金属 3D プリンタで造形した金型部品を接触式 3 次元測定器で測定した結果を図 11 に示す。造形物と 3D モデルの最大寸法誤差は，COR 型で 13 $\mu$m，CAV 型で 20 $\mu$m であった。また，表面粗さについては，COR 型の深リブ形状部において，最大面粗さ Rz4 $\mu$m 程度で，機能部品である本コネクタサンプルにおいて，磨きを入れずに成形品を取ることができた。本金型部品に使用した粉末材料はマルエージング鋼であり，造形のみの場合は，硬度 HRC35 程度，引張強度〜1200 MPa，時効処理（485℃で 3 時間の加熱）を施すことにより硬度 HRC53 程度，引張強度〜1970 MPa となる。時効処理により一般的な樹脂射出成形品の量産用金型として使用することが可能となる。

### 3.2　ラティス構造を取り入れた金型製作

　AM 技術を用いた場合，従来の削り出しの加工と比較すると，形状が複雑になっても造形体積が小さくなれば，加工時間を短縮することが可能となる。冷却水管としてラティス構造を利用することで，冷却効果を高めるとともに，造形体積を減らし造形時間の短縮と再利用粉末の増加を図った。図 12 にラティス構造水管を用いた金型試作例を示す。

　ラティス構造を用いることで，従来の 3 次元水管を用いた金型と比較して，造形体積を 32% 削減して消費する粉末の使用量を削減するとともに，造形時間も 42% 削減することが可能であった。

　プラスチック射出成形における効果としても，従来水管と比較して冷却時間が 30% 削減できており，冷却効果が向上し，サイクルタイムとしても 16% の削減が図れた（図 13）。

　次にラティス構造を用いた場合の金型強度について検討を行った。型締め時の金型変形量について解析比較を行った結果を図 14 に示す。従来金型での変形量が最大 0.31 $\mu$m に対し，ラティス構造を用いた金型では 0.88 $\mu$m となった。この値は，射出成形品の厚み 1 mm 部分に対しての変形量としては 0.1% 程度と小さく，ラティス構造金型の可能性を示すことができた。

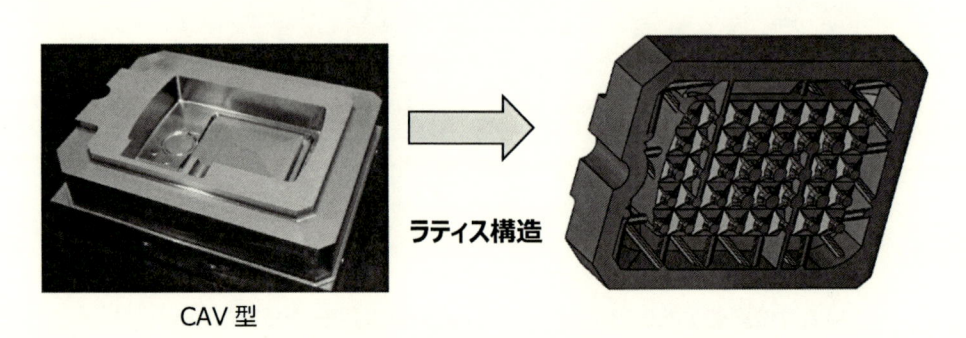

CAV 型

ラティス構造

図 12　ラティス構造水管を用いたデジタルカメラケースの金型（CAV 型）

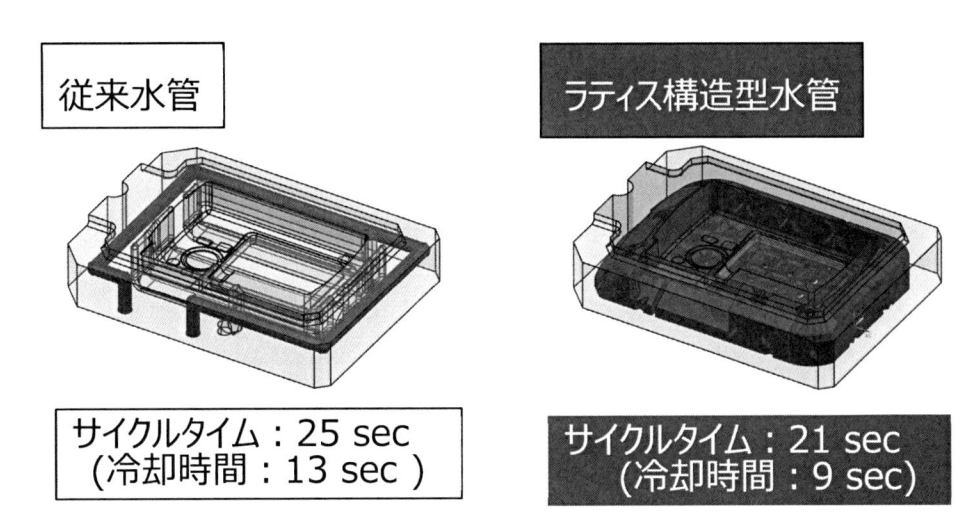

図 13　ラティス構造を利用した冷却水管の効果

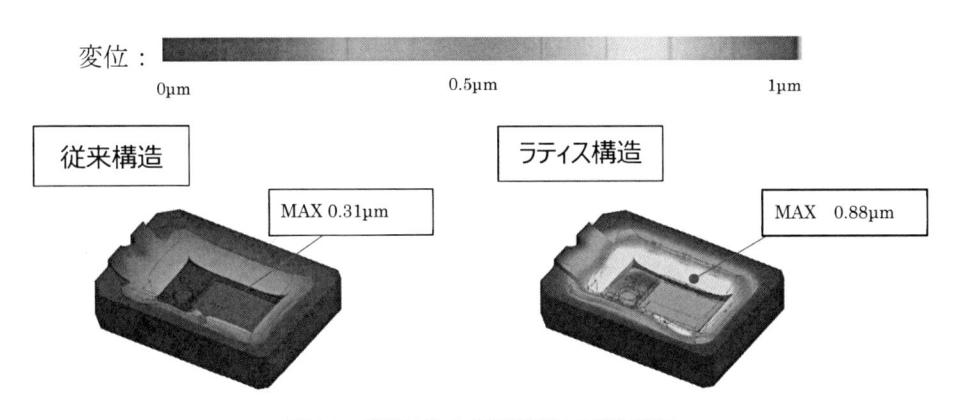

図 14　型締め時の金型変形量の解析結果

## 4　ハイブリッド金属 3D プリンタによる部品製作事例

### 4.1　ハイブリッド金属 3D プリンタの大型化

　航空宇宙・自動車産業からの部品加工の要求としてワークの大型化がある。大型・高速化・自動化をコンセプトにハイブリッド金属 3D プリンタの製品化を行った。最大造形サイズは 600 mm×600 mm×500 mm であり，PBF タイプのハイブリッド金属 3D プリンタとしては世界最大級である。造形サイズの大型化にともない，高出力 1 kW シングルモードファイバーレーザを標準搭載し，造形速度の高速化を行っている。また，多量の粉末材料を扱う必要があるため，粉末の自動供給・回収・再利用を可能とした APR システム（自動粉末リカバリーシステム）を標準搭載しており，オペレータは簡単・安全に粉末材料の段取りが可能となる。

## 4.2 自動車部品への応用

　自動車部品の開発において，試作部品を製作する際にも，複雑な形状をもつ部品は鋳型の設計・作製を行う必要がある。リードタイムが長い部品については，製品開発のスピード向上が課題となっている。

　本課題の解決策として，ハイブリッド金属 3D プリンタと 5 軸マシニングセンタの組み合せにより加工リードタイムの短縮を図った。自動車部品の加工事例として試作エンジンブロック（424 mm×317 mm×339 mm）の加工を行った。材質は AlSi10Mg である。

　ハイブリッド金属 3D プリンタでは，造形位置と切削加工位置を自動一致させるための CCD カメラと自動レーザ座標補正ソフトを装備しているため，次工程におけるワーク固定用の台座，基準面を設けることが可能となる。これにより，部品として仕上げるための後加工においても，精度の高い加工ワークの芯出しが可能となり，ワーク乗せ替えによる加工精度の維持，造形物の切削仕上げ代の最小化，加工段取り時間の削減が可能である。ハイブリッド金属 3D プリンタにより作製したワークの外観写真を図 15 に示す。

　5 軸マシニングセンタのみによるブロック素材からの削りだしとハイブリッド金属 3D プリンタと 5 軸マシニングセンタによる切削加工との試作エンジンブロック加工のリードタイム比較結果を図 16 に示す。形状が複雑な部品になると，加工プログラムも煩雑となり，プログラムの作成時間は長くなる。また，試削りにおいては，プログラムを確認しながらの加工作業となることが多く，自動連続運転が困難である。ハイブリッド金属 3D プリンタにおける連続加工運転，最終部品として仕上げるための加工段取りや加工プログラム作成の簡単化により，加工リードタイムとしては 35％を削減することができた。

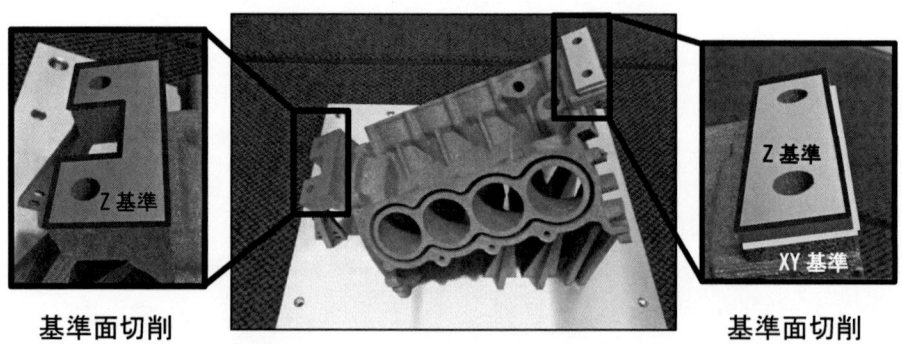

| 粉末材料 | AlSi10Mg | | |
|---|---|---|---|
| 加工時間 | 造形 | ： | 90時間00分 |
| | 切削 | ： | 5時間00分 |
| | 合計 | ： | 95時間00分 |

図 15　試作エンジンブロック

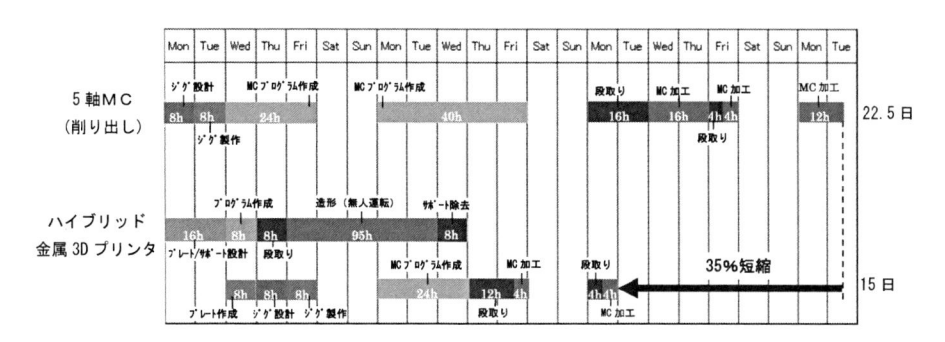

図 16　試作エンジンブロックの加工リードタイムの比較

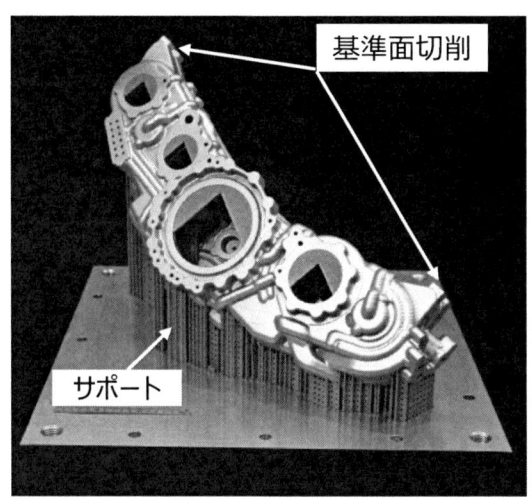

| 粉末材料 | AlSi10Mg | |
|---|---|---|
| 加工時間 | 造形 | ：124時間30分 |
| | 切削 | ：21時間 |
| | 合計 | ：145時間30分 |

図 17　航空機用のギアボックスの作製例

## 4.3　航空部品への応用

　航空機のジェットエンジン部のギアボックス（サイズ：461 mm × 452 mm × 376 mm）を作製した例を図 17 に示す。冷却用の水管の一体化，最適配置により，冷却効率の向上が可能である。5 軸マシニングセンタによる後加工用にワーク固定用の台座，基準面を設けることにより，後加工における加工精度の維持が可能となる。

## 5 まとめ

　2003 年からハイブリッド金属 3D プリンタの製造，販売を行っている。当初からプラスチック射出成形用金型をターゲットに取り組んできたが，粉末材料の開発も進み，試作用金型から量産用金型の製作に対応できるようになった。また，プラスチック射出成形用金型だけではなく，3 次元冷却水管の適用によりヒートショックを低減することでアルミ鋳造用金型にも適用されるようになってきた。本加工法の特長を活かすためには成形品・金型の選定および AM 技術のメリットを活かした設計が重要である。

　部品加工においては，複数部品の単一化，機能性向上など，従来工法では出来ない付加価値が高い製品の設計や，総合的なメリットを考慮する必要がある。AM 技術の普及により軽量化のためのトポロジー最適化設計，バイオニックデザインの実現による新しい設計技術の開発も進んでいる。従来のデザイン・工法にとらわれない柔軟な発想をもって設計思想を転換できる人材育成への取り組みも重要になる。AM 市場は航空宇宙，自動車，医療部品産業が牽引して拡大していることから，これらの部品の品質保証を行うために，粉末管理，プロセスモニタリング技術，造形物の評価技術，製造プロセス管理等，各種応用分野に適応への取り組み，標準化が要求される。今後も中量産化システムの開発に向けた，造形速度の高速化，自動化システムの開発を進め，ハイブリッド金属 3D プリンタによる新しいものづくり技術を確立していきたい。

文　　　　献

1)　漆崎幸憲，田中隆三，電気加工学会誌，**48**（117），28-31（2014）
2)　「3 次元造形方法」特許第 5840312 号
3)　「3 次元積層造形部品の表面仕上げ方法」特許第 4452692 号
4)　角谷晃司，機械技術，**67**（1），65-69（2019）
5)　田中隆三，レーザ協会学会誌，**41**（2），28-34（2017）

# 第6章　光造形装置としても直描露光装置としても使える1台2役の高速／高精度な3Dプリンタの開発

大嶋英司*

　SPACE ART は，一般財団法人素形材センターの 2018 年度「第 34 回素形材産業技術賞」でみごと奨励賞を受賞，MEMS ミラーと半導体レーザダイオードの組合せによるスキャニング方式プラットフォームが優秀な素形材産業技術の開発であり，日本の素形材産業の技術水準の進歩向上に著しく貢献した技術として認められた。

　現在も新たなビジネスを生む消耗材の開発を続け，光造形装置としては高精度な立体型マイクロ流路の造形で超先端技術や創薬を研究している大学や研究所で採用され，絶大なる評価を得ている。また，デンタル用途としても先端の医科歯科大学でキャスタブルレジンによる義歯製作の検討も進められている。さらには，直描露光装置（電子回路パターンやレジストパターンのマスクレス形成など）として評価用 LED 照明や曲面へのパターン形成の検討など各種性能／機能でリードし続けており，バイオ用や医療用として応用され始めている。

## 1　はじめに（開発の背景）

　3D プリンタの登場によって，新しいアイデアや製品を簡単に試作できるようになっている。いわゆる Maker Movement と呼ばれる動きが加速している。しかし，従来の 3D プリンタやレーザカッタのようなデジタル工作機械だけでは形は出来るが，電子機器のように動く物体を作ることは不可能である。当たり前の話だが，電気で動くモノは，その動力源である電子回路基板が必要なためで，この電子回路基板は，いわば電子機器の心臓部ともいえる部分である。この電子回路部分は，一般的にはプリント基板と言われる緑色などのボードと，そこに着けられている無数の部品，半田などで構成されている。電子回路はその電子機器の機能や動く動作方法によって設計図が作られ，プリント基板にプリントされ，さまざまなパーツが取り付けられる。通常，電子回路基板の設計は PADS などの CAD を使用してプリント基板設計を行い，その後専門の電子回路基板の製造業者に依頼し，シルクスクリーン印刷法やフォトレジスト法を用いて製作するため，製造コストとリードタイム（試作を 1 サイクル回すだけでも数十万円の費用と数週間の時間）が非常にかかっている。

---

　＊　Eiji Oshima　カンタツ㈱　NB 開発部　部長

　また，開発・試作などの極少量の生産でも，リフロー炉などを用いた大量生産方式がとられているためやはり製造コストとリードタイムがかかっていた。こういった従来のモノ造りをさらに一歩も二歩も前進させる技術，製造コストとリードタイムを大幅に削減／エレクトロニクス回路も同一装置で形成／電子機器をワンピースで作成出来るのがこの SPACE ART のモノ造り革命である。

　本装置を使用することによりこれらのロスを大幅に削減，開発→試作→調達といった製品開発のサイクルタイムを短期間に何回も回すことが出来，設計の完成度を飛躍的に高めることができる。材料の開発に合わせ，今後は多品種少量生産や，特注品（生産終了後の金型部品製作など）の製造などにも多用されていくものと思っている。

　しかも本装置は，専門知識を持たなくても PC やスマホのお絵かきアプリで作成した回路から，実物の電子回路基板を簡単に素早く作成出来る。また，電子回路基板製作用の各種マスクが不要ということは勿論，紙やプラスティックフィルムという平板にしか回路印刷出来ない装置では無く，どんな材料や立体物の上（例えばガラスコップやロボットアーム，ドローンの機体上に）にも精密な電子回路パターンが形成出来る。さらに，3D プリンタとしては従来の光造形機を凌駕する，射出成形レベルの高精度な造形物が高速で造形可能な 1 台 2 役の装置である。

## 2　SPACE ART の特長

　一般的な光造形方式の 3D プリンタの特長は当然持ち合わせているが，フォーカスフリー・高精度／高精細・高速造形な性能を生かし，単なる回路プリンタや 3D プリンタには無い特長を持ち合わせている。

①曲面にも簡単に（装置の上に置くだけ）電子回路パターンが形成可能。

②超精密電子回路 L/S（ライン＆スペース）＝0.1 mm/0.1 mm が形成可能。

③高さ 35 mm のエッフェル塔が 4 分で造形可能（高速造形モード：約 530 mm／時間　相当）。

④世界最薄の 2.5 $\mu$m までの積層ピッチに対応。

⑤メッキなどの表面処理をせずにそのまま表面実装が（クリーム半田による半田付け）可能。

⑥表裏のランドパターンの位置決め誤差が極小（20 $\mu$m 以下）の両面基板が形成可能。

⑦ソルダーレジスト（銀パターンは環境の影響を受けやすく，酸化やマイグレーションを起こす。可能性が大きいのでその保護用）も基板ポッティングもこの装置 1 台で形成可能。

⑧720 P の高精細 HDTV 解像度なので高価格な 3D プリンタと同等以上の形状精度に造形可能。

⑨スキャナに MEMS ミラー，光源に 405 nm 半導体レーザを採用しているので，高効率な駆動が出来，環境問題，省エネルギなどの問題にも対応しており生産性も向上可能。

⑩使い勝手が良く，場所を取らないいコンパクトな装置（回転ドアタイプなので，背面をしっかり壁に付けられる）で，家庭でも安心して使える安全設計対応（ドアが開くとレーザ電源

OFF)。

## 3　SPACE ART の構造・仕様・回路パターン形成プロセスフロー

1台2役の SPACE ART の外観（本体＋操作用 PC）を写真1に示す。

### 3.1　直描露光装置（電子回路パターン／レジストパターン形成）仕様

　電子回路パターンは，図1，写真2のように光硬化性導電ペースト（膜厚：10 $\mu$m〜15 $\mu$m）を塗布したシートをワイングラスや筐体などの曲面部や電子回路用基板（リジッド基板，フレキシブル基板など）などに貼り付け，CAD などで作成した電子回路を 405 nm 半導体レーザの光を MEMS ミラーでスキャンニングすることにより素早く簡単に形成出来る。レーザのフォーカスフリーな特性を生かし，インクジェット方式の回路プリンタでは不可能な凹球面にも回路パターンが簡単に形成出来る。図2のように絶縁シートに光硬化性導電ペーストを塗布することにより，そのまま回路基板として使用出来るタイプのシートもある。電子回路プリンタのプロセスフローを図3に示す。

　何度も述べるが，電子回路の試作品を作るという行為は極めて大変な作業だが，1個単位でつくることができれば，エレクトロニクスの製品開発のスピードは大幅に向上することになる。外

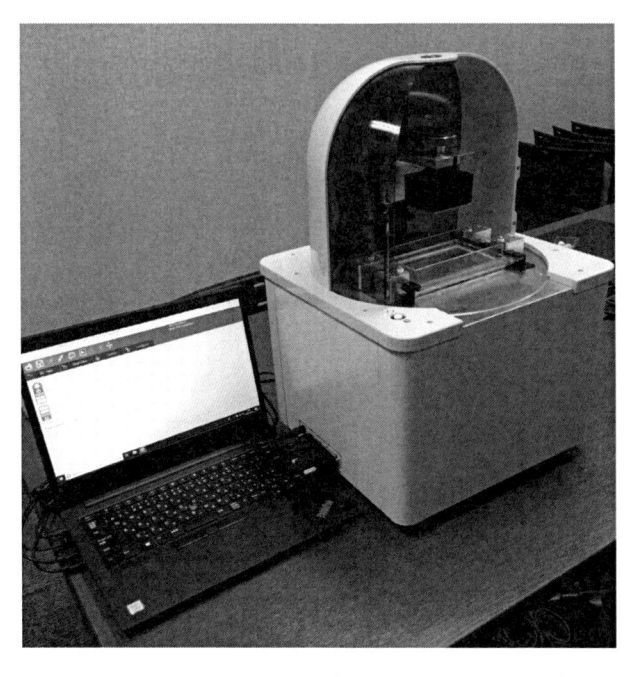

写真1　SPACE ART 外観（本体＋操作用 Note-PC）
本体サイズ：353(幅)×346(奥行)×524(高さ)mm

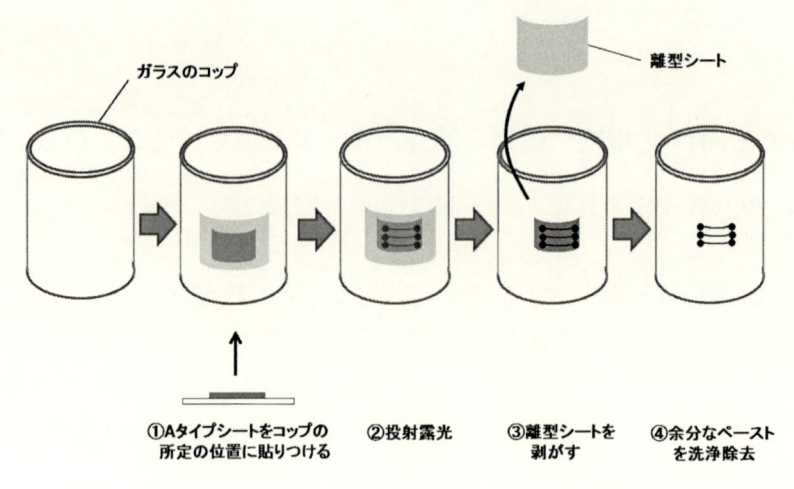

図1　Aタイプシートの電子回路パターンの形成法

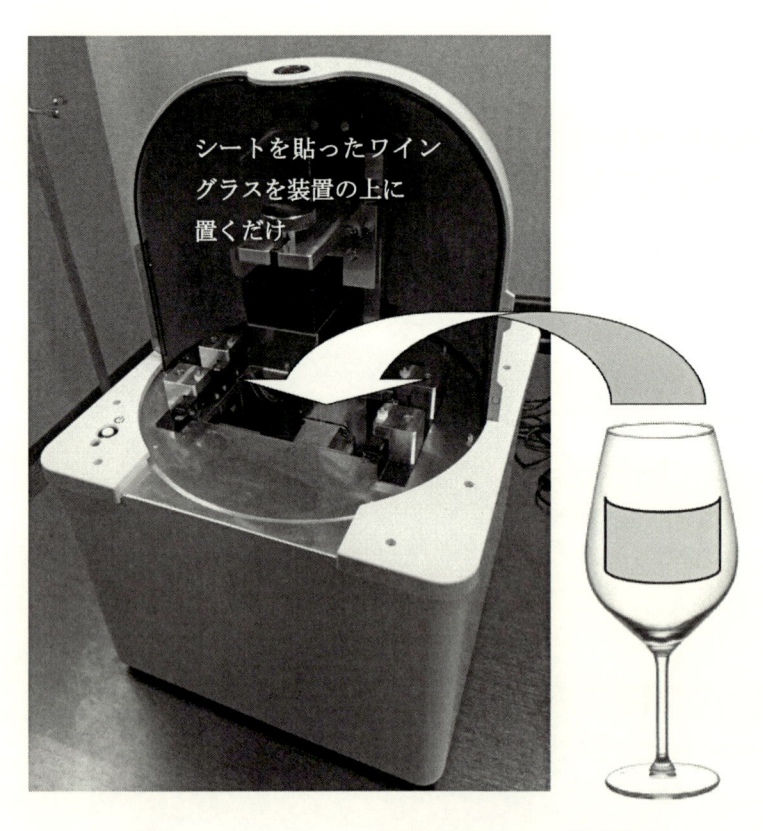

写真2　Aタイプシートの実際の回路パターン形成例

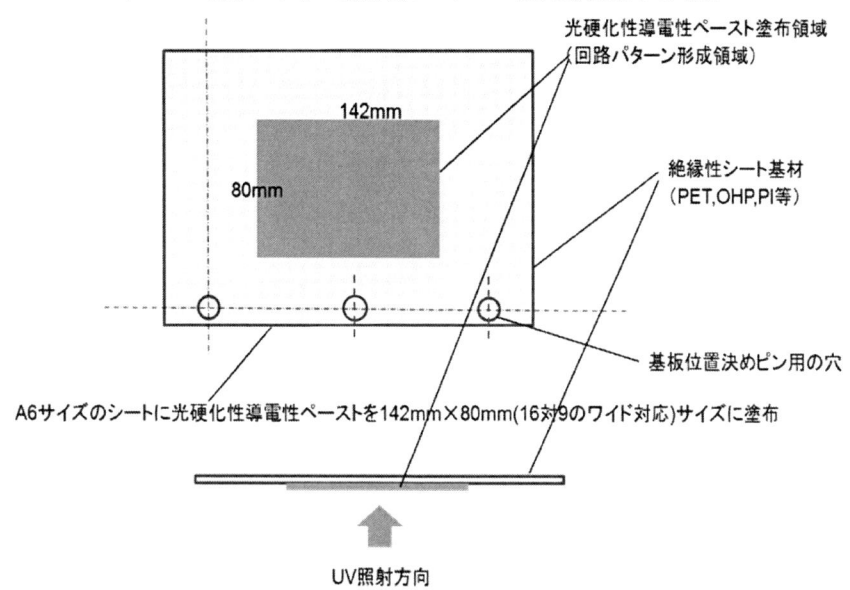

図2　Bタイプシート（絶縁シートタイプ）の詳細

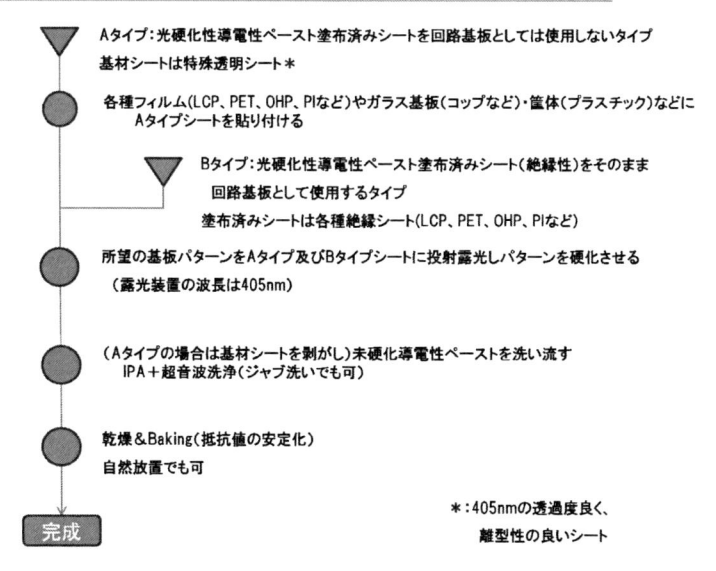

図3　電子回路パターン形成のプロセスフロー

## 表1　各種回路プリンタとの比較
（SPACE ART 以外すべて導電性インク＝膜厚薄い）

| No. | 会社名 | 装置名 | 導電材料形態 | 実装 | 条件，その他 |
|---|---|---|---|---|---|
| 1 | BotFactory | Squink | 導電性インク：インクジェット方式 | 半田ペーストと導電性接着剤を敷設 | ・平板のみ<br>・2層までの多層化<br>・柔軟なボード<br>・部品は自動配置 |
| 2 | Nano Dimension | ドラゴンフライ 2020 | 導電性銀ナノインク（AgCiteTM：高導電性） | 半田付け難（後処理必要） | ・多層プリント板<br>・メインタンクのクリーニング（大きい／複雑／高価） |
| 3 | ハーバード大学チーム | Voxe18 | 導電性インク：FDM 方式（押出しノズル2本） | 半田付け難（後処理必要） | ・簡易的なプロトタイプの製造のみ<br>・3D 造形も可能 |
| 4 | Optomec | Aerosol Jet | 導電性インク | 半導体，抵抗などもプリント可能 | ・曲面上にもプリント可能<br>・プリント板も作成可能<br>・5軸3Dプリンタ（大きい／複雑／高価） |
| 5 | ウォータールー大学の卒業生チーム | Voltera V-One | 導電性銀ナノインク | 半田ペースト（ディスペンサ） | ・平板のみ<br>・2層化可能<br>・半田ペースト用ディスペンサ必要<br>・ジェームスダイソンアワード受賞 |
| 6 | エレファンテック | | 導電性銀ナノインク | 半田付け難（無電解メッキなど後処理必要）200℃以下の低温リフローのみ可能 | ・平板のみ<br>・材料はPETのみ |
| 7 | 山形大学 | | 導電性インク：インクジェット方式 | 半田付け可能（母材との密着力小） | ・曲面上にもプリント可能<br>・多関節ロボット必要／3軸の駆動機構必要（大きい／複雑／高価） |
| 8 | カンタツ | SPACE ART | 導電性銀ペースト（膜厚：10μm〜15μm） | クリーム半田塗布でリフロー半田付可能 | ・曲面上にもパターン形成可能<br>・どんな材料でもパターン形成可能<br>・両面，精密回路ほか特長沢山（本文参照）<br>・3D 造形も可能 |

試作を最小限に抑えられ，電子回路基板開発の期間やコストが大幅に削減可能になる。それこそ 3D プリンタの革命と同じレベルのインパクトがあるだろう。それが冒頭で述べたこの SPACE ART のモノ造り革命である。

　従来より各種の回路プリンタが提案されてきたが，SPACE ART との違いを表1に示す。決定的な違いは，簡単な操作で曲面にも回路パターンが形成出来たり，パターン膜厚が10μm〜15μm あるのでそのままクリーム半田でリフロー半田が可能なことにある。

## 3.2 光造形装置（3Dプリンタ）仕様

　3Dプリンタとして使用する駆動部の構成と名称を写真3に示す。VATにレジン（光硬化型樹脂：405 nm波長で硬化する樹脂）を入れ，プラットフォームを積層ピッチに合わせて引き上げる（吊り上げ方式）ことにより造形物を作成する。3Dプリンタは古くから使われていたが，

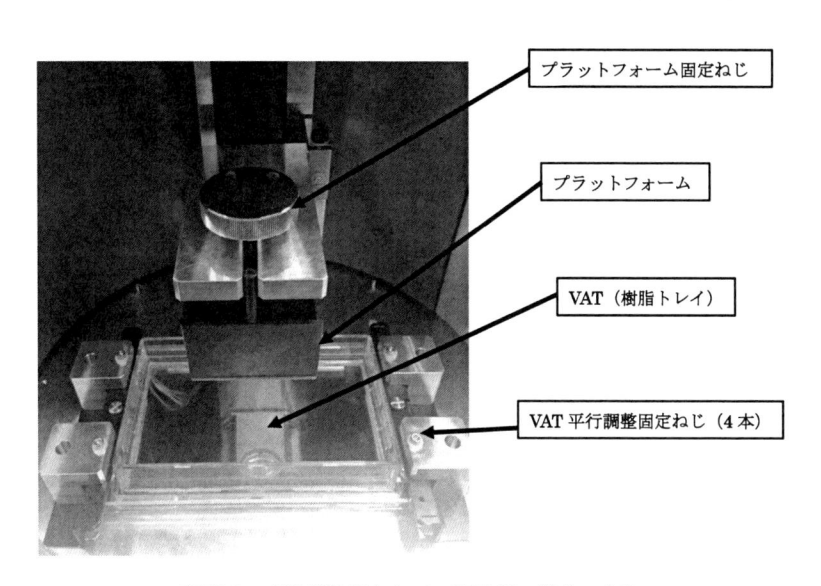

写真3　光造形装置としての駆動部の構成・名称

表2　3Dプリンタの主な造形方式

※本技術が応用可能な方式

## 積層造形法

| | | | 概要 | 特徴 | 主な機種 |
|---|---|---|---|---|---|
| 光造形法 | | SLA (Stereo lithography) | 紫外線硬化樹脂に紫外線Laserを当てて硬化 最も古い代表的な方式 | 造形精度が高い 設備Cost大 洗浄装置必要 | ・3D System社 SLA Series |
| | | Projector方式 （面造形） | SLA方式と概要同じ 積層面一括硬化方式 | 造形精度が高い 造形速度が速い | ・Envisiontec社 Perfactory Series ・B9Creator社 B9Creator ・Seaforce社 DWS Series 続々と新規メーカーが参入 |
| 粉末法 | | 粉末焼結式 SLS※ (Selective Laser Sintering) | 粉末材料にLaserを当てて熱で焼結焼結させる方式 | Support材不要 加工速度が速い 設備Cost大 造形精度が低い、脆い | ・3D System社 SLS Series |
| | | 粉末固着式積層法 | 一層分の粉末に接着剤(Ink)を吹き付け固める方式 | 造形速度が速い Full Color造形可能 Support材不要 造形物強度が弱い | ・3D System社 Z printer Series |
| 熱熔解積層法　FDM (Fused Deposition Modeling) | | | 熱で溶かした樹脂をNozzleから射出し造形する方式 （ABS、PLA樹脂） | 設備Cost小 造形速度が遅い 造形精度が低い | ・3D System社 Cube Series ・Stratasys社 Idea Series ・Maker Bot社 Replicator Series |
| Sheet積層法 | | | Sheet状の素材（金属、紙）をModel形状に切断して積層する方式 | 大型の物を作り易い 造形精度が低い 材料廃棄Loss大 | ・Cubic technology社 LOM機 ・Kira社 PLT機 （販売終了） |
| Ink jet法※ （マテリアル・ポリ/マルチJet方式） | | | 液状紫外線硬化樹脂を吹き付け、紫外線を当てる事で硬化させ積層する方式 | 造形速度が速い 造形精度が高い | ・Stratasyas社 Object Series ・Keyence社 AGLISTA-3100 |

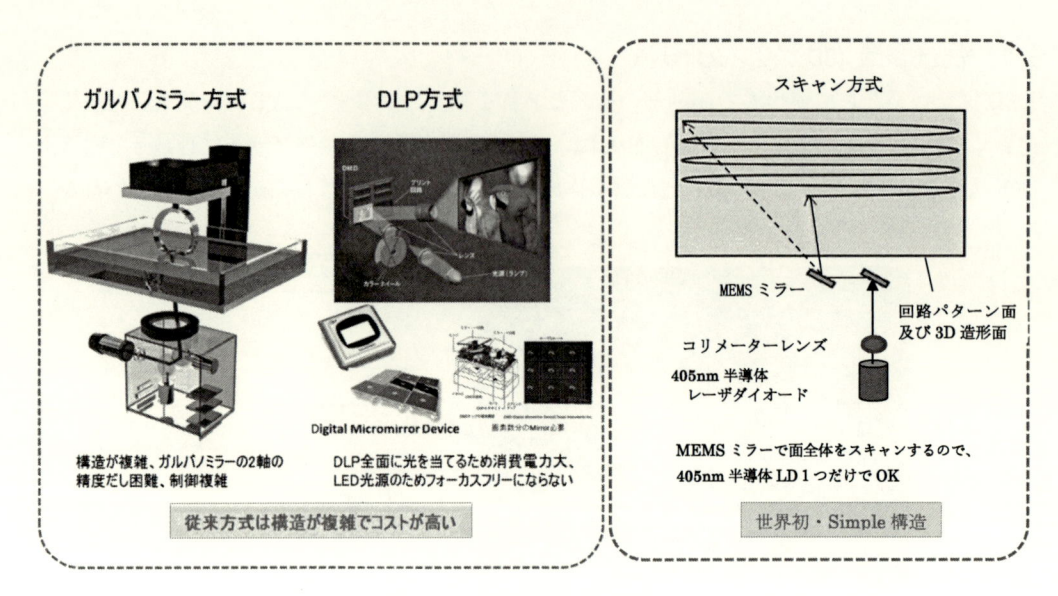

図4　他の光造形方式との違い

最近では造形方法の多様化・マテリアルの多様化により，用途に広がりを見せている。表2に代表的な造形方式を示す。

　本装置の方式をスキャン方式と呼んでいるが，世界初のため表2の区分の中にはないが，プロジェクタ方式の一つである。他の光造形方式との違いを図4に従って述べる。スキャン方式は他の方式と比べると圧倒的に構造が簡単で，部品点数が少ない＝信頼性が高い＝メンテナンス費用がかからない。SLA 方式のガルバノミラー方式は，2個のミラーの位置／角度精度を合わせることが非常に難しく，環境変化によるこれらの精度維持も難しい。一番の欠点は，ミラーの質量により走査速度を速く出来ない（高速化が難しい）ので，720 Pといった高解像度化が出来ないことにある。DLP 方式は，DLP 全面に光を当てるため，消費電力が大きい。DLP 方式とスキャン方式の根本的な違いは光源の差で，DLP 方式は LED を使用しているためフォーカスフリーの走査が出来ず，3次元曲面などへの回路パターン形成や表面加飾が出来ないことにある。

## 4　光学エンジンの構成

　世界初の色々な機能・性能をもたらしている SPACE ART の心臓部である光学エンジンについて説明する。

① 720 P の高精細 HDTV 解像度（92万画素相当）で造形物が作成可能な MEMS（Micro Electro Mechanical Systems：微小電機機械システム）ミラーを採用している。

②光学エンジンは，図4に示したように MEMS ミラー／フォールドミラー／コリメータレンズ／405 nm 半導体レーザという非常にシンプルな構成になっている。ただし，コリメータ

レンズと 405 nm 半導体レーザは 6 軸調整でサブミクロンの精度が必要となっている。当社は光学技術／自動組立技術／自動調整技術／超精密接着技術などを得意としており，この光学エンジンに搭載するコリメータレンズと 405 nm 半導体レーザは当社独自の自動調整組立機にて組立を行っている。

## 5　本装置の性能・機能

技術的には改善していかなければならないところがまだ沢山あるが，SPACE ART の 1 台 2 役の現在の性・機能を以下に示す。

### 5.1　直描露光装置（電子回路パタンやレジスト形成）の性能・機能

①精度：L/S（ライン＆スペース）が 0.1 mm/0.1 mm や精密コネクタパターンが形成可能（写真 4）。

②大きさ：約 142 mm×80 mm まで可能（写真 5 のパターンは 92 mm×60 mm：シートは 182 mm×120 mm）。

③各種曲面（円筒面，円錐面，ワイングラス，凹面，凹球面および凸レンズなど）や各種材料

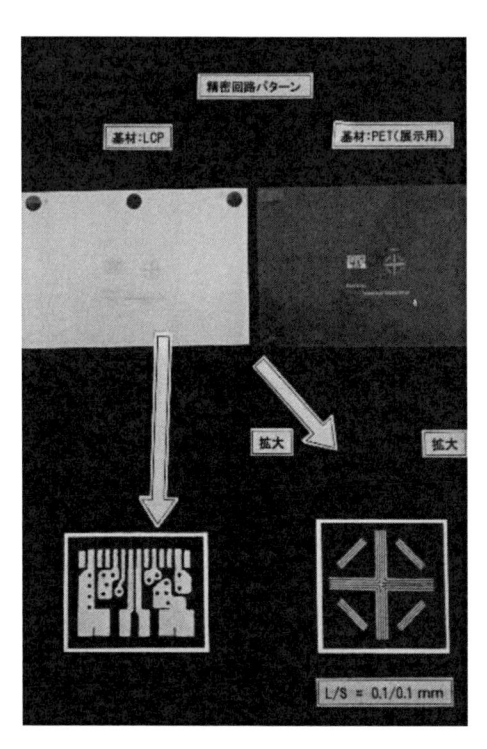

写真 4　精密コネクタパターンと L/S（ライン＆スペース）
＝0.1 mm/0.1 mm

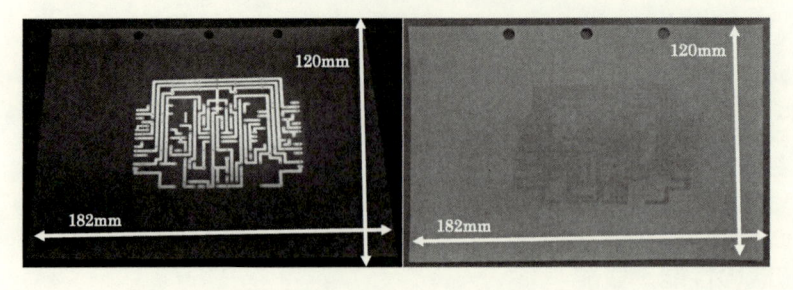

写真 5　大判タイプ電子回路（機材は左 PET と右 LCP）

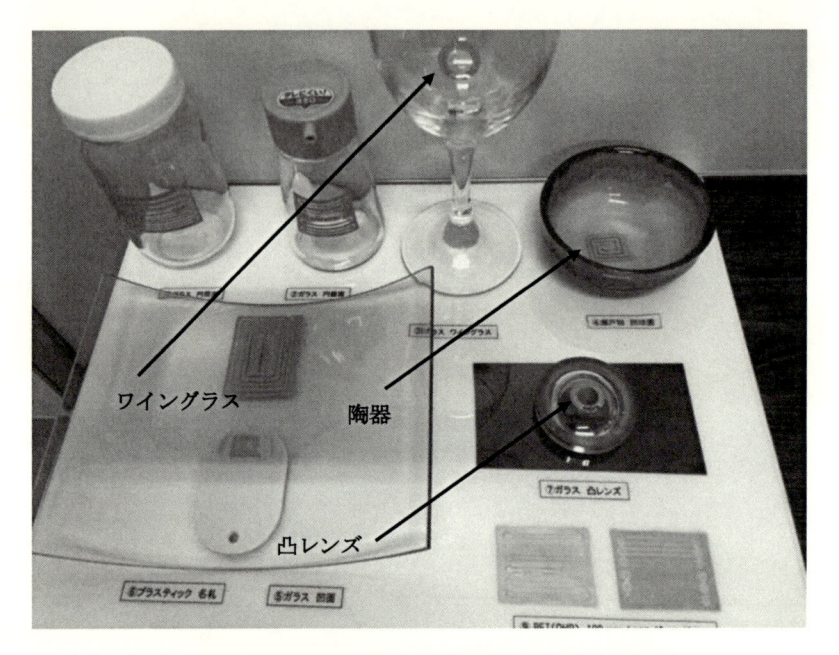

写真 6　各種 3 次元曲面や各種材料にパターン形成

（PET，PI，LCP シート，ガラス，セラミックス，陶器やプラスティックなど）上への精密電子回路パターンの形成も可能となっている。特に，インクジェット方式では形成が不可能な陶器の底の凹球面にも精密回路パターンの形成が可能となっている（写真 6）。

④導電性銀ペーストの膜厚が $10\,\mu m$〜$15\,\mu m$ あるので，そのままクリーム半田を塗布し表面実装部品を半田付け可能。3D プリンタ機能で造形した精密レンズアレイを載せれば，この装置 1 台で LED 照明が製作可能になる（写真 7，写真 8）。

⑤ソルダーレジストも同一装置（当然マスクレスで）で形成可能（写真 7）。

⑥両面基板もビジョン装置などを使わずに簡単に表裏のランドパターンの位置合わせが可能（写真 9）。

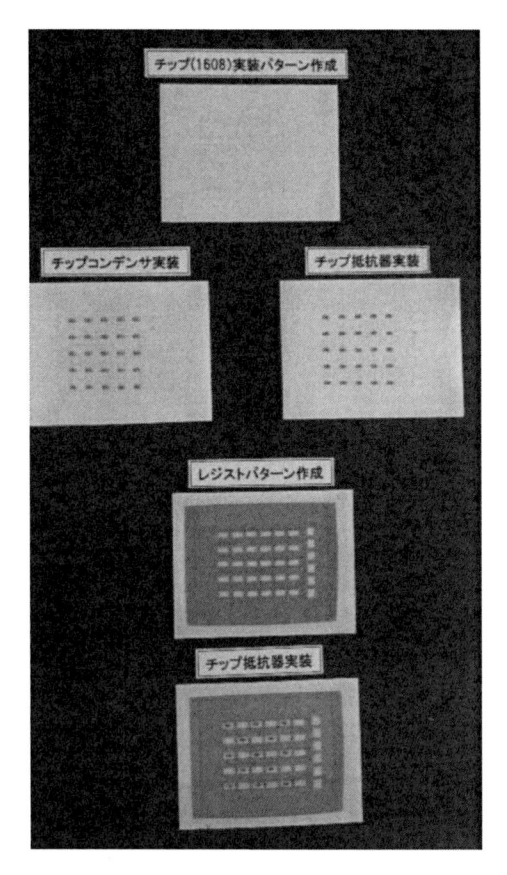

写真7　表面実装部品のマウント例とソルダーレジスト形成例

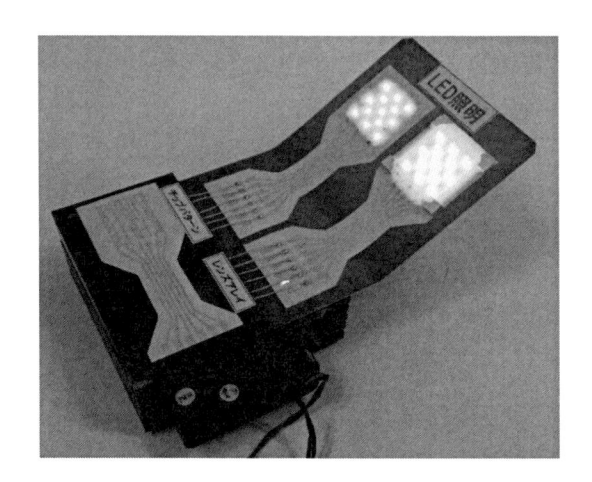

写真8　LED照明（精密レンズアレイ：奥無／手前有）

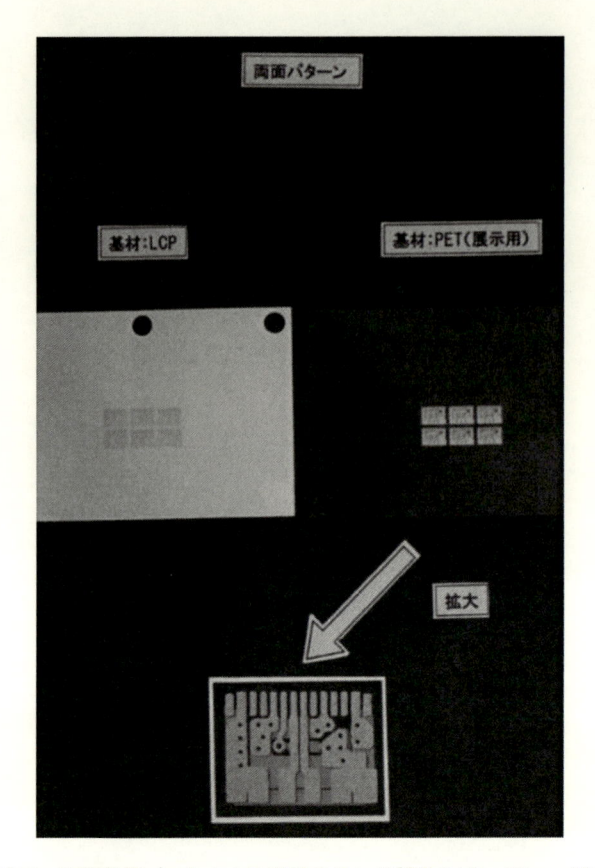

写真 9　両面基板（コネクタの表裏のランド部分のズレ 20 μm 以下）

### 5. 2　光造形装置（3D プリンタ）の性能・機能

①高速造形モード：高速造形仕様では高さ 35 mm のエッフェル塔が 4 分で造形可能となっている。先端のアンテナ部分の径は Φ0.18 mm×4 mm の極小径になっている（写真 10）。

②精密造形モード：精密造形仕様でも，写真 11 のように 120 mm の自由の女神やエッフェル塔が約 3 時間，高さ 40 mm のルークも 47 分で造形可能となっている（写真 12）。上述したが，光学用樹脂（屈折率 1.53）を使用した 13 連の精密レンズアレイも 7 分で造形出来る。

③バイオ用／医療用：すでに SPACE ART をお使い頂いている東京大学の池内真志博士からは，この SPACE ART は光造形装置や電子回路プリンタのほかに，直描露光装置として厚膜レジストを露光するするのにも使用できるので 1 台 3 役とのお褒めの言葉も頂き，また，産業技術総合研究所の茂木克雄博士からは創薬用のマイクロ流体デバイスの作成において，電極を組み込むなどプラスの組み合わせが色々と出来，自由度が高いというお褒めの言葉を頂いている（写真 15）。

歯科医療用の歯科技工物（義歯床，歯牙模型，サージカルガイド，歯冠や支台歯など）の開発も既に進めているが，現存する他社製歯科用 3D プリンタより精度・強度・造形速度など

（コストも）圧倒的に優れているとの評価を得ている（写真13, 14）。特にキャスタブルレジンを使用する造形は鋳造することでチタンやコバルトクロムといった生体適合性のある金属の特性を落とすことなく精度良い（寸法変化率および表面粗さ）造形物が造形可能になっており，金属3Dプリンタとは異なる金属造形の今後の展開が期待される。また，将来的にはプリンテッドエレクトロニクスと結びつき，写真16に示すようなマウスガードやコンタクトレンズに電子回路／各種センサを搭載し，人間の体調をモニタリング出来るような各種バイオセンサなどのメディカル用機器に応用展開され，それらが簡単に素早く形成出来るような1台3役の3Dプリンタが今後沢山出てくるものを期待しているし，コンタクトレンズメーカーとそれらの開発にも着手した。

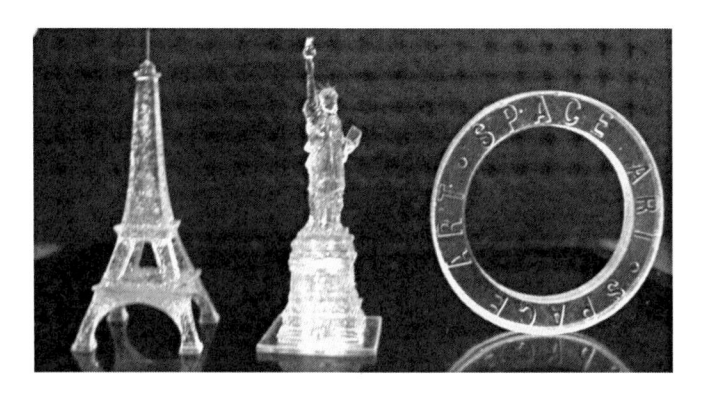

写真10　高速造形モード：エッフェル塔（高さ35 mm），自由の女神，リングが4分

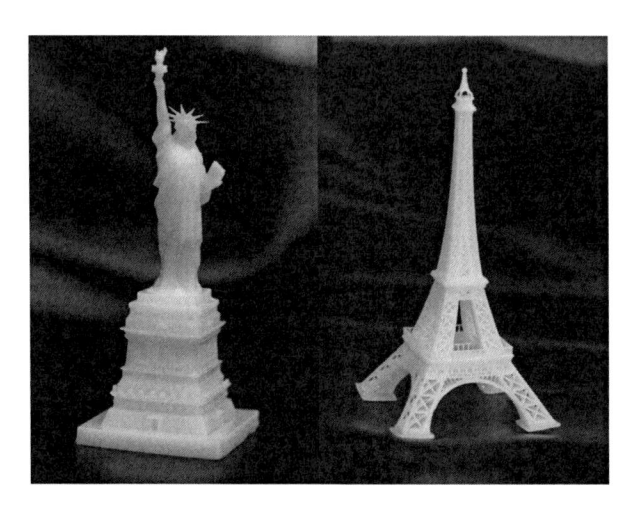

写真11　精密造形モード：自由の女神とエッフェル塔（高さ120 mm）が3時間5分

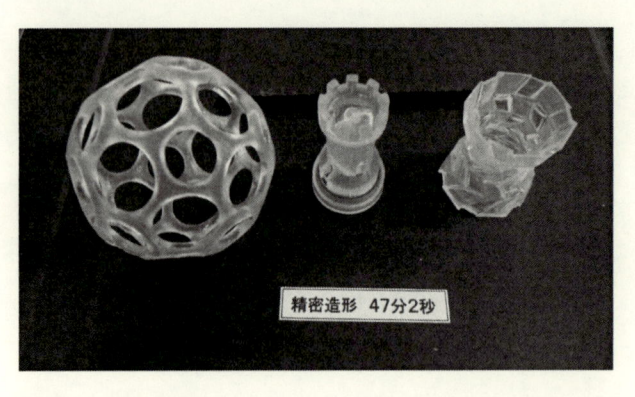

精密造形　47分2秒

写真 12　精密造形モード：ルーク（高さ 40 mm）が 47 分 2 秒

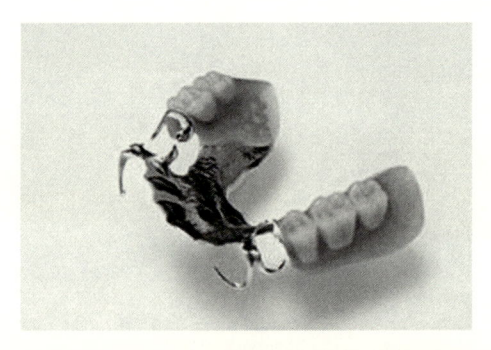

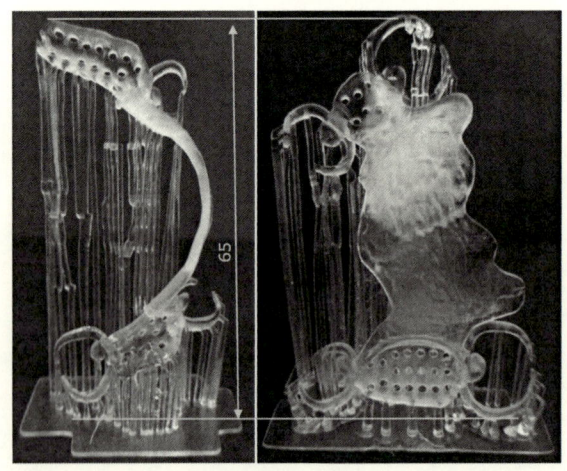

写真 13　キャスタブルレジンによる義歯造形
左：下顎用，右：上顎用
上：チタンやコバルトクロム（バイタリウム）などによる鋳造
→チタン床義歯／コバルトクロム床義歯

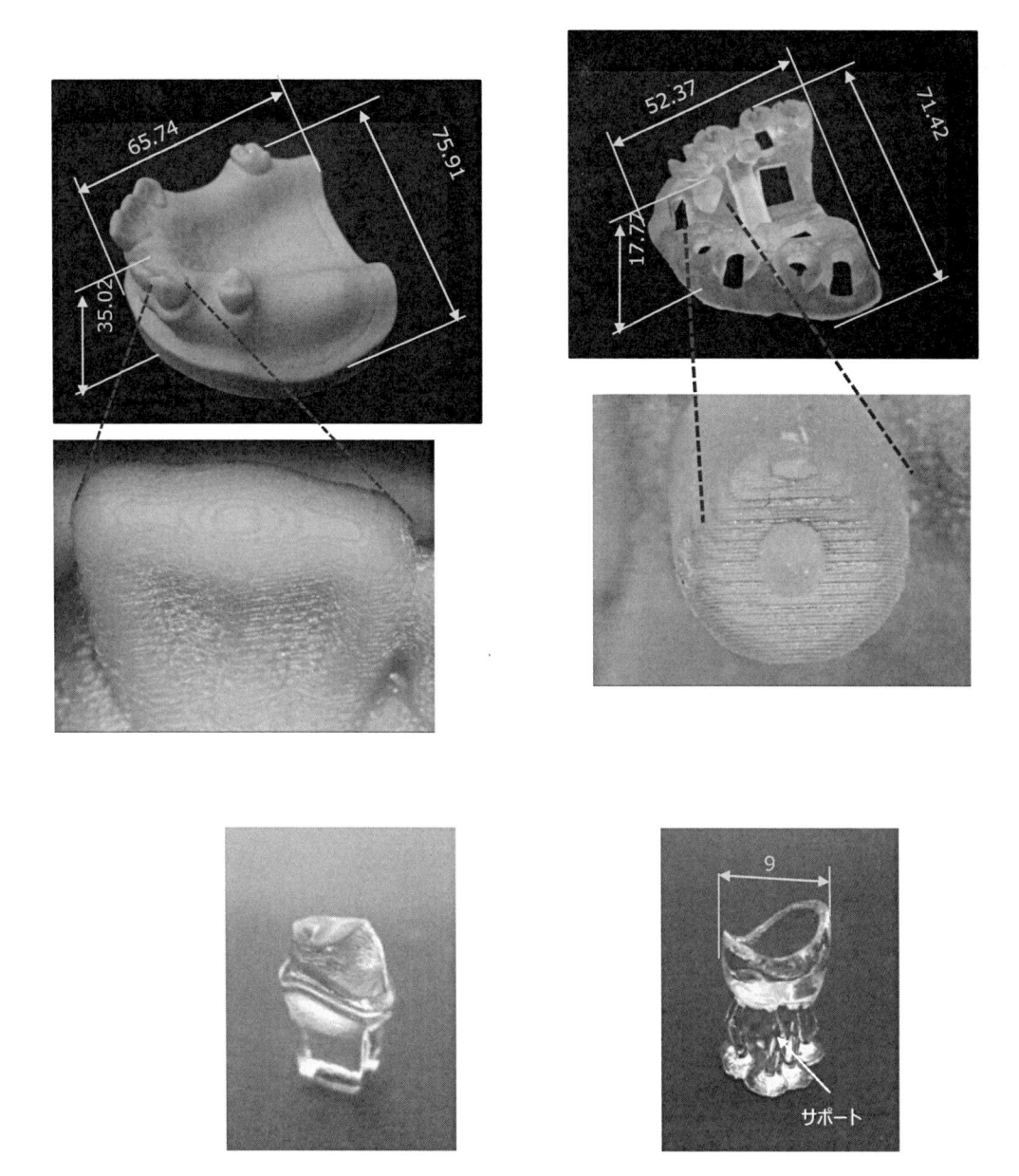

写真 14　歯牙模型（左上），サージカルガイド（右上），支台歯（左下），および歯冠（右下）

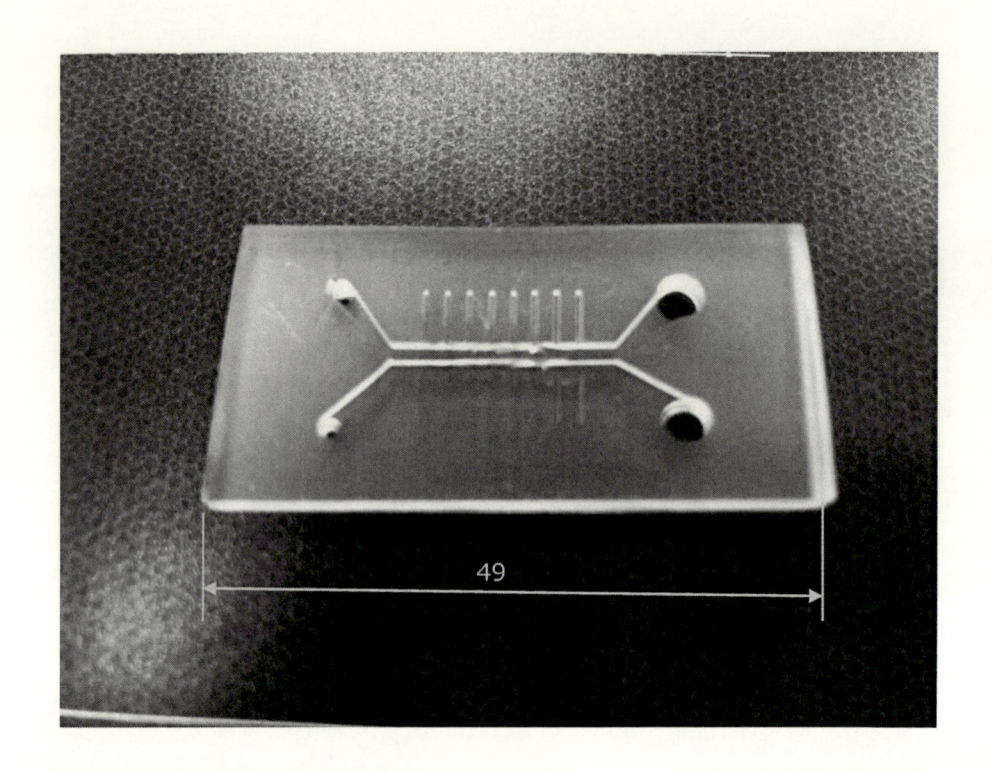

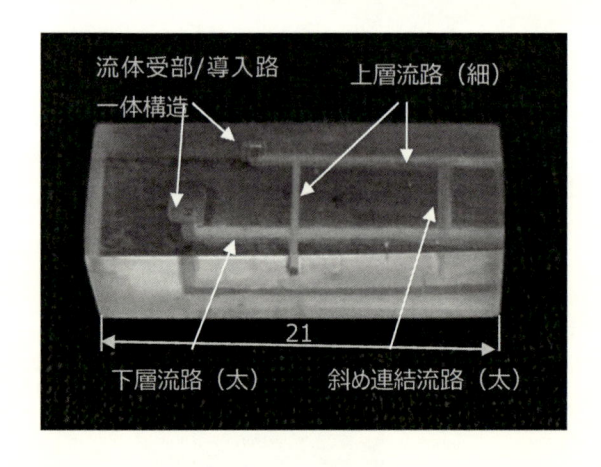

流体受部/導入路　　　　上層流路（細）
一体構造

下層流路（太）　　　　斜め連結流路（太）

21

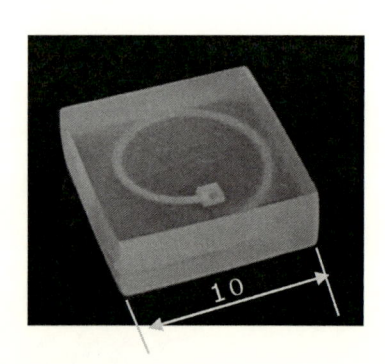

10

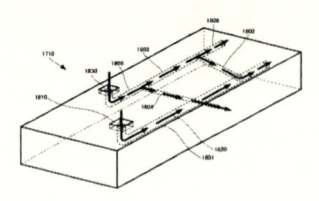

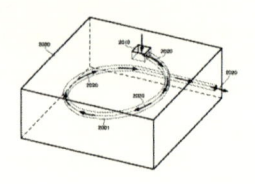

写真 15　上：マイクロ流路，
下左：3D（立体／多層）マイクロ流路，下右：螺旋マイクロ流路

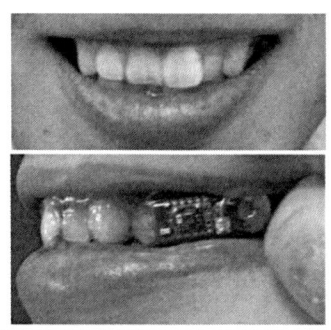

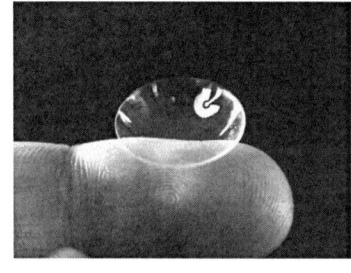 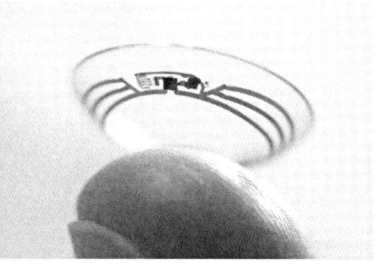

**写真16　マウスガードやコンタクトレンズに電子回路パターンや**
**各種センサーを搭載**
（上／左：唾液／涙液糖モニタリング用，東京医科歯科大学三林研究室
　　　　発表資料より）
（右：血糖値モニタリング用，Google社発表資料より）

## 6　おわりに（今後の展開）

　SPACE ART もまだ開発の緒に就いたばかりで実用に向けては課題も多いが，上述したように回路プリンタとしてはL/S（ライン＆スペース）が 0.1 mm/0.1 mm の精度まで形成出来るようになっており，3Dプリンタとしても従来の光造形機よりも高速・高精度な造形物が製造出来るようになっている。ただ，こういった技術も日進月歩の進化をしており，それらの技術の後塵を拝さないためには，この装置の筋の良さを更に発揮出来るような開発アイテムや技術要素を数多く排出することだと思っている。また，実用化に向けこの装置に適した低抵抗率で実装対応も可能な電子回路プリンタ用の光硬化性導電性ペースト・インクや高速・高精度で機械特性・光学特性の良い光造形用レジンやキャスタブルレジンなどの開発も非常に重要であり，材料メーカとのアライアンスもさらに進めている。

　また前述したが，この装置の使用法の開拓も今後非常に重要である。特に，1台2役の特性を生かした多品種少量生産や特注品の製造などを含め，従来のモノ造りやプロセスを根本的に変え，環境の変化にも即対応出来，圧倒的な生産性や高付加価値製品の生産を実現できるようなビジネスモデルの構築も必要である。そのため，カンタツの東京事業所には「街ファブ（街中ファブリケーション）」と称し，stlファイルを持ってくれば，その場ですぐモノ造りを体験できる

ショールームも開設したので，この装置の更なる進化に向け積極的に活用して頂きたいと思っている。

　今回当社で開発した SPACE ART がそうした研究開発やビジネスモデルの構築の参考になれば幸いである。さらに読者の研究開発やビジネスモデルの構築に本装置を使用して頂ければ，これに勝る物は無いと思っている。

# 第7章　光重合による3Dゲルプリンター

齊藤　梓[*1]，川上　勝[*2]，古川英光[*3]

## 1　はじめに—3Dプリンターについて—

3Dプリンターとは，三次元形状データの通りに材料を積み重ねて造形する装置である。使用する材料の種類，積層方法によって，様々な造形方法に分類される。光硬化樹脂に光を照射することで立体造形を行う方法は，光造形（Stereolithography，SLA）法と言われている。光造形法は，3Dプリンターの中で最初に発明された造形方法で，日本人の小玉秀男によって発明された[1]。小玉は，新聞の版下を作成する技術を使い，光硬化性樹脂にマスクを変えながら紫外線を露光する過程を繰り返すことで，3D-CADで設計したデータを基にして光造形立体模型を作ることを思いつき，1980年に特許出願したが，事業化には至らなかった。同時期に特許出願したCharles W. Hull[2]は，1986年に最初の3Dプリンター企業である3D Systems社を設立し，3Dプリンター事業を立ち上げた。その後，主要な特許の期限が切れ3Dプリンターの低価格化が進み，Chris Andersonの"MAKERS"[3]という著書がベストセラーとなり，3Dプリンターがブームとなった。光造形3Dプリンターについては，2011年にMITの学生らが立ち上げたベンチャー企業Formlabs社が，低価格で使いやすいデスクトップ型の光造形3Dプリンターを開発し，代表的なメーカーになっている。

3Dプリンターは，主に製造業において試作に用いられることが多い。近年では医療，先端研究など数多くの分野で活用されている。技術に関する主要特許の期限が続々と切れてきたことで，装置は安価になり，高品質な材料が安価で入手可能になったため，教育現場や家庭への普及が進んでいる。工学系の大学の研究室においても，実験装置に用いる「テストパーツ」や「治具」の作製に3Dプリンターは頻繁に活用されている。光造形の3Dプリンターは，精密な造形が可能なため，一般にはホビーやジュエリーの用途でも活用されている。歯科医療分野では，患者一人一人の歯の形状に合わせたサージカルガイドやワックスパターンの作製に使われている。

本稿では，ゲルという溶媒を多く含んだ柔軟なものを材料とする3Dプリンターについて開発の現状を述べる。

＊1　Azusa Saito　山形大学大学院　理工学研究科　博士研究員
＊2　Masaru Kawakami　山形大学大学院　有機材料システム研究推進本部　准教授
＊3　Hidemitsu Furukawa　山形大学大学院　理工学研究科　教授

## 2　3D ゲルプリンター

ゲルとは，液体を含む柔軟で大変形可能な網目構造である。多量の溶媒を吸収した膨潤ゲルは固体と液体の中間の物質形態であり，その化学組成や種々の要因によって，液体に近い状態から固体に近い状態までを示す。また，網目分子と溶媒の種類により，環境応答性，生体適合性，物質透過性など様々な機能を付加することができる材料である。典型的な合成ゲルは低強度であるため，産業への応用が限られていたが，2000 年以降，多くの高強度ゲルが開発されている。例えば，龔剣萍（Gong, J. P.）らは，一度重合されたゲルに別の種類のモノマーを染み込ませもう一度重合させることで，2 種類の網目構造を持つゲル（ダブルネットワークゲル：DN ゲル）を提案した。DN ゲルは，生体軟骨を凌ぐ数十 MPa の圧縮破断強度を示す[4]。このような高強度ゲルが開発されたことで，ゲル材料として期待が高まった。生体親和性が高いことを活かして，人工血管や人工軟骨などの生体代替物としての応用が期待される。これを実現させるためには，人それぞれの体に合わせてゲルを成形する必要がある。

高強度ゲルが開発されてから 10 年以上経つが，まだゲル製品があまり見られないのは，ゲルの精密加工が確立していないことに一因があると考えられる。ゲルは，高含水率，高柔軟性という従来の材料とはかけ離れた物性を持つため，従来の切削加工，注型加工を適用することは難しい。この問題を解決するために，筆者らは 3D ゲルプリンター（Soft and Wet Industrial Materials-Easy Realizer, SWIM-ER）を開発した[5]。図 1 に SWIM-ER の外観を，図 2 に造形プロセスを示す。SWIM-ER はバスタブ方式の光造形法でゲルの三次元造形を可能にした。プレゲル溶液を

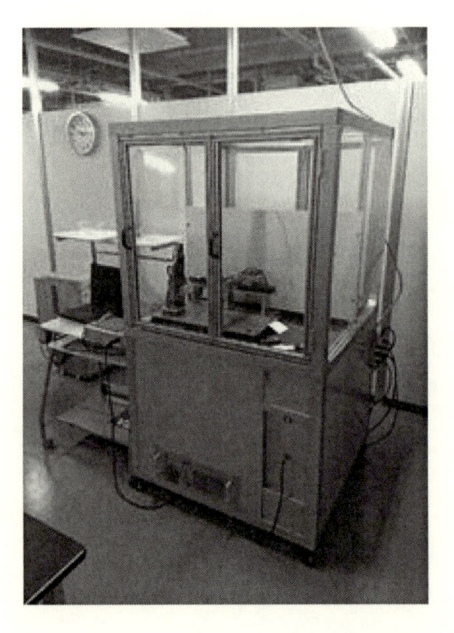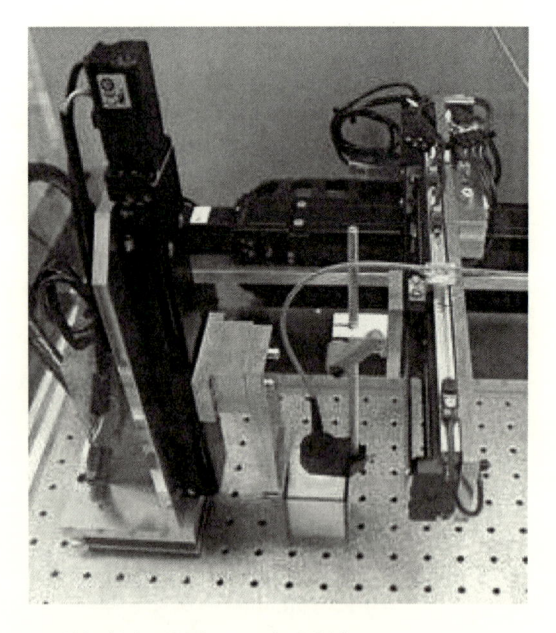

図 1　3D ゲルプリンターSWIM-ER の外観（左），造形エリア部分（右）

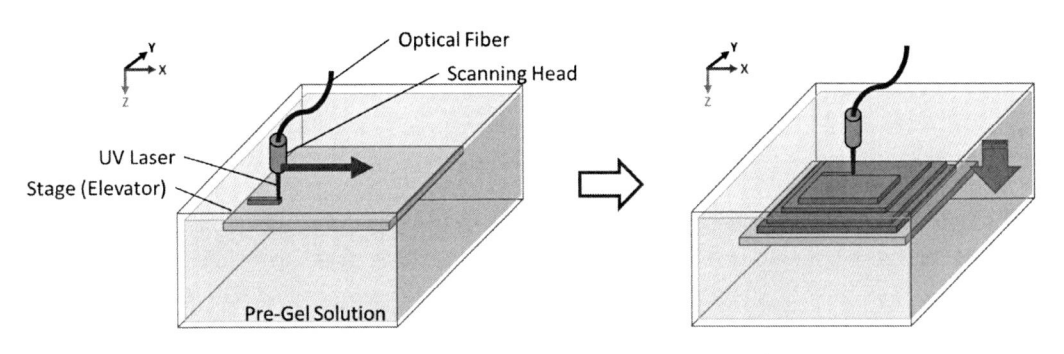

図 2　3D ゲルプリンター SWIM-ER によるゲルの造形プロセス

入れた容器（バスタブ）内に造形ステージを浸し，造形ステージ上のプレゲル溶液に光ファイバを用いて UV 光を局所的に照射することで，UV 光照射部分のみをゲル化させる。光ファイバを XY 方向に走査させてステージ上にモデルの最下層をゲル化させる。その後，ステージを Z 方向に沈めると，周辺のプレゲル溶液がゲル化した部分の上に流れ込む。再度，光ファイバを XY 方向に走査させ第二層をゲル化させる。このプロセスを繰り返すことで三次元造形を行う。バスタブ方式の利点は，プレゲル溶液の浮力で造形されたゲルを支えることができるという点で，柔軟なゲル材料を造形しても自重で崩れてしまうことを防ぐことができる。

　SWIM-ER での造形に適した高強度ゲル材料として，DN ゲルの合成の利便性を向上させた微粒子調整ダブルネットワークゲル（Particle double network gel，P-DN ゲル）が開発された[6]。P-DN ゲルは，1st ゲルを合成後，乾燥させ，すりつぶし粒子状にしたものを 2nd ゲルのプレゲル溶液に混ぜ合わせたものである。プレゲル溶液に一度の UV 照射でゲル化させることができるため，SWIM-ER による造形が可能である。

　3D ゲルプリンターは，特に医療分野での活躍が期待される。現在，医師は患者の臓器を CT や MRI で得られた 2 次元画像やそれらから作られた 3DCG を頼りに手術の計画を立てている。しかし，患者の臓器の形，血管の走行，腫瘍の位置や大きさが再現された臓器の模型（臓器モデル）があると，医師は模型を使って事前に手術の予行練習をすることができ，手術の成功率向上が期待される。臓器モデルの材料にゲルを用いることで，人体に近い柔らかさを持つ，高透明で内部を見ることができる，主成分が水であるため材料コストが低いという利点が考えられる。また，詳細は後述するが，材料に照射される光量を調整することで，ゲルの硬さを調整して造形することができる。これを応用すると部分的に硬さの異なるゲルを造形することができ，実際の触感に近いしこりや瘤を含む臓器モデルが可能になるかもしれない。リアルな触感を持つ様々な症状のモデルをより低コストで作製できるようになれば，医学生や看護学生の触診トレーニングに使用されることが予想される。ものに触ることは，見聞きすることとは違った経験を得ることができ，乳がんやリウマチなどの硬さは，進行度によっても異なり，実際に触れる経験がないと知識と結びつけることが難しいので，その硬さを再現するモデルは必要とされている。

## 3 3D ゲルプリンターでの造形に適したゲル材料

　3D プリンターの開発において，中空構造の造形は一つの大きな課題である。バスタブ方式の光造形法の場合，UV 光が造形したい部分を突き抜けて中空構造を塗りつぶしてしまうという問題がある。この問題について，装置側の対策として，UV 光を焦点がプレゲル溶液の液面付近になるようにレンズで集光している。材料側の対策としては，プレゲル溶液に日本化薬㈱製 Kayaphor AS150 やケミプロ化成㈱製 KEMISORB11S などの UV 吸収剤を添加し，光がプレゲル溶液の深部まで届かないようにしている。重合開始剤として $\alpha$-ketoglutaric acid（$\alpha$-keto）を使用する場合は，$\alpha$-keto と Kayaphor AS150 は反応して黄変化してしまうが，KEMISORB11S を添加すると図3に示すような透明度の高いゲルの中空構造を含んだ造形ができることが分かっている[7]。

　バスタブ方式の光造形において，材料（プレゲル溶液）の粘度が造形精度に影響する[8]。図2にゲルの造形プロセスを示した通り，この造形方法では XY 平面に1層造形する毎にステージをZ 方向に下げてプレゲル溶液が造形物の上に流れ込んだ後に次の層を造形するため，プレゲル溶液の粘度が高すぎると液面が平らになるまで時間がかかるという問題が生じる。P-DN ゲルの2nd ゲルに対する 1st ゲルの割合を増やすほどゲルの引張強度は上昇するが，同時にプレゲル溶液の粘度も上昇してしまう。3D 造形可能なゲル材料の開発には，溶液粘度を考慮することが重要である。具体的には，一辺が 20 mm の立方体を造形するときにプレゲル溶液の粘度は約280 mPa・s 以下だと造形しやすい。ゲル材料の研究としてこれまでは重合後のゲルの強度や機能性について様々な検討がなされてきたが，ゲルを成形加工することを考慮した材料開発においては，プレゲル溶液の物性も重要になることが予想される。

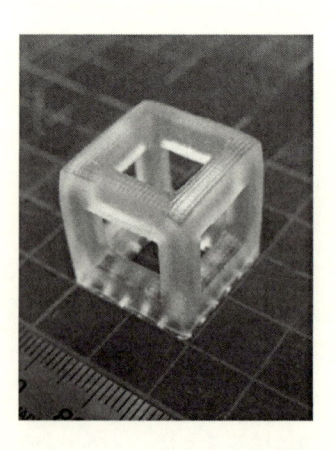

図3　3D ゲルプリンターで造形した中空構造を含むゲル

## 4　3D ゲルプリンターで作ったゲルの物性

　3D プリンターで作ったものを使用する際に，その強度特性を理解しておきたい。一般に 3D プリンターで作ったものは，積み重ねる方向（積層方向）の引張強度が弱いことが指摘されている。ここでは，最も安価で造形が容易な方式である熱溶解積層法（FDM 法：Fused Deposition Modeling）で造形した ABS と光造形法で造形したゲルの積層方向と強度の関係について述べる[9]。FDM 法とは，フィラメントと呼ばれる細長い線状に加工された熱可塑性樹脂を材料として使用し，これを加熱，溶融した樹脂を直径サブミリメートルのノズル先から吐出しながら積層する方式である。図 4 に示すように，造形物の積層に垂直な方向とダンベル型試験片の長手方向の角度を引張角度 0 度と定義し，引張角度が 0 度，30 度，45 度，60 度，90 度になるように造形した。FDM 法で造形された ABS について，引張試験を行った結果，引張角度が 0 度のとき積層線に沿わず破断した（図 5(a)）のに対して，30 度，45 度，60 度，90 度の場合，積層線に沿って剝離破壊が起きた（図 5(b)）。FDM 法の場合，積層間は単に一部分が融着しただけで十分に接着していないことが原因で，引張角度が大きくなると積層線に沿って破断すると考えられる。このため，FDM 法での造形では，造形物を使用するときに力がかかる部分が積層線に沿わないように，造形の向きを決めなければならない。一方，ゲルの場合は，どの引張角度で引張試験を行った場合も積層線に沿って破断していないことが分かった（図 5(c)(d)）。ゲルの 3D 造形の場合，UV 光による光重合は強固な化学結合であり，かつ隣接する層間では，UV 光の照射域が一部重なり，造形中に 2 度以上重ねて照射される部分ができることで層間の結合が強固になるため，層間剝離が生じなかったと考えられる。このため，ゲルを 3D 造形する場合，造形物の強度に関して，造形の向きを考慮する必要はあまりない。

　ゲルの 3D 造形において，造形物の強度に影響する造形パラメータは何だろうか。光造形法は，

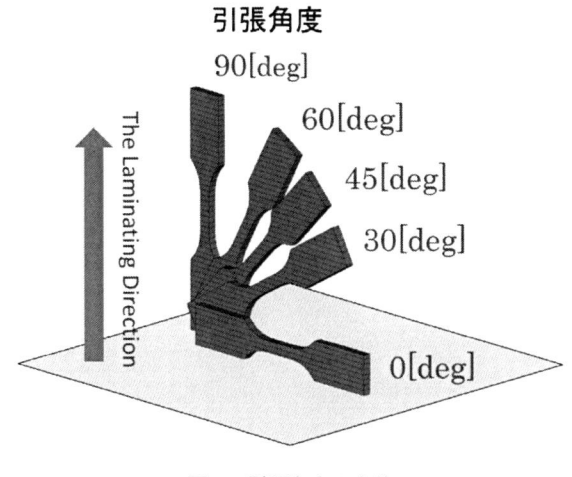

**図 4　引張角度の定義**

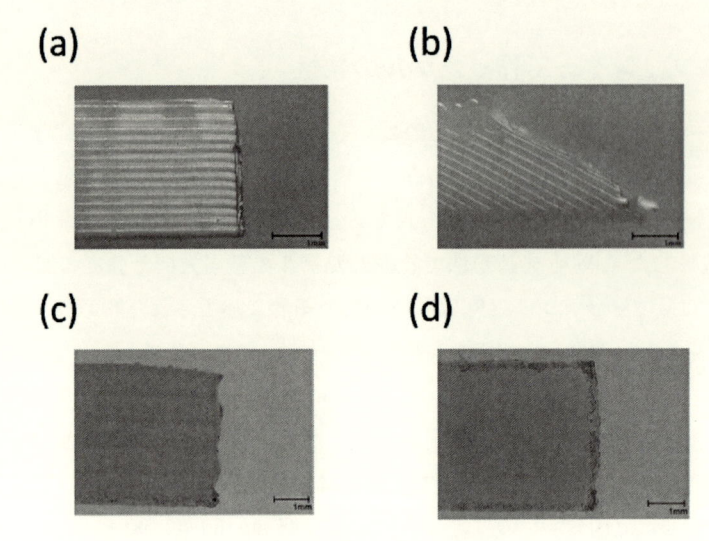

**図5　破断したサンプル**
(a) ABS 0 度 (b) ABS 30 度 (c) ゲル 0 度 (d) ゲル 30 度,
スケールバーは 1 mm（文献 9）より転載）

光重合によって材料を固めるので，材料に照射される光の総量の影響は大きい。材料に照射される積算光量 $W$ は次式のように表すことができる。

$$W = \frac{In}{vD}$$

ここで，$I$ は UV 光の強度，$D$ は UV 光のスポット径，$v$ は光源の走査速度，$n$ は 1 層における光源の走査回数である。UV 光の強度を 100 mW，スポット径を 1.0 mm，走査回数を 1 回として，走査速度を 0.50 mm sec$^{-1}$, 1.0 mm sec$^{-1}$, 2.0 mm sec$^{-1}$ とすると，積算光量はそれぞれ 200 mJ mm$^{-2}$, 100 mJ mm$^{-2}$, 50 mJ mm$^{-2}$ となる。それぞれの条件で板状のゲルを造形し，圧縮試験を行った。圧縮弾性率はそれぞれ 373 kPa, 219 kPa, 85.8 kPa となり，積算光量が小さいと造形されたゲルは柔らかくなった。これは，積算光量が小さいと光重合反応が十分に進まず，架橋密度が低い網目構造を持つ柔らかいゲルになったためと考えられる[10]。このことを利用し，硬くしたい部分の走査速度を遅く設定することで，部分的に硬さの異なるゲルを造形することが可能になる。

　積算光量が一定になるように様々な条件で造形されたサンプルは同じ硬さを示すだろうか。UV 強度 100 mW，スポット径 0.36 mm，光源の走査速度 1.0 mm sec$^{-1}$, 走査回数 1 回を基準として，走査速度と走査回数を $N$ 倍した条件で板状のゲルを造形した。$N$ は 1, 2, 4, 6, 8, 10, 14, 20, 40, 60, 80, 100 の場合で試験した。どの $N$ でも積算光量 $W$ は 278 mJ mm$^{-2}$ となる。それぞれの条件で造形したゲルの最大圧縮応力，圧縮弾性率を図 6 に示す。$N$ が大きくなるにつれて，最大圧縮応力も圧縮弾性率も上昇し，積算光量が一定であっても圧縮強度は UV 光の走査

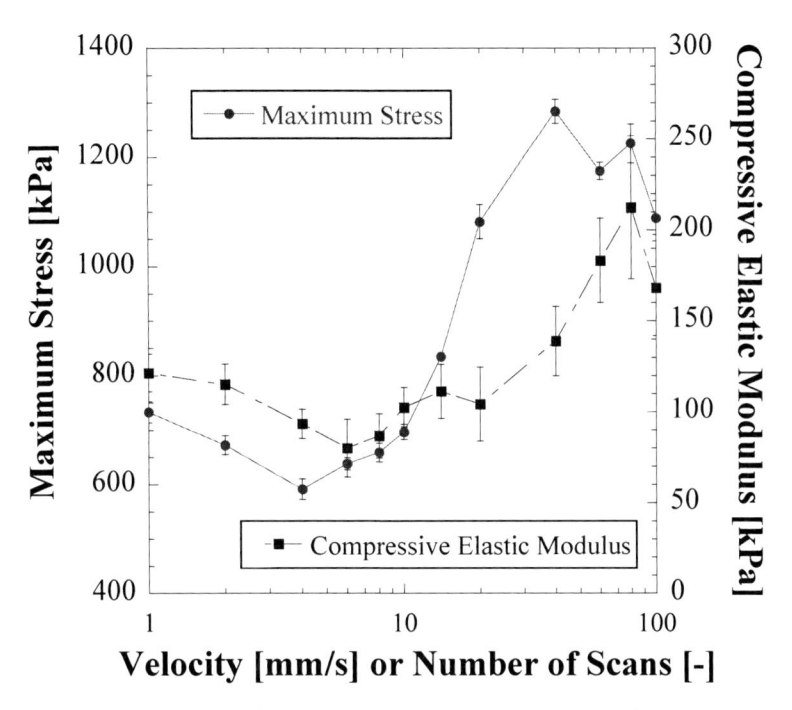

図6　光源の走査速度，スキャン回数と最大応力，ヤング率の関係
（文献10)より転載）

回数に依存した。ゲル化反応時間について考えると，3Dゲルプリンターは UV 光によるラジカル重合であり，UV 照射を止めた後も成長ラジカルが重合系中の他の化学種と反応しその活性を失う停止反応が起こるまで続く。ここで，UV 照射を止めた後から停止反応が起こるまでの時間を $t_r$ とすると，UV 光の走査回数 $n(n>1)$ 回で造形されたゲルは，走査回数1回で造形されたゲルよりも $t_r \times (n-1)$ だけゲル化反応時間が長いことが分かる。このため，走査回数が多い方が，反応が進み，高架橋密度の強いゲルが作られると考えられる。また，造形されたゲルの網目構造について考えると，1回の UV 照射で作られたゲルの網目構造は時間経過とともに形成され，連続的に成長すると考えられる（図7(a)）。一方，$n(n>1)$ 回の UV 照射で作れたゲルの場合，短時間の UV 照射を n 回繰り返されるため，1回に作られる網目構造は小さいが，複数回 UV 照射されることで既に作られている網目の中に未反応モノマーが入り込み，小さな網目構造内に繰り返し小さな網目構造が形成され，複雑に絡み合った網目構造の高強度なゲルが作られたと考えられる（図7(b)）。積算光量が一定の場合でも，走査回数，走査速度によってゲルの硬さが異なるという結果から，造形されたゲルの硬さと造形条件のパラメータの関係が単純ではないことが分かる。自由に硬さのデザインができるようにするためには，材料，造形プロセスについて調査し，造形物の硬さと材料組成や造形パラメータの関係を明らかにする必要がある。

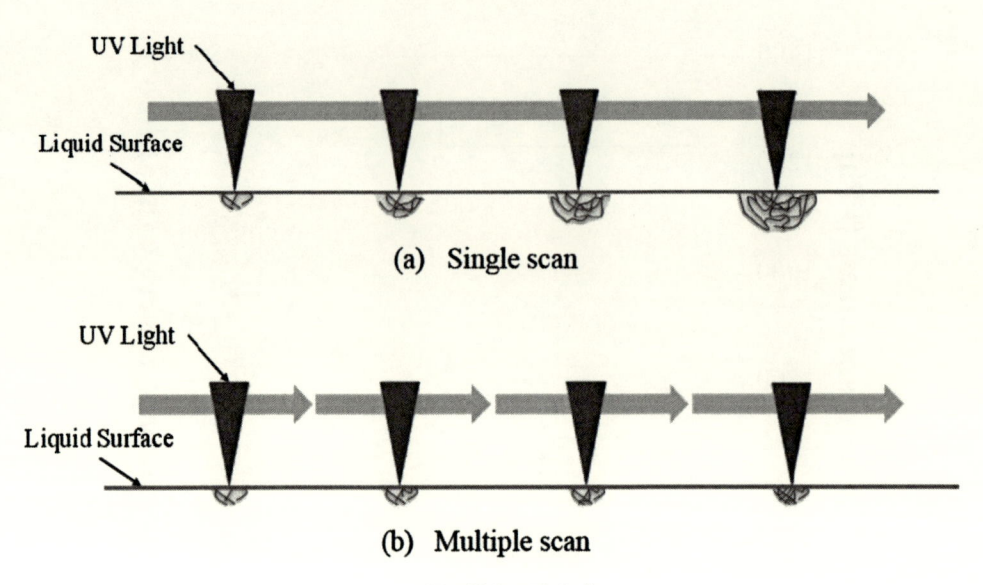

図7　ゲル網目構造の形成プロセス
（文献 10）より転載）

## 5　機能性ゲルの造形

　ゲル材料は，これまでに高透明性や保湿性を使ってソフトコンタクトレンズなどに広く用いられているが，最近では，電気を通すゲルや外部刺激に応答するゲルなど様々な機能性ゲルが多数開発されている。これらの機能性ゲルの 3D 造形が可能になれば，新しい応用の可能性が広がるだろう。

　筆者らは 3D 造形が可能な導電性のチオールイオンゲル（T-IG）を最近報告した[11]。T-IG の機械的性質，導電性は，イオン液体の含有率，末端架橋剤の官能基，モノマーの鎖長に大きく依存することが分かっている。また，T-IG は熱安定性が優れていることも分かった。3D 造形可能な導電性微細構造は，MEMS，マイクロ流体力学，センサーの分野での応用が期待される。

　ジメチルアクリルアミド，ステアリルアクリレート，ラウリルアクリレートの共重合体をベースにしたゲルは，熱応答性の形状記憶ゲル（Shape Memory Gel，SMG）であることが知られている[12]。筆者らは SMG の 3D 造形についても報告した[13]。SMG は，70℃程度では柔らかいため伸ばしたり，ねじったりして変形させることができ，変形させたまま 20℃程度にするとその形のままゲルが硬くなり，その後，また 70℃程度まで加熱すると合成された時の形に戻るという性質を持っている。このような熱による形状記憶性は，ステアリルアクリレート，ラウリルアクリレートという結晶性のモノマーを含んでいるため見られる。SMG は，ソフトロボティクスの分野での応用が期待される。また，ここで用いられた組成の SMG は，水中や様々な有機溶媒中で高い透明性を示し，眼内レンズとしても使用可能な屈折率を示すため，光学分野や医学分野でも応用が期待される[14]。

## 6　まとめ

　本稿では，筆者らが開発している 3D ゲルプリンター SWIM-ER に関する開発の現状と想定している応用分野について述べた。他の材料に見られないゲルの興味深い性質を実用化するために，事業化・産業化を見据えた研究を進めたい。本稿で述べた 3D ゲルプリンターの開発状況は，山形大学工学部ソフト＆ウェットマスター工学研究室の学生，スタッフの皆様との研究成果である。本研究の一部は，科学研究費補助金（基盤研究(A)　17H01224 など），文科省-JST 革新的イノベーション創出プログラム（COI STREAM），経産省地域オープンイノベーション促進事業，内閣府戦略的イノベーション創造プログラム（SIP-NEDO 革新的設計生産技術），JST 産学共創プラットフォーム共同研究推進プログラム（OPERA）などの助成で行われた。ここに感謝の意を表する。

**文　　　献**

1)　小玉秀男，特許出願（昭 55-48210）「立体図形作成装置」
2)　Charles W. Hull, *U. S. Patent 4*, **575**, 330 (1984)
3)　Chris Anderson, "Makers：The New Industrial Revolution", Crown Business, (2012)
4)　Gong, J. P., *et al., Advanced Materials*, Vol.15, No.14, pp.1155-1158 (2003)
5)　H. Muroi *et al., Journal of Solid Mechanics and Materials Engineering*, Vol.7, No.2, pp.163-168 (2013)
6)　Saito, J. *et al., Journal of Polymer Chemistry*, Vol.2, No.3, pp.575-580 (2011)
7)　田勢泰士ほか，日本機械学会論文集，Vol.83　No.849 (2017) DOI:10.1299/transjsme.17-00003
8)　田勢泰士ほか，日本機械学会論文集，Vol.84　No.858 (2018) DOI:10.1299/transjsme.17-00459
9)　太田崇文ほか，日本機械学会論文集，Vol.83, No.850 (2017) DOI:10.1299/transjsme.16-00567
10)　T. Ota *et al., Mechanical Engineering Journal*, Vol.5, No.1 (2018) DOI:10.1299/mej.17-0053
11)　K. Ahmed *et al., Macromolecular Chemistry and Physics*, Vol.219, Issue 24 (2018)
12)　Y. Osada and A. Matsuda, *Nature*, **376**, 219 (1995)
13)　MD N. I. Shiblee *et al., Soft Matter*, **14**, 7808-7817 (2018)
14)　T. Yokoo, *et al., e-J. Surf. Sci. Nanotechnol.*, **10**, 243-247 (2012)

# 【Ⅲ　材料編】

# 第1章　材料から見た3Dプリンティング

萩原恒夫*

## 1　はじめに

1980年代の光造形法の発明を契機に，各種三次元積層造形法（Additive Manufacturing：AM＝3Dプリンティング：装置を簡便に3Dプリンター）が発明されて実用化されてきた。今日，それぞれが20年以上経過したことにより各々の基本特許の権利が消滅し大きな転機が訪れた。英国を中心としたオープンソースのRepRapプロジェクトを手かがりに，大学発ベンチャーを中心に材料押し出し方式の安価な装置が大量に出現したことで「新しいものづくり」が注目されている。

クリス・アンダーソン氏の著書"Makers"での「再び産業革命が起こるかも知れない！」，米国オバマ大統領の2013年の一般教書演説における「3Dプリンターへの言及」などにより世界的に3Dプリンティングへ期待が高まり，その研究開発に多くの努力が割かれてきた。そのプリント出力は，工業製品の試作や最終製品の製造のために用いられている。その材料であるプラスチック材料は汎用材料からスーパーエンジニアリングプラスチックへと興味が集中している。また，金属粉末材料を利用した粉末床溶融法によるジェット機のエンジン部品の製造に顕著な例を見ることができ，3Dプリントして製造した部品を用いたジェットエンジンが既に空を飛ぶまでに至っている[1~4]。

## 2　3Dプリンティング

「3Dプリンター」という言葉は小学生でも知ることとなっているが，もう一度整理してみると，「3次元CADデータをもとに，液状の光硬化性樹脂，熱可塑性樹脂，プラスチック粉末，金属粉末，石膏粉末，砂等を用い，レーザビーム，電子ビーム，溶融押出し，InkJet等で一層ずつ「くっつけて」積層することをAdditive Manufacturingと定義づけられているが，三次元の印刷（積層）ゆえ「3Dプリンティング」と呼びその装置を簡便な言葉で「3Dプリンター」ということが多くなり，その造形技術全体を3Dプリンティングと呼ぶこととする。その造形方式はまとめて表1に示す。

3Dプリンティングの材料は石膏粉末や自然砂のような無機物，ステンレスなどの金属（合金）粉末，熱可塑性樹脂粉末，液状感光性樹脂等に至るまで多岐に亘っている。これらはユーザニー

＊　Tsuneo Hagiwara　横浜国立大学　成長戦略研究センター　連携研究員

表1　各種 3D プリンティング方式とその特徴

| 積層技術（略号） | 慣用名 | 代表的な材料 | 手段 | 特長 | 主な用途 |
|---|---|---|---|---|---|
| 液槽光重合法（VPP） | 光造形法，SLA | 光硬化性樹脂 | レーザビーム，ランプ | 高精度，高精細，大型 | 試作 |
| 粉末床溶融結合法（PBF） | 粉末焼結法，SLS，SLM，EBM | PA12 粉末，金属粉末 | レーザビーム，電子ビーム | 実部品（PA, 金属） | 試作製品 |
| 材料押出法（MEX） | 溶融樹脂積層法，FDM 法，FFF | ABS 等の熱可塑性ワイヤ | 熱 | 簡易，ABS〜スーパーエンプラ | 形状確認高性能試作 |
| 結合剤噴射法（BJT） | インクジェット法，Z-Printer 法 | 石膏粉，砂，水系バインダー | インクジェット | 高速，フルカラー | フィギュア砂型 |
| 材料噴射法（MJT） | PolyJet 法，MJM 法など | 光硬化性樹脂，ワックスなど | インクジェット | 比較的簡易多彩な表現 | 形状確認表現 |
| シート積層法（SHL） | LOM 法 | 紙，プラスチックシート | レーザビーム，カッターナイフ | 簡易フルカラー | 立体地図 |
| 指向エネルギー堆積（DED） | LENS 法，DED 法 | 金属粉末 | レーザビーム | 金属 | 金属部品 |
| ハイブリッド | | 金属粉末 | レーザビーム及び切削 | 精度・表面性 | 金属製品型 |

ズに応じて使い分けられている。しかし，まだユーザーの要求に充分満足する状態になっておらず，材料への関心が高まっている。そのため，ビジネスチャンスを求めて，装置メーカや材料メーカの本格的な参入が続いている。これらの 3D プリンティングは主に工業製品の開発や生産を意識したものである。

　一方，医療や福祉に応用しようとする試みも急激に進んでいる[5]。本解説では，3D プリンティングの材料，特に医療や福祉（ヘルスケア）を狙った 3D プリンティング材料に注目して，液槽光重合法，粉末床溶融法，材料押し出し，結合剤噴射法，材料噴射法などの各方式について代表的な材料とその応用例を探ってみることとする。ここでは詳細については各執筆者にお願いするとして，概要について述べる。

## 3　各種 3D プリンティング方式とその材料について

### 3.1　液槽光重合法（VPP）

　液槽光重合法（VPP）は，槽に満たした液状の光硬化性樹脂液表面に UV レーザ光を上面から照射し一層ずつ硬化させ造形テーブルを下降させながら積層する（自由液面法）タイプと，比較的小型で下面からレーザ光，または DLP を利用した LED，光または UV ランプや可視光ランプを照射して造形テーブルを引き上げながら積層する（規制液面法）タイプとに分類される。下面照射タイプの装置では樹脂液を平滑化するための治具（リコーター）を通常持たないことで駆動系が簡単になるため，最近の低価格 VPP 装置の多くがこの方式を採用している[6]。

　代表的な上面照射タイプで大型装置の VPP 用光硬化性樹脂は，基本的には多官能アクリレー

トと（脂環式）ジエポキシ化合物を主成分とする，いわゆる，ラジカル反応とカチオン反応を利用したハイブリット組成物となっている。このハイブリッド組成系にオキセタンアルコール化合物を加えることにより，低粘度化と反応速度の改善が可能になることを筆者らが見出し，現在では自由液面法VPP用光硬化性樹脂のデファクトスタンダードとなっている[6]。

　VPP法の発明当初から実部品への応用が期待されているが，30余年を経ても靭性と耐熱性のトレードオフの関係の壁を超えられず，両者を兼ね備えたものが得られていない。表2に現状のシーメット社のVPP用光硬化性樹脂材料の物性を示す。しかし，最近の3Dプリンターブームで材料の開発が加速しており，近いうちにこの目標は達成されるものと期待している[6]。

　小型の下面照射型VPP装置の光源は一般的に405nmのレーザ光やLEDランプであり，光源の波長の関係から大型の自由液面装置で利用されているエポキシ／アクリレートハイブリッド系はカチオン開始剤とラジカル開始剤の好都合な組み合わせが現状は存在せず，ウレタン（メタ）アクリレート系組成物が主体となっている。

　VPP法で作成した造形物を医療用途などで直接利用する場合，生体適合性が重要な因子となる。一般的には生体適合性のよい高分子化合物に（メタ）アクリロイル基を導入して光硬化性としている。限られている例ではあるが，ポリカプロラクトン（PCL）またはポリ（L-乳酸）に末端基を（メタ）アクリロイル基で修飾したものなどが提案されている[7]。

　山形大学の古川らは従来のVPP装置の発展型として，光硬化型のゲル3Dプリンターを開発して三次元ゲル形状の作成を報告している。このゲル状の造形物は生体材料に近く人体模倣材料の検討を行っている[8]。

　一方VPP法を手段に用いて人体適合性の立体形状を得ようとする例としては，以下に示すような骨代替物の作成に多く見られる。オーストリアのLithoz社は，DLPを使った下面照射型のVPP装置でセラミックである$\beta$TCPやヒドロキシアパタイトの造形を行い骨の代替としての利

表2　シーメット社の自由液面法VPP用光硬化性樹脂

| | ABS樹脂 | TSR-821 | TSR-829 | TSR-883 | TSR-884B（熱処理） | TSR-892（熱処理） |
|---|---|---|---|---|---|---|
| | | 靱性・ABS | 高透明 | 高剛性・ABS | 透明・耐熱 | 透明・耐熱 |
| 粘度（mPa・s）（25℃）<br>比重（25℃） | 1.04 | 380<br>1.12 | 210<br>1.07 | 520<br>1.12 | 600<br>1.10 | 480<br>1.11 |
| 引張り強度（MPa） | 43 | 49 | 44 | 60 | 51（50） | 52（50） |
| 伸度（%） | 15-60 | 13-15 | 8 | 5〜8 | 3-12（4） | 8（9） |
| 引張り弾性率（MPa） | 1,800 | 1,800 | 1,670 | 2,730 | 2,370（2090） | 1,780（1690） |
| 曲げ強度（MPa） | 70 | 70 | 68 | 98 | 87（79） | 79（83） |
| 曲げ弾性率（MPa） | 2,250 | 2,225 | 1,840 | 2,710 | 2,260（2260） | 2,260（2190） |
| 衝撃強度（J/m，ノッチ付） | 200 | 48-49 | 34 | 37 | 30（25） | 36（33） |
| 熱変形温度（℃）/高荷重 | 80〜100 | 49-52 | 49 | 54 | 53（100） | 48（70） |

用を進めている（図1）[9]。一方，フランスの 3DCeram-Shinto 社の装置ではセラミックを高濃度で含むペースト状樹脂を積層厚みに押圧して形成し，その上から紫外線レーザを照射してセラミック含有グリーン体造形物を得て，これを焼成することにより目的の骨代替物としている。3DCeram-Shinto 社は様々なセラミックスの積層造形を展開しているが，中でもヒドロキシアパタイト造形物を外科用手術で使用する足場としての利用に多くの実績がある（図2）[10]。

　一方，ヘルスケアの一つとしてドイツの EnvisionTEC 社は下面照射型の DLP 機によるカスタムメイド補聴器シェル（図3）の作製で大きな成功を収めている。個々人で耳の形が異なるため，補聴器の作成には 3D プリンティングが最適であり，耳の CAD データをもとに積層造形し，実

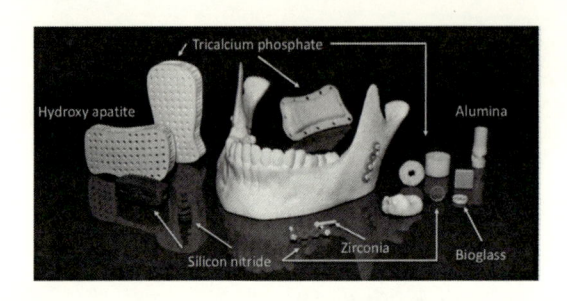

図1　Lithoz 社の医療用造形物例

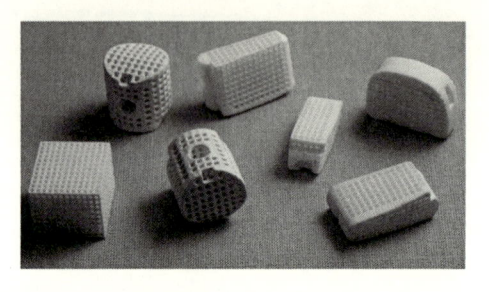

図2　3DCeram-Shinto 社のヒドロキシアパタイト造形物例

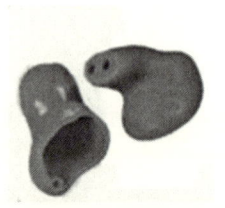

図3　EnvisionTEC 社のカスタムメイド補聴器シェル

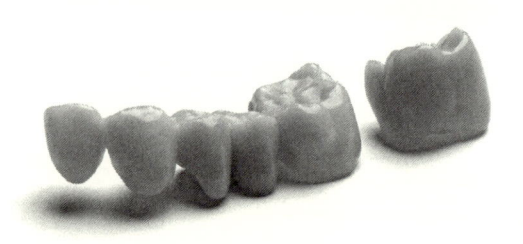

図5　DWS 社の人工歯

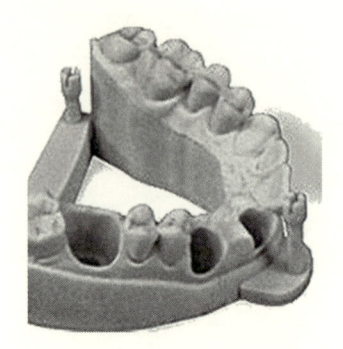

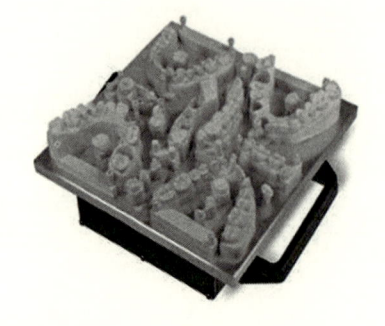

図4　DWS 社の歯列モデル

用に供している。この場合，メタクリレート系化合物を基本とする光硬化性樹脂組成物が用いられている[11]。

　先の補聴器と同様に CAD データに基づく積層造形のメリットが生かせる分野が歯科応用である。口腔内スキャナーなどから得られたデータを STL 形式に出力した後，VPP 機により (i) 鋳造用ワックスパターン，(ii) 石膏モデルと呼ばれる歯列（図 4）などを造形して歯科用途に用いられている。さらには，3 次元の口腔内スキャナーにより出力されたデータを用いて，患者に理想的な人工歯（図 5）や矯正治具（アライナー），入れ歯ベース（デンチャー）を直接造形する材料の開発も進んでいる[12~14]。

## 3.2　粉末床溶融法（PBF）

　粉末床溶融結合法（PBF）はナイロン 12（PA12）などの樹脂粉末や金属粉末を，炭酸ガスレーザやファイバーレーザの熱モードで粉末材料を溶融して立体に積層する方法である[1~4]。

　樹脂材料としては PA11 や PA12 粉末の利用が当初から大半を占めており，その他の材料の利用はわずかに過ぎない。しかし，最近では高性能樹脂を指向して PEEK（ポリエーテルエーテルケトン）や PEKK（ポリエーテルケトンケトン）のようなスーパーエンジニアリングプラスチックの PBF 造形も始まっている[3]。

　これら PEEK や PEKK は生体適合性が高く，一部では既にその造形物が臨床に用いられている。その例としては米国の OPM 社の PEKK の脊椎の造形例[15]や EVONIK 社の PEEK を利用した頭蓋骨欠損部の造形の例が挙げられる[16]。

　また，PCL とヒアルロン酸などの粉末を組み合わせた PBF 造形も検討されており，その応用例として，骨および血管の組織工学や脊椎固定術用の椎体間固定ケージ[5]などがある。

　金属粉末を用いる PBF 法ではほとんどの金属の利用が今日では可能となっているが，医療応用としては生体適合性の高いチタン（合金）粉末または Co-Cr 粉末が主体となっている。中でも，電子ビームを用いる PBF 装置によるチタン（合金）の造形物はインプラント応用（図 6）

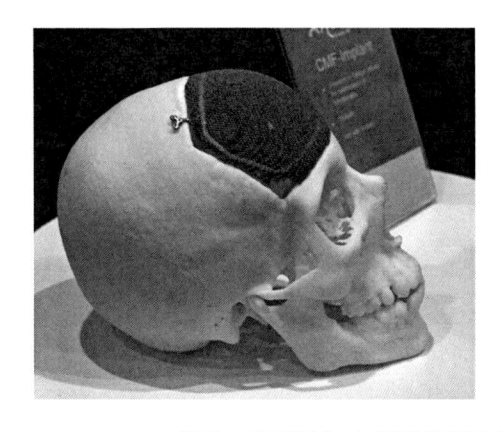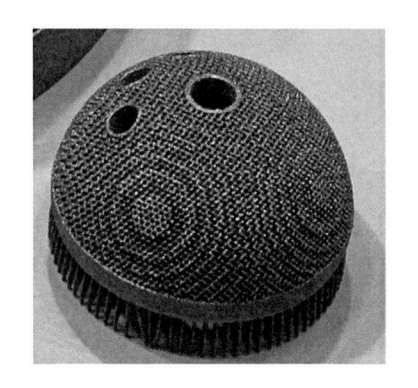

図 6　電子線ビーム PBF 装置によるチタン（合金）造形物の例

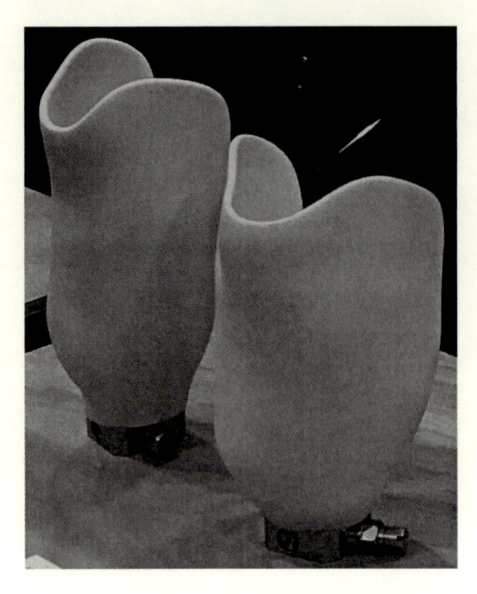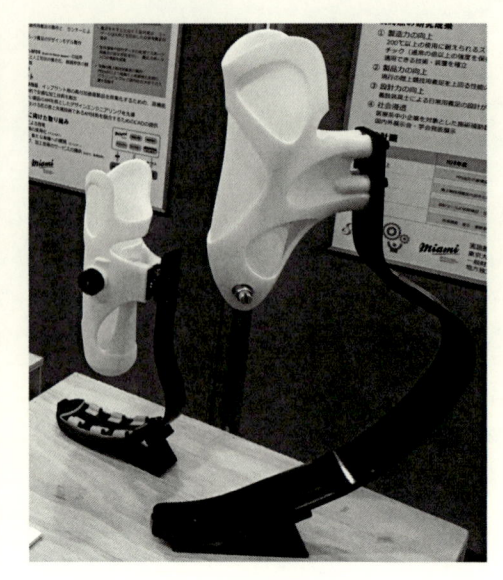

図7　東京大学生産技術研究所の新野・山中らによる PA12 の義足の例

が進んでいる[3]。

　その他の材料としては最近では医療向けにヒドロキシアパタイト粉末の PBF 造形が発展しつつある。その例としては，フランスの OsseoMatrix 社の造形例が挙げられる[17]。

　福祉応用としては，個々人に合わせた高性能な義足（図7）や義手などの作成があげられ，内閣府の SIP プロジェクトの中で検討が東京大学生産技術研究所の新野・山中らにより進められている[18]。3D プリンティングの得意とすることは個々のデータに応じて作成が容易であるため，このような関わりで新たな応用展開が提案されていくものと考えている。

### 3.3　材料押し出し法（MEX）

　材料押し出し法（MEX）では細い線状熱可塑性樹脂をヘッド内部のヒーターで熱して溶融させ，極小のノズルから吐出させながら1層ずつデータに沿って積層させて三次元形状を作製する。樹脂材料として ABS 樹脂をはじめ，ポリカーボネート樹脂（PC），PC/ABS アロイ，PPSF/PPSU 樹脂，ポリエーテルイミド（ULTEM）樹脂が用いられている。最近では，PEEK や PEKK などへの展開が行われ，熱可塑性のエンジニアリングプラスチックからスーパーエンジニアリングプラスチックなど広範囲な材料が使用可能となっている。

　医療用途では，融点（約 60℃），ガラス転移温度（−60℃）が低く熱安定性に優れた PCL の応用例やポリ乳酸（PLA）の造形物の応用例が報告されている[5,7]。

　材料押し出しの別のタイプとして，溶液状態などで注射器型のディスペンサーから材料を吐出して三次元形状を作製する装置，いわゆるバイオ 3D プリンターがある。セラミックス，ポリマー，ヒドロゲルなどの材料で三次元形状を作製することができる[5,7]。同様に，バイオ 3D プリ

ンターは生きた細胞を直接組み込んだヒドロゲル構造の作製にも用いることができ，バイオ 3D プリンティング用材料として，合成ポリマーや，コラーゲン，キトサン，アルギン酸，アガロース，ゼラチンなどの天然ポリマーなどが検討されている。薬物応答や細胞毒性を評価するための個別化された細胞ベースのチップ開発にもバイオ 3D プリンティングが利用されている[5,7]。テルアビブ大学の研究者たちは，患者自身の細胞から血管のある心臓を 3D プリントして作成することに成功したという論文がごく最近出された。今後は電気信号で実際に心臓を動かすことを目標とするとしている[19]。それほど遠くない将来，患者の細胞を利用して交換可能な臓器を 3D プリントして作成することができるようになると推定される。

## 3.4　結合剤噴射法（BJT）

　結合剤噴射法（BJT）は，デンプン粉末や石膏粉末などの粉末材料に水性バインダー剤をインクジェットヘッドから吹きつけ固化させて三次元造形物を作成する方式で，MIT で発明され，その特許ライセンスを取得した Z 社が最初に開発したことから Z-Printer 方式とも呼ばれている。石膏で立体造形された頭蓋骨モデルや顎モデルは比較的安価であり，すでに薬価が適応され，口腔外科や脳外科の手術方法の検討に広く利用されている。

　生体関連材料としてはタンパク質，多糖類などの材料，合成ポリマーである PCL や PLA などの粉末材料として用い，吐出するバインダーで固化させて三次元造形物とする例がある。

　また，粉末材料としてリン酸三カルシウム（TCP），ヒドロキシアパタイト，ポリリン酸カルシウムなどのセラミックスも利用されている。$\alpha$ TCP をコハク酸含有水溶液バインダーで固化させた造形物を骨代替とする技術は理化学研究所と東京大学で開発された。開発から長い歳月を経たが，「CT-BONE」として 2018 年 4 月に厚生労働省より製造販売承認を取得し（承認番号：23000BZX00099000），臨床に利用され始めている[20]。

## 3.5　材料噴射（MJT）

　材料噴射法（MJT）としては，光硬化性樹脂をインクジェットヘッドから吐出しながらランプで硬化・積層するストラタシス社のポリジェット機や同様の KEYENCE 社のアジリスタ機，ワックス材などをヘッドから吐出する 3D システムズ社の MJM 機などが挙げられる。

　一般的な材料については，表 3 に示すような物性を有している。インクジェット方式で吐出する場合，ヘッドからの吐出時に 10 mPa・s 以下の粘度にする必要があるため，ヘッドを 60〜70℃に加熱して粘度を低減している。室温では換算すると 200 mPa・s 程度に抑えなくてはならず利用できる光硬化性樹脂材料に大きな制約がある。そのため，光硬化物の機械物性が必ずしも満足できるところまで至っていない。ストラタシス社のポリジェット機ではアクリロイルモルホリン（ACMO）を低粘度化のための反応性希釈剤に用いている。その結果，硬化した造形物の水分吸収率に不満が残っている。しかしながら，ほぼフルカラー化を達成しており，その表現は極めて多彩である。この多彩な表現力は医療用途でうまく利用されている。

表3　各社の材料噴射機の代表樹脂物性比較

| | VeroClear (RGD810) | VeroWhite Plus (RGD835) | VisiJet M2R-CL | VisiJet M2R-WT | AGILISTA AR-M2 |
|---|---|---|---|---|---|
| メーカー | Stratasys | Stratasys | 3D Systems | 3D Systems | KEYENCE |
| 色 | 透明 | 白 | 透明 | 白色・不透明 | 淡黄色・透明 |
| 硬化物比重 | 1.18-1.19 | 1.17-1.18 | 1.16 | 1.16 | |
| 引張り強度（MPa） | 50-65 | 50-65 | 35-45 | 35-45 | 40-55 |
| 引張り弾性率（Mpa） | 2,000-3,000 | 2,000-3,000 | 1,500-2,000 | 1,500-2,000 | 1,800-2,100 |
| 伸び（%） | 10-25 | 10-25 | 20-30 | 20-30 | 5-35 |
| 曲げ強度（MPa） | 75-110 | 75-110 | 50-60 | 50-60 | 60-80 |
| 曲げ弾性率（MPa） | 2,200-3,200 | 2,200-3,200 | 2,000-2,500 | 1,700-2,200 | 1,900-2,400 |
| Izod 衝撃値 （ノッチ付き）（J/m） | 20-30 | 20-30 | 20-25 | 20-25 | 1.7-2.1 （KJ/m2） |
| ショア硬度（D 硬度） | 83-88 | 83-86 | 77 | 77 | 85-86 |
| HDT（℃），低荷重 | 45-50 | 45-50 | 51 | 51 | 52-54 |
| HDT（℃），高荷重 | 45-50 | 45-50 | 45 | 45 | 40-50 |
| 吸水率（%） | 1.1-1.5 | 1.1-1.5 | 0.5 | 0.5 | 0.35 |
| 消失残（%） | 0.02-0.06 | 0.23-0.26 | − | − | − |

物性は各メーカーのカタログ値から引用。
吸水率：ABS 樹脂 = 0.3%，最近の光造形用樹脂 = 0.3～0.5%

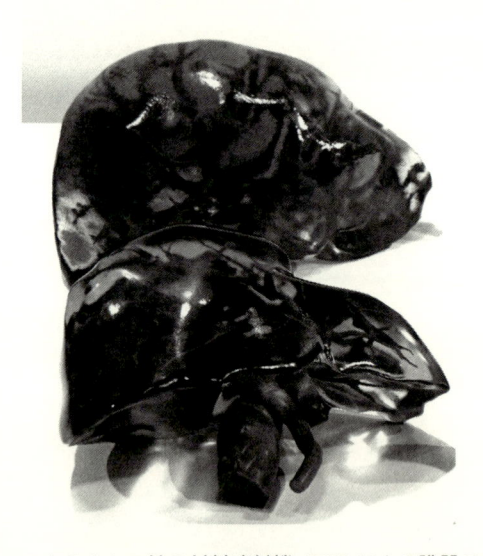

図8　ストラタシス社の材料噴射機 J750 による臓器モデル

　MJT 機の医療用途としては，人体部位モデルの作成が広く知られている。患者の CT や MRI のデータから臓器データを取得し，積層データに変換することにより，ストラタシスの J750 機などではフルカラーの臓器モデルの造形が可能となる（図8）。この臓器モデルを難易度の高い手術のシミュレーション用いることができ手術時間の短縮や，手術の成功率を高めることができ

表4 医療・福祉用3Dプリンティング方式とその特徴

| 積層技術（略号） | 代表的な医療・福祉用材料 | 手段 | 特長 | 主な用途 |
|---|---|---|---|---|
| 液槽光重合法（VPP） | メタクリレート系光硬化性樹脂，TCP，ヒドロキシアパタイト | レーザビーム，ランプ | 間接用途 | 歯科，補聴器，骨代替 |
| 粉末床溶融結合法（PBF） | ヒドロキシアパタイト，PEEK，PEKK，Ti（合金），PA12 | レーザビーム，電子ビーム | 樹脂粉末，金属粉末 | 骨代替インプラント，義足，義手 |
| 材料押出法（MEX） | PCL，PLA，ヒドロゲル | 押し出し | 溶液 | 生体模倣 |
| 結合剤噴射法（BJT） | 石膏粉 | インクジェット | 高速，低価格 | 頭蓋骨モデル |
| 材料噴射法（MJT） | アクリレート系光硬化性樹脂 | インクジェット | フルカラー，可視化 | 人体臓器モデル |

る。また，臓器モデルは患者への術前のインフォームドコンセントに利用可能となっている[21]。

### 3.6 3Dプリンティングの医療用途のまとめ

以上，医療・福祉用途でまとめてみると表4のようになる。ここには触れなかったが，IPS細胞を含む造形物や，各種細胞の立体造形，例えば剣山上で立体形状を作ろうとすることや，バイオインクによる臓器作成の試みが進んでおり，今後10年もすると新しい世界が開かれてくるものと推定される。

## 4 今後の展望

立体造形した造形物を体内に埋め込み利用することは，チタン（合金）金属粉，PEEKやPEKKのPBF造形物，TCPのBJT造形物などで既に実用化されているが，必ずしもそのハードルは低くはない。それは，厚生労働省の薬事法（医薬品，医療機器等の品質，有効性及び安全性の確保等に関する法律）の認可が必要であり，様々な評価試験を経なければならない。しかしながら3Dプリンティングは，間違いなく，ヘルスケアに大きな影響を与え，今後極めて大きな地位を示すことになると推定される。

3D造形した医療モデルは，診断や治療の手助けから，病気やその結果としての外科手術シミュレーションやインフォームドコンセントに活用が進んでいる。そして，バイオ3Dプリンティングとその材料であるバイオマテリアルは，医療への発展の期待が大きい。将来は人工臓器の作成に大きく関与するものと思われる。

## 5 まとめ

3Dプリンティングは液槽光重合法（VPP）から歴史が開始し，各種3Dプリンティング法が

開発されてきた。これらは既に 30 余年が経過し，それぞれの方式の基本特許の有効期間が消滅し，再び大きな注目を集めている。3D プリンティングは当初，各方式とも工業製品の開発，特に試作を狙ったものであったが，最終製品の製造に役割が発展している。近年の発展はめざましく，ジェットエンジンの重要部品などの最終製品製造にまで及んでいる。

　安価な 3D プリンターが大量に出回るようになり，ものづくりが大きく変わってきている。その中で，医療や福祉向けの応用が加速しており，ますます我々の生活と密着してくるものと推定される。

# 文　　献

1)　中川威雄，丸谷洋二；積層造形システム，三次元コピー技術の新展開（工業調査会，1996）
2)　丸谷洋二，早野誠治；3D プリンター，AM 技術の持続的発展のために（オプトロニクス社，2014）
3)　T. Wohlers；Wohlers Report 2017, 2018, 2019, (Wohlers Associates, Fort Collins, Colorado, USA.
4)　山口修一監修；産業用 3D プリンターの最新技術・材料・応用事例（シーエムシー出版，2015）
5)　Helena N. Chia, Benjamin M. Wu；*Material Matters*, Vol.10, No.4 (2015) 120
6)　萩原恒夫；素形材，Vol.53，No.10 (2012) pp51-57.
　　萩原恒夫；光アライアンス，Vol.26，No.3 (2015) pp19-23.
　　萩原恒夫；工業材料，Vol.64，No.5 (2016) pp18-24.
　　萩原恒夫；OPTRONICS，Vol.35，No.5 (2016) pp123-134.
　　萩原恒夫ホームページ；http://www.thagiwara.jp
7)　Sigma Aldrich 社，Advances in Tissue Engineering, *Material Matters*, Vol.13, No.3 (2018)
8)　https://www.yamagata-u.ac.jp/jp/education/poster/y2016/engineering/
　　齊藤梓，古川ら；ナノファイバー学会誌，Vol.10，No.1 (2019)
9)　M. Schwentenwein and J. Homa, *Int. J. Appl. Chem. Technol.* Vol.12, No.1 (2015) pp1-7.
　　http://www.lithoz.com/en/our-products/materials
10)　http://3dceram.com/en/, 3DCeram 社 Richard Gaignon 氏との私信
11)　https://envisiontec.com/3d-printing-industries/medical/hearing-aid/
12)　https://all3dp.com/2/dental-3d-printing-all-you-need-to-know/
13)　https://www.dwssystems.com/3d-printers/dental-lab-clinc
14)　A. Dawood, B. Marti Marti, V. Sauret-Jackson and A. Darwood；"3D Printing in Dentistry", *British Dental J.*, Vol.219 No.11 (2015) 521.
15)　http://oxfordpm.com/cmf-orthopedics/osteofab-implants
16)　ARC リポート（RS-1005）；"先端用途で成長するスーパーエンプラ・PEEK（下）メディカル（インプラント）・3D プリンタ，（株）旭リサーチセンター（2016 年 10 月）

17）　http://www.osseomatrix.com/technology/?lang=en

18）　http://www.sip-miami.iis.u-tokyo.ac.jp/output/rami/

19）　N. Noor *et al.*, *Adv. Sci.*, 1900344（2019）.

20）　http://plaza.umin.ac.jp/organmod/information/industry/JP_PR_CTBone.pdf
　　　高戸毅ら；人工臓器，Vol.44，No.1（2015）41.

21）　森健策；INNERVISION，Vol.30，7（2015）
　　　https://tech.nikkeibp.co.jp/dm/atcl/feature/15/327441/021600178/?ST=health
　　　https://astavision.com/market/2/16

# 第2章　ハイドロゲルプリンティング材料
## —ハイドロゲルをドラッグデリバリーシステムに使用した新規難聴治療

伊藤壽一[*]

## 1　はじめに

　ハイドロゲルは種々ドラッグデリバリーシステム（DDS）の徐放材料として使用されている。本稿ではハイドロゲルを DDS に使用した新規難聴治療について述べる。

　種々の原因（加齢，騒音，耳毒性薬物の投与，遺伝の関与）により内耳障害が生じる。内耳障害に起因する疾患（症状）は難聴，耳鳴，めまいなどの平衡障害である。この中で生活に最も支障を及ぼすのが難聴である。日本には身体障害認定の高度難聴者が約 40 万人，65 歳以上の高齢者の約 3 分の 1，1500 万人に難聴を認める。2017 年の Lancet の報告[1]では，難聴は認知症を引き起こす最も大きな要因の 1 つとされている。さらに，出生 1000 人に 1〜2 人の高度難聴児が報告されており，毎年日本では 1000〜2000 人の高度難聴児が産まれる。

　これらの難聴の多くは「感音難聴」といわれる難聴であり，内耳の感覚細胞（有毛細胞）の障害に起因することが多い。ヒトを含めた哺乳類の内耳の有毛細胞は一度障害を受けると回復することは難しく，そのために生じる感音難聴，高度の平衡障害は治療が困難となる。一方，最近特に注目を浴びているのが再生医学（医療）である。再生医療は，生体には元々障害を受けると再生しようとする能力が備わっており，その再生現象を誘導し，治療に役立てようとする考え方である。再生医療の目的は障害された生体組織の再生あるいは代替を行うことである。

　再生医療を実際の臨床に応用する方法には，(1)障害を受けた組織（細胞）に代わりうる「細胞」を供給する方法。(2)その細胞が生着するための適切な環境（足場）の提供，または足場のみで細胞の再生を促す方法。(3)再生が効率よく行われるための「環境因子」を供給すること。この 3 つが重要な要素となる。

　本稿のテーマに関係するするのはこの 3 要素の中で(2)，(3)である。(2)の足場を含めた徐放製剤がハイドロゲルであり，(3)の環境因子などにあたるものに，細胞の増殖・分化促進作用をもつ細胞成長因子，抗酸化作用を有する物質，アポトーシス阻害物質などが挙げられる。

　細胞成長因子は細胞の増殖あるいは分化を制御しているタンパク質（糖タンパク質）であり，発生の段階，再生の途上で重要な役割を果たす。細胞成長因子は分子生物学や細胞生物学などの進歩に伴いその作用メカニズムが明らかになるとともに，遺伝子操作により大量生産が可能となっている。細胞の増殖や分化，形態形成などに働くこれらの因子を利用すれば組織の再生促進

---

＊　Juichi Ito　滋賀県立総合病院研究所　所長

が期待できる。しかし，細胞成長因子は一般にはタンパクであり，生体内では非常に不安定で生体に投与してもすぐ代謝され，期待する組織再生効果は得られないことが多い。

　難聴の治療のためにこれらの物質を使用する際，全身投与を行うと，物質が内耳に作用するためには大量頻回投与する必要があり，副作用にも配慮が必要である。再生に有効な物質を必要な部位（内耳）に必要な量だけ，適切な期間投与するのが理想である。物質の濃度を必要な場所で必要な期間にわたって有効値に保つ技術をドラッグデリバリーシステム（DDS）と呼ぶ[2]。

　DDS は投与する物質をあるキャリヤーと呼ばれる物質（少しずつ放出することが望ましいので，「徐放キャリヤー」とも呼ぶ）に付着，または封入し，酵素の働きなどを利用して必要な物質の量を必要な時間投与する方法である。組織の再生を目的とする場合，必要な物質は上記の細胞成長因子や抗酸化物質などとなり，徐放キャリヤーはハイドロゲル，ナノパーティクルなどとなる。

## 2　徐放キャリヤーと薬物徐放化技術

　種々徐放キャリヤーと DDS への応用を以下に示す。

### (1)　生体吸収性（ゼラチン）ハイドロゲル

　薬物の徐放に，生体吸収性ハイドロゲル（biodegradablehydrogel）を徐放キャリヤーとして用いる方法が試みられている。このハイドロゲルは徐放したい薬物に対して刺激が少なく安全性が確立されているため，徐放キャリヤーとして有用である。薬物を効果的に局所に投与するためには少なくとも数日間から数週間の期間で徐放するよう操作できることが必要である。また徐放キャリヤーが生体内に残存することは好ましくなく，最終的には生体内で吸収されることが要求される。徐放期間の調節に関しては，徐放キャリヤーであるハイドロゲルと薬物の間に生じる分子間相互作用力が利用されている。つまり生体内で薬物がハイドロゲルとの分子間相互作用により一定の期間局所に留まり，ハイドロゲルに分解酵素が作用することにより，それと同時に薬物が徐々に放出されるしくみである。このハイドロゲルには生体内での安全性と生体内での吸収性，さらに徐放したい薬物との分子間親和性が要求される。これらの要望を満たす材料として，ゼラチン，コラーゲン，ヒアルロン酸，アルギン酸などがあり，それら単独またはいくつかの物質の組み合わせで架橋を作製し徐放キャリヤーとして用いる。

### (2)　油溶性の乳酸グリコール酸共重合体

　投与する薬物が水溶性のタンパク質の場合，徐放キャリヤーは油溶性物質となり，一般的に用いられるのは油溶性の乳酸グリコール酸共重合体である。この際問題となるのがこれらの油溶性物質と投与する薬物の間に相互作用が生じ，薬物の活性が落ちることがある。このため，ポリ乳酸にポリエチレングリコールを共重合させてこれらの油溶性物質の親水性を高め，投与する薬物との親和性を高めて薬物の活性の低下を最小限にしてから徐放キャリヤーとして使用する方法がある。

## 3 徐放性ゼラチンハイドロゲルを用いた内耳への細胞成長因子の投与

### 3.1 脳由来神経栄養因子（BDNF：brain derived neurotrophic factor)

BDNF の水溶液を凍結乾燥ゼラチンハイドロゲルへ滴下し，一定時間放置しておくと細胞成長因子はゼラチンハイドロゲル内へ固定化される。このハイドロゲルは時間経過とともに分解し，その分解速度（徐放期間）はハイドロゲルの架橋の作製の仕方により調節できることが確かめられている[3]。ハイドロゲルの生体内での吸収性と薬物の徐放にはよい相関があることも確かめられている。ハイドロゲルの架橋の作り方により薬物を例えば1週間で分解するようプログラムを組むことができる。

内耳へ薬物を徐放する基礎実験として BDNF を組み込んだハイドロゲルをモルモットの蝸牛正円窓上に留置した。留置後3日後に内耳の蝸牛より外リンパ液を採取し BDNF が内耳外リンパ液中に放出されているかどうかを確かめた。コントロールとして BDNF を含まないハイドロゲルのみの群を使用した。その結果，ハイドロゲルに BDNF を組み込んだ場合，一定の濃度のBDNF が外リンパ液から検出された。一方 BDNF を含まないハイドロゲルの場合は外リンパ液中には BDNF は検出されなかった。またハイドロゲルを用いず BDNF を急速投与した場合も3日後には外リンパ液内にはほとんど BDNF は検出されず，BDNF は代謝されたか脳脊髄液に流失したなどの可能性が考えられた。以上の研究結果により徐放性のハイドロゲルに組み込まれた BDNF は徐々に内耳に放出され，一定の期間内耳である濃度を保ちながら留まることが確認された。この徐放性ゼラチンハイドロゲル含 BDNF の内耳に対する保護作用も内耳の有毛細胞，蝸牛神経節細胞の数をカウントすることにより確かめられ，内耳細胞の保護，再生に有用であることが推測された[4,5]。

### 3.2 インスリン様細胞成長因子（IGF-1：insulinlike growth factor-1)

基礎研究の結果により臨床応用を行ったのは，ゼラチンハイドロゲル IGF-1 内耳局所投与である。IGF-1 としてリコンビナント・ヒト・インスリン様細胞成長因子1（IGF-1：商品名ソマゾン® を使用した。本薬剤は内耳有毛細胞の保護および再生を誘導する効果が期待できる薬物であり，更に既に他の領域・目的でヒトに対して全身投与されており，薬剤の臨床的安全性が確立されている薬物である。ゼラチンハイドロゲル IGF-1 を用いて突発性難聴（ある日突然発症する急性高度感音難聴）に対する臨床試験を行った[5,6]。

#### ⑴ 第I-II相臨床試験

①目的：急性高度難聴症例（突発性難聴）を対象としたゼラチンハイドロゲル IGF-1 投与による感音難聴治療の臨床効果および安全性を評価することを目的とする。

②対象：対象は急性高度難聴患者であり，ステロイド全身投与無効例である。

③方法：ステロイド投与無効例に対し，ゼラチンハイドロゲル IGF-1 を投与する。投与方法は鼓膜切開の後，内視鏡ガイド下に正円窓窩にゼラチンハイドロゲル IGF-1 含

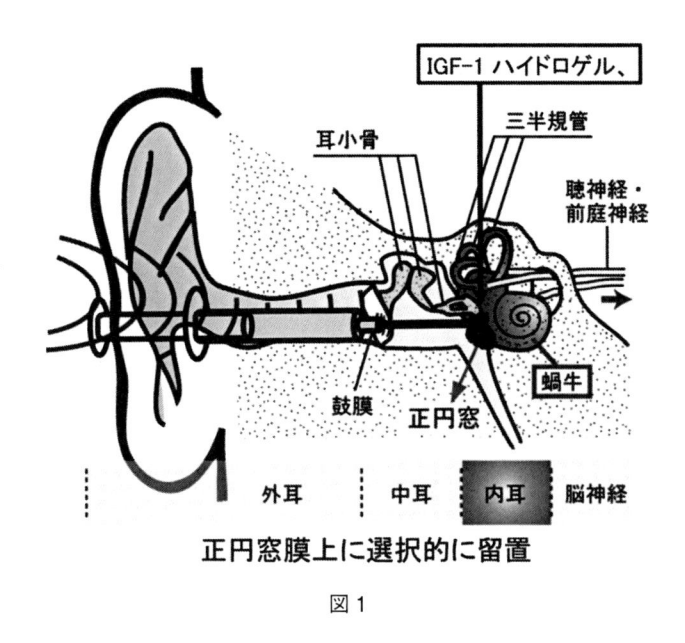

図1

有（ソマゾン 300 μg 含有）を留置する（図1）。

④結果：判定は薬物投与 12 週後までに行った。対象となった 25 症例のうち 56％は改善を認めた。

### (2)　第Ⅱ相臨床試験（ステロイド鼓室内投与とのランダム化比較試験：多施設臨床試験）

突発性難聴症例を対象とした，ゼラチンハイドロゲル IGF-1 投与とステロイド（デキサメサゾン）鼓室内投与との比較試験を行った。ステロイド鼓室内投与は突発性難聴治療の際，ステロイド全身投与の無効例に対する救済治療として，また場合により治療の第一選択として欧米では広く臨床応用され，比較的良好な結果をえている。今回は患者をランダム化し，ゼラチンハイドロゲル IGF-1 投与群とステロイド鼓室内投与群各 60 例を対象として行った。本臨床試験は多施設臨床試験（全国 9 施設）である。その結果，全体の治癒率の中で，特に治癒，著明回復はゼラチンハイドロゲル IGF-1 投与群で有意に多く，また長期観察でゼラチンハイドロゲル IGF-1 投与群はステロイド鼓室内投与群より良好な聴力の回復を認めた。さらにステロイド鼓室内投与群で多く見られた（約 15％）処置後の鼓膜穿孔残存はゼラチンハイドロゲル IGF-1 投与群では 1 例も無く，副損傷が少ないという面でも良好な治療法であることが判明した。


## 4　今後の展開

内耳の特に感覚（有毛）細胞は一度障害されると回復不能であり，そのため有毛細胞障害に起因する難聴，耳鳴，平衡障害は治療不可と考えられてきた。しかし，最近では障害を受けた有毛細胞を回復させる，また再生を促す物質が色々と報告されるようになってきた。また，内耳は骨

に囲まれたという特殊な解剖学的構造を有し，内耳に薬物を局所投与することは難しいとされてきた。また仮にうまく投与されても脳脊髄液方向に流出してしまうなど，効果を発揮するにはいたらないことも考えられる。今回紹介した徐放システム，特に徐放性ハイドロゲルを用いた細胞成長因子の内耳への投与などは内耳障害への新しい治療方法への可能性を示すものとして期待される。

## 文　　献

1) G. Livingston *et al.*, *Lancet*, **390**, 2673（2017）
2) 田畑泰彦ほか，再生医療の実際，**18**（2003）
3) Y. Tabata *et al.*, *Tissue Eng*, **5**, 127（1999）
4) T. Endo *et al.*, *Laryngoscope*, **115**, 2016（2005）
5) K. Iwai, *et al.*, *Laryngoscope*, **116**, 529（2006）
6) T. Nakagawa, *et al.*, *BMC Med*, **12**, 219（2014）
7) T. Nakagawa, *et al.*, *Auris Nasus Larynx*, **43**, 489（2016）

# 第3章　ペプチド交互共重合体からなる
## 強靭な生体用接着剤の開発

小山靖人[*1]，アブ ビン イヘサン[*2]

## 1　はじめに

　接着性を示すポリマーは構造材料を連結する接着剤としてだけでなく，止血や創傷を閉鎖するための生体用接着剤として広く用いられている[1~3]。生体用接着剤は縫合やステープリングと比較すると，高度な技術を必要とせずに簡単且つ迅速に用いることができる。特に柔らかい組織（例えば，硬膜，肺，肝臓，脾臓，腎臓など）から組織液の漏れを防ぎ，臓器が十分に機能するように補強するという目的においては，生体用接着剤の使用が極めて効果的である。また患部の治癒を促進させる場合もあり，医療に欠かせない材料として認識されるようになってきた[4~6]。現在，数種の生体用接着剤が入手可能であるものの，それらの物性は不十分であり，改良の余地を残している。例えば，瞬間接着剤であるシアノアクリレートは生体用接着剤としても使用されており，迅速且つ強固に組織を接着できるものの，細胞毒性があり，生体適合性が低いことが知られている[7,8]。また水と高い反応性を示すために濡れた表面では使用できず，さらに接着箇所で生じる硬いプラスチックは組織の動きを制限する。その一方で，フィブリノゲンとトロンビンから調製されるフィブリン糊はペプチドベースの生体用接着剤であり，生体適合性が高く，ポリペプチド骨格に由来する生分解性を示す[9,10]。しかし，フィブリン糊の接着強度が弱いことや[11]，原料であるフィブリノゲンのウイルス汚染が大きな問題となっている[12]。そのため，迅速且つ強固に接着し，生体適合性が高く，生分解性を示すような次世代の生体用接着剤の開発が強く望まれている。

　筆者らが目指す次世代合成接着剤は，人体の接着成分である多量体型の血漿タンパク質 von Willebrand factor（VWF）の機能[13]を発現するような代替材料である。VWF は構造的には非常に複雑なため，化学合成によって類縁体を調製することは不可能に近い。しかし，VWF の生体接着は理想の性質に近く，さらには外部刺激によって接着性を変化させるというような超機能を有する。VWF は原形ではランダムコイル構造であるが，組織液の流れによる剪断応力によって伸びきり鎖構造に変換する[13]。この構造変換に伴って VWF の内部に存在していたコラーゲンや血小板との結合サイトが外部に暴露し，VWF の生体接着性が著しく増加し，止血や血栓などを引き起こすことが知られている。

---

＊1　Yasuhito Koyama　富山県立大学　工学部　医薬品工学科　准教授

＊2　Abu Bin Ihsan　富山県立大学　工学部　医薬品工学科　博士研究員

バイオ 3D プリント関連技術の開発と応用

こうした背景に基づき、筆者らは生体用・合成接着剤の構造モチーフとして天然タンパク質であるエラスチンの単純な構造に着目した。エラスチンのアミノ酸配列は規則性があり、Val-Pro-Gly-Val-Gly というペンタペプチドを繰り返し構成していると知られている[14,15]。エラスチンはコラーゲンとともに脊椎動物の皮膚を構成する構造タンパク質である。剛直なコラーゲン繊維は皮膚の形状を支え、粘弾性のエラスチンがコラーゲン繊維間を連結することで、柔軟性の高い皮膚となる[16]。VWF に比べてエラスチンの構造が単純であること、また VWF と同様にエラスチン骨格もコラーゲンと強く結合するという性質を踏まえ、筆者らはエラスチン構造をリード構造とし、VWF と類似の接着能を発現するようなペプチド型人工ポリマーの開発について検討した。

本章では、筆者らが最近開発したペプチド交互共重合体からなる新接着剤と、合成した接着剤の超機能について紹介する[17]。

## 2 ペプチド交互共重合体のワンポット合成と構造特性

脊椎動物の皮膚、蚕や蜘蛛の糸、昆虫の腱の糸など、いずれも特定のアミノ酸配列を繰り返し構成していると構造タンパク質でありいずれも特定のアミノ酸配列を繰り返し構成している。そのため、アミノ酸配列を自在に制御できるような有機合成法があれば、任意の機能を持った新材料を持った新材料を持った新材料を持った…

本手法はアミノ酸をモノマーとして用いないポリペプチド交互共重合体の新合成法である。アルデヒド、アンモニウム塩、及びインシアノ酢酸カリウム（アンビデント分子）という3成分をイソプロピルアルコール中で混合すると、中和、イミン化、重縮合、アシル転位という4段階の反応が無触媒で進行し、3成分が規則的に組み込まり、構造に全く乱れの無い完全な交互共重合体が得られる（Scheme 1a）。重合の素反応は有機人名反応である「Ugi 4成分縮合反応」である[20-22]。本手法で得られるポリマーは繰り返し構造し適用できることから、天然骨格のみならず任意の骨格を側鎖に組み込むことが可能なため、構造の自由度が高い。アンビデント分子の主鎖のアルデヒドやアミンを官能基として合成することも明らかとしている。出発原料であるアミノ酸の構造に縛られない無限の組み合わせが可能である。そのため、構造最適化が進めば、将来的には天然タンパク質の性質を凌ぐペプチド交互共重合体が得られるものと期待した。

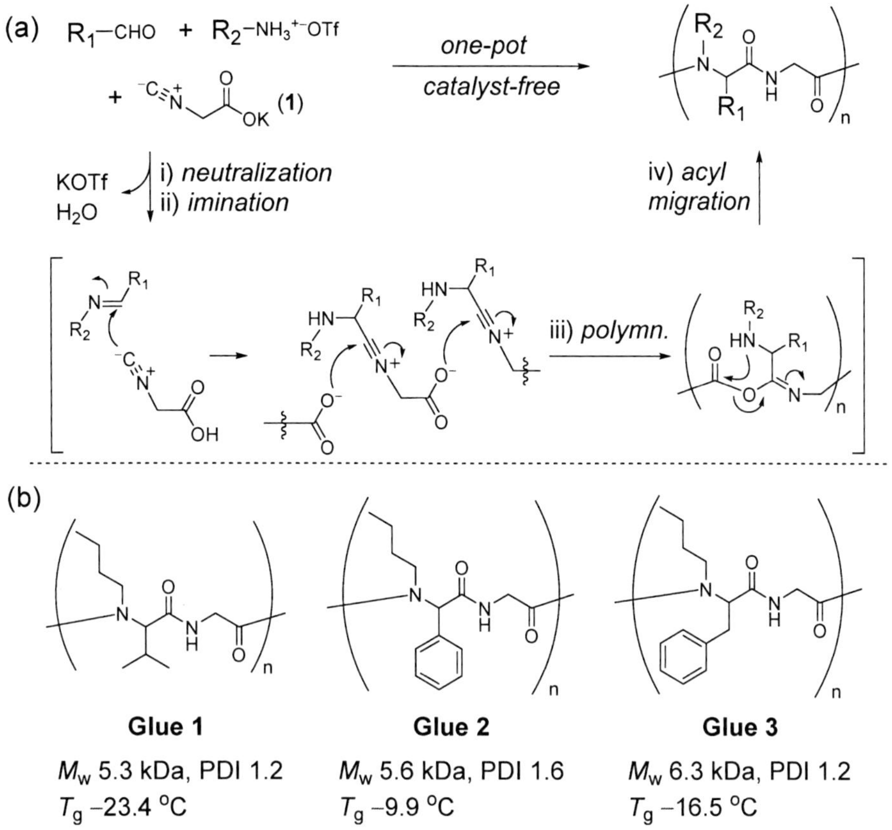

Scheme 1　(a) ペプチド交互共重合体のワンポット合成，
　　　　　　(b) ペプチド交互共重合体からなる合成接着剤の構造
重量平均分子量（$M_w$），分子量分布（$M_w/M_n$），及びガラス転移点（$T_g$）

　このペプチド交互共重合体のワンポット合成法に基づき，各種新接着剤を合成した。まず天然エラスチンの繰り返し構造の組成に基づき，リード化合物である Poly(Gly-Val) を合成した[23]。しかし予想に反し，合成した Poly(Gly-Val) は脆い結晶性の固体であった。おそらく，ジペプチドユニットである Gly-Val が立体的にコンパクトなことが原因で，分子鎖が密に充填され，熱力学的に安定な凝集構造を形成したものと考えている。そこでポリマーを可塑化させる目的で，アミド窒素原子に柔軟なアルキレン鎖であるブチル基を導入することにした。Scheme 1a に沿って，イソブチルアルデヒド，$n$-ブチルアンモニウムトリフレート，及びイソシアノ酢酸カリウムをイソプロピルアルコール中，室温で混合すると，完全な交互共重合体として対応する Glue 1 を高収率で得た（Scheme 1b）。

　Glue 1 の構造は，NMR と IR により既報に従って決定した[18, 19]。重量平均分子量（$M_w$）及び分子量分布（$M_w/M_n$）は NMR とサイズ排除クロマトグラフィー（SEC）により見積もった[24]。Glue 1 の粘弾性は中程度であったため，さらにペプチド交互共重合体の化学構造を改変した。

ポリマーの粘弾性はポリマー鎖の剛直性と強く相関することが知られているので[25,26]，Val ユニットを剛直なフェニルグリシンユニットに変換することにした[27]。そこで，イソブチルアルデヒドの代わりにベンズアルデヒドを用いて反応を実施し，高粘弾性の Glue 2 を得た。またフェニルアセトアルデヒドから Glue 2 の構造類縁体である Glue 3 も合成した。Glue 3 は Poly（Gly-Phe）の誘導体と見なすこともできる。

　Glue 2 の UV-vis スペクトルを測定した結果，Glue 1 や Glue 3 のスペクトルには含まれないブロードな吸収バンドが 250-330 nm に含まれていることが分かった。この吸収バンドは，フェニル基とカルボニル基間の分子内電荷移動遷移に起因するもので[28〜31]，フェニル基が主鎖に近接していることを強く示唆するものである。示差走査熱量計により 3 種のポリマーのガラス転移点（$T_g$）を測定した結果，Glue 1：$-23.4$℃，Glue 2：$-9.9$℃，Glue 3：$-16.5$℃であることが分かった。この結果もまたフェニル基が主鎖に隣接した Glue 2 のペプチド鎖は，他の 2 つのポリマーよりも剛直であることを示唆している。

## 3　ペプチド交互共重合体からなる強靭な生体用接着剤の開発

　3 種のペプチド交互共重合体を新接着剤の候補とし，接着能の評価のため 2 枚のガラス板（75×25 mm）を用いて重ね剪断試験を実施した。ポリマーを片方のガラス板の下端（20×25 mm）に均一に塗布し，もう一方のガラス板の上端をその部位に接合した。それぞれのガラス板の末端を引張試験機のクランプに固定し，10 mm/min の引張速度で剪断保持力を評価した。試験によって得た応力歪み曲線から接着強度（$S_{Adh}$）を求めた結果，3 種のポリマーの $S_{Adh}$ は，Glue 2（6 kPa）＞ Glue 3（1.5 kPa）＞ Glue 1（1 kPa）の順であり，ガラス転移点の傾向と一致しており，ペプチド鎖の剛直性が $S_{Adh}$ に重要な役割を持つことが分かった。

　Glue 2 の接着能の再現性を確認すべく，引張測定後の 2 枚のガラス片を室温で再び接着し，直ちに同様の重ね剪断試験を行った。興味深いことに，Glue 2 の $S_{Adh}$ は繰り返し試験の度に増加し，最終的には 50 kPa という極めて大きな $S_{Adh}$ を示すことが分かった（Figure 1a）。基質が異なるので単純な比較はできないが，フィブリン糊の $S_{Adh}$ は 7 kPa 程度であることが報告されている[11]。Glue 1 と Glue 3 についても同様に繰り返し試験を行った。結果として，$S_{Adh}$ の飽和値は Glue 1：4.8 kPa，Glue 3：20 kPa であり，Glue 2 よりもかなり低い値であることが分かった。

　次に接着の速度依存性を評価した。3 種のポリマーの $S_{Adh}$ は明確に速度依存的であり，解析のために $S_{Adh}$ の対数（$\ln S_{Adh}$）と引張速度（$v$）の対数（$\ln v$）の相関をプロットした（Figure 1b）。そのプロットの近似直線の傾きから，Glue 1：$S_{Adh} \sim v^{0.6}$，Glue 2：$S_{Adh} \sim v^{0.7}$，Glue 3：$S_{Adh} \sim v^{0.4}$ の関係であることが示唆された。Glue 2 が最も大きな指数値を示したが，これは Glue 1 や Glue 3 に比べて，接着力における速度論的因子が大きいことを表している。Schallamach は，理想的なエラストマー間の接着強度は $v$ の 2/3 乗に比例することを理論的に予測している[32]。

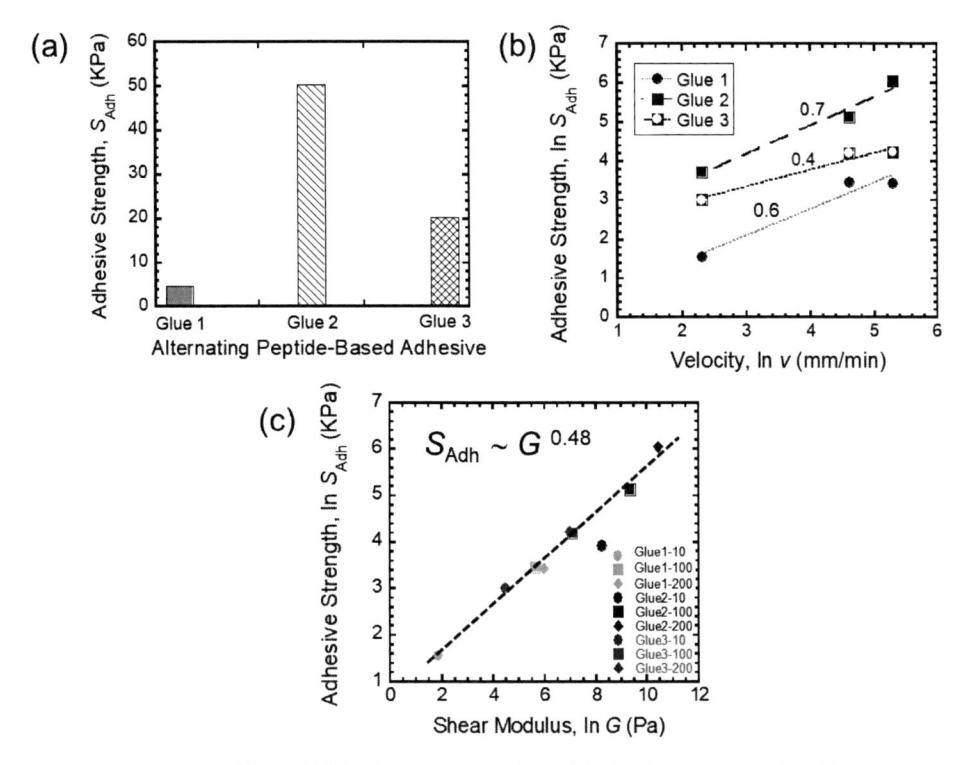

Figure 1　(a)重ね剪断試験の応力歪み曲線より得た各ポリマーの $S_{Adh}$ 飽和値,
　　　　　(b)ln$S_{Adh}$ と ln$v$ との関連性,　(c)ln$S_{Adh}$ と ln$G$ との関連性

Glue 1 や Glue 2 の実測値は，理論値とほぼ一致しており，ポリマーのガラス間での接着挙動は，理想エラストマー間の接着と類似していることを示している。これらの結果は，重ね剪断試験において，ポリマー鎖の構造変形の緩和時間のスケールよりも引張速度が十分に大きいとき，ポリマー鎖間の偶発的な絡まり合いが疑似架橋点として振舞い，エラストマーに類似の粘弾性挙動を発現したことを意味している。Schallamach の理論予測においては，剛性率（$G$）が $S_{Adh}$ に及ぼす影響を考慮していないので，筆者らは今回 $S_{Adh}$ と $G$ との相関についても評価した。Chernyak-Leonov モデルによると，粘弾性物質の $S_{Adh}$ は $G$ の 0.5 乗に比例することが理論的に予測されている[33〜35]。そこで詳細な解析のため，ln$S_{Adh}$ を ln$G$ の関数としてプロットした（Figure 1c）。ポリマーの構造や引張速度の違いに関わらず，全てのデータ点は単純な直線性の相関関係を持つことが分かった。なお，ポリマーサンプルの $G$ 値は $10^5$ Pa 未満であり，接着性物質としての経験的な基準値（Dahlquist criterion）を満たしている[36〜38]。

　プロットの近似直線の傾きから，3 種のポリマーの $S_{Adh}$ は $G$ の 0.48 乗に比例することが示唆され，Chernyak-Leonov モデルの理論値と良好な一致を示した。Figure 1a〜c までの解析結果は Glue 2 が高粘弾性であることを保証しており，Glue 2 はその接着において優れた応力分散性を持つことを示唆している。

　Glue 2 の重ね剪断試験において，2枚のガラス板が剥離した後で，引張方向に沿ってガラス板間にファイバーが形成されることを確認している（Figure 2a 左）。それゆえに，Glue 2 の顕著に大きな $S_{Adh}$ や引張速度依存性，再接着性は Glue 2 のファイバー形成能に起因するのかもしれない。そこで，走査型電子顕微鏡（SEM）を用いて3種のペプチド交互共重合体の重ね剪断試験前後における形状変化を観測した（Figure 2a 右）。剪断試験後における Glue 2 が塗布されたガラス面や，試験後に生じたファイバーを SEM で観測したところ，どちらにも一軸方向に配向したナノファイバーの集積体が観測された一方で，剪断試験前には全くファイバー状の組織は観測されなかった。なお，Glue 1，Glue 3 においては繰り返し試験前後のどちらにおいても全くファイバー状組織は観測されなかった。

　ここで，グリシン-$N$-ブチルフェニルグリシンを繰り返し構造に持つ Glue 2 のユニークな接着挙動について話を整理したい。理想的なエラストマーとして振舞う Glue 2 のランダムコイル構造は機械的な応力によって構造変換し，一軸に配向してナノファイバーを形成する。Glue 2 の剛直で嵩高いポリマーの構造は，繰り返し構造間の立体障害によって伸びきり鎖からの構造緩和を速度論的に抑制するのかもしれない。一方で，立体障害の少ない Glue 1 や Glue 3 において

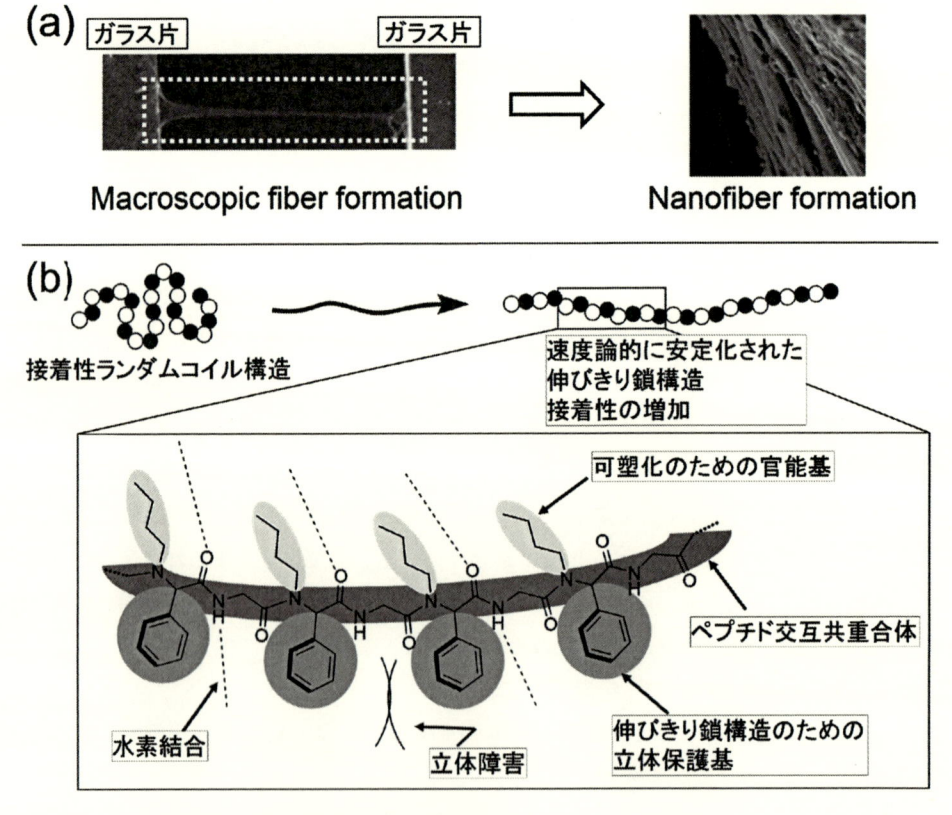

Figure 2　(a) Glue 2 の重ね剪断試験後の巨視的なファイバー形成と SEM 像（100 μm 四方），
　　　　　(b) Glue 2 の速度論的に安定化された伸びきり鎖の推定構造

は，伸びきり鎖構造は速やかに緩和されてランダムコイル構造に戻る。Glue 2 の剛直なフェニルグリシン骨格は「伸びきり鎖構造のための立体保護基」として機能しているとも言える。なお，3種のポリマーが異なる緩和モードを持つことはガラス転移点の違いからも明らかである。特筆すべき点は，Glue 2 の伸びきり鎖構造の $S_{Adh}$ が原形のランダムコイル構造よりも格段に増加する点である。このような剪断応力によって引き起こされる Glue 2 の構造変化と接着性変化は，冒頭に述べた血液中での VWF の挙動とよく似ているように思われる。Glue 2 が VWF の機能的な類縁体であるのならば，Glue 2 の構造伸長に伴って分子間結合サイトを表面に露出し，$S_{Adh}$ を増加させるのであろう。筆者らは Glue 2 のようなポリペプチドの準安定伸びきり鎖構造が，今後のバイオグルーの開発における新しい構造モチーフになると考えている。

## 4　おわりに

　本章では筆者らが開発したペプチド交互共重合体からなる接着剤の合成と機能について紹介した。ペプチド交互共重合体のワンポット合成法の開発によって，未踏領域であったアミノ酸配列と材料物性との相関解明に向けた研究を進めることが可能となった。グリシン-$N$-ブチルフェニルグリシンというジペプチドを繰り返し構造として持つペプチド交互共重合体 Glue 2 は極めて大きな $S_{Adh}$ を示し，再接着性を示すユニークな新接着剤である。$S_{Adh}$ と，$v$ や $G$ との相関を評価した結果，Glue 2 のガラス間における接着能は理想的なエラストマー間の接着と類似しており，Glue 2 は接着において優れた応力分散性を発現することが分かった。また引張方向に沿ってナノファイバーが形成されることが分かった。自然界においては，ナノファイバーが関与する接着現象がいくつも知られている。例えばヤモリの脚の表面には，あらゆる材料表面と強くしなやかに接着するための仕組みとして，ナノファイバーが密に集積されている[39~43]。そのため，Glue 2 のナノファイバーはおそらく接着の速度依存性や再接着に深く関与するものと考察している。筆者らが開発した新接着剤は強靭な接着性を示しただけでなく，ペプチドベースの材料のため，無毒で生体適合性や生分解性[44]を示すことが十分に予想される。本章で示したペプチド交互共重合体からなる接着剤の分子設計指針は，真に理想的な生体用接着剤を開発する上で有用な知見になると考えている。

## 文　　献

1)　A. H. Hofman, I. A. van Hees, J. Yang, M. Kamperman, *Adv. Mater.*, 1704640 (2018)

2)　M. Cui, S. Ren, S. Wei, C. Sun, C. Zhong, *APL Mater.*, **5**, 116102 (2017)

3)　C. Ghobril, M. W. Grinstaff, *Chem. Soc. Rev.*, **44**, 1820 (2015)

4) M. Mehdizadeh, J. Yang, *Macromol. Biosci.*, **13**, 271 (2013)

5) D. I. Tsilimigras, A. Antonopoulou, I. Ntanasis-Stathopoulos, D. Patrini, K. Papagiannopoulos, D. Lawrence, N. Panagiotopoulos, *J. Thor. Dis.*, **9**, 568 (2017)

6) M. L. B. Palacio, B. Bhushan, *Phil. Trans. R. Soc. A*, **370**, 2321 (2012)

7) *Tissue Adhesives in Clinical Medicine*, J. V. Quinn Ed., BC Decker Inc. Hamilton, **27** (2005)

8) *Absorbable and Biodegradable Polymers*, S. W. Shalaby, K. J. L. Burg Eds., CRC Press, Boca Raton, **59** (2004)

9) M. Brennan, *Blood, Rev.*, **5**, 240 (1991)

10) D. H. Sierra, *J. Biomater. Appl.*, **7**, 309 (1993)

11) K. Laitakari, J. Luotonen, *Laryngoscope*, **99**, 974 (1989)

12) C. Joch, *Cardiovasc. Surg.*, **11**, 23 (2003)

13) T. A. Springer, *Blood*, **124**, 1412 (2014)

14) J. Rosenbloom, W. R. Abrams, R. Mecham, *FASEB J.*, **7**, 1208 (1993)

15) D. R. Eyre, *Annu. Rev. Biochem.*, **53**, 717 (1984)

16) K. A. Piez, *Encycl. Polym. Sci. Eng.*, **3**, 699 (1985)

17) A. B. Ihsan, Y. Kawaguchi, H. Endo, Y. Koyama, *J. Mater. Chem. B*, **7**, 2766 (2019)

18) Y. Koyama, A. B. Ihsan, P. G. Gudeangadi, *Macromol. Chem. Phys.*, **219**, 1800303 (2018)

19) Y. Koyama, P. G. Gudeangadi, *Chem. Commun.*, **53**, 3846 (2017)

20) A. Dömling, I. Ugi, *Angew. Chem.* **112**, 3300 (2000) ; *Angew. Chem. Int. Ed. Engl.*, **39**, 3168 (2000)

21) I. Ugi, B. Werner, A. Dömling, *Molecules*, **8**, 53 (2003)

22) U. K. Sharma, N. Sharma, D. D. Vachhani, E. V. Van der Eycken, *Chem. Soc. Rev.*, **44**, 1836 (2015)

23) A. B. Ihsan, Y. Koyama, *Polymer*, **161**, 197 (2019)

24) W. Li, H. Chung, C. Daeffler, J. A. Johnson, R. H. Grubbs, *Macromolecules*, **45**, 9595 (2012)

25) T. Sato, A. Ohshima, A. Teramoto, *Macromolecules*, **31**, 3094 (1998)

26) T. Sato, *Kobunshi Ronbunshu*, **69**, 613 (2012)

27) R. S. Al Toma, C. Brieke, M. J. Cryle, R. D. Süssmuth, *Nat. Prod. Rep.*, **32**, 1207 (2015)

28) Z. R. Grabowski, K. Rotkiewicz, *Chem. Rev.*, **103**, 3899 (2003)

29) Q. T. Zhang, J. M. Tour, *J. Am. Chem. Soc.*, **120**, 5355 (1998)

30) X. Zhang, Z.-C. Li, K.-B. Li, S. Lin, F.-S. Du, F.-M. Li, *Prog. Polym. Sci.*, **31**, 893 (2006)

31) S. A. Jenekhe, L. Lu, M. M. Alam, *Macromolecules*, **34**, 7315 (2001)

32) A. Schallamach, Proc. Phys. Soc. *London B*, **65**, 657 (1952)

33) Y. B. Chernyak, A. I. Leonov, *Wear*, **108**, 105 (1986)

34) K. Vorvolakos, M. K. Chaudhury, *Langmuir*, **19**, 6778 (2003)

35) V. L. Popov, L. Voll, Q. Li, Y. S. Chai, M. Popov, *Sci. Rep.*, **4** : 3750, 1 (2014)

36) F. Deplace, C. Carelli, S. Mariot, H. Retsos, A. Chateauminois, K. Ouzineb, C. Creton, *J. Adhesion.*, **85**, 18 (2009)

37) S. S. Heddleson, D. D. Hamann, D. R. Lineback, *Cereal Chem.*, **70**, 744 (1993)

38) M. B. Novikov, A. Roos, C. Creton, M. M. Feldstein, *Polymer*, **44**, 3561 (2003)

39) N. Gravish, M. Wilkinson, S. Sponberg, A. Parness, N. Esparza, D. Soto, T. Yamaguchi, M. Broide, M. Cutkosky, C. Creton, K. Autumn, *J. R. Soc. Interface*, **7**, 259（2010）

40) J. J. Chen, A. M. Peattie, K. Autumn, R. J. Full, *J. Exp. Biol.*, **209**, 249（2006）

41) K. Autumn, S. T. Hsieh, D. M. Dudek, J. Chen, C. Chitaphan, R. J. Full, *J. Exp. Biol.*, **209**, 260（2006）

42) J. B. Puthoff, M. S. Prowse, M. Wilkinson, K. Autumn, *J. Exp. Biol.*, **213**, 3699（2010）

43) Z. Gu, S. Li, F. Zhang, S. Wang, *Adv. Sci.*, **3**, 1500327（2016）

44) K. Tsuchiya, N. Ifuku, Y. Koyama, K. Numata, *Polym. Degrad. Stabil.*, **160**, 96（2019）

# 第4章 超薄膜状ハイドロゲル

秋山義勝[*]

## はじめに

損傷した組織，臓器を回復，維持させるために，細胞を成長因子の存在下で生分解性の細胞足場（スキャホールド）で培養，成長させ，in vivo, in vitro で組織を構築，再生するための研究領域として，組織工学が1990年代に Langer 教授と Vacanti 教授らによって提唱された。しかし，生分解性の細胞足場を利用した場合，細胞増殖にともなう理想的な細胞足場の分解が難しく，また，細胞への酸素や栄養分の供給や細胞が排出した老廃物の除去等に必要な血管網が導入されていないため，細胞密度が高く，厚い生体組織を構築することが困難である。また，細胞足場の分解産物による生体への炎症反応も指摘されている。

1990年頃に岡野らは培養細胞を非侵襲的にシート状で回収することができる温度応答性細胞培養表面を発明した。回収した細胞シートは生体組織に無縫合で移植でき，さらに細胞シート同士を積層化させることで細胞が密な厚い組織を構築することができる。積層化細胞シート内に血管網を誘導させることで長期にわたり，積層化細胞シートの機能や構造が維持できることも実証してきた。温度応答性細胞培養表面で細胞シートを作製するためには，超薄膜状の温度応答性ハイドロゲルを固定化する必要がある。本稿では，新しい細胞培養基材としての温度応答性細胞培養表面にスポットをあて，細胞シート作製に必要な温度応答細胞培養表面の超薄膜状の温度応答性ハイドロゲルの特徴とその表面設計，温度応答性細胞培養表面によって創出した「細胞シート工学」について説明する。その後に，特殊な手法を使わずに作製可能な温度応答性細胞培養表面の作製方法や新しい温度応答性細胞培養表面についても紹介する。

## 1 温度応答性高分子を利用したインテリジェント表面

ポリ（*N*-イソプロピルアクリルアミド）（PIPAAm）は水溶液中において，相転移挙動を示す温度応答性高分子として広く知られている。PIPAAm 水溶液の相転移温度は32℃付近であり，その相転移温度を境に高温側では PIPAAm 鎖は脱水和，凝集し白濁する。一方，PIPAAm 水溶液を相転移温度よりも低い温度にすると PIPAAm 鎖は水和し，水溶液は透明となる。この時の相転移温度は下限臨界溶液温度（Lower Critical Solution Temperature（LCST））と呼ばれている（図1(A)）[1]。

---

\* Yoshikatsu Akiyama 東京女子医科大学 先端生命医科学研究所 講師

　PIPAAm を材料表面に化学的に固定化することで，PPIAAm 鎖の温度変化による可逆的なコンフォメーション変化や水和・脱水和によって表面の親水性，疎水性を温度によって制御できる温度応答性表面を作製することができる[2,3]。岡野らが発明した温度応答性表面を応用することで，水系のみで分離，溶出可能な温度応答性クロマトグラフィーや温度変化によって細胞の接着，脱着を制御する温度応答性細胞培養表面等のインテリジェント表面が開発されている[4]。

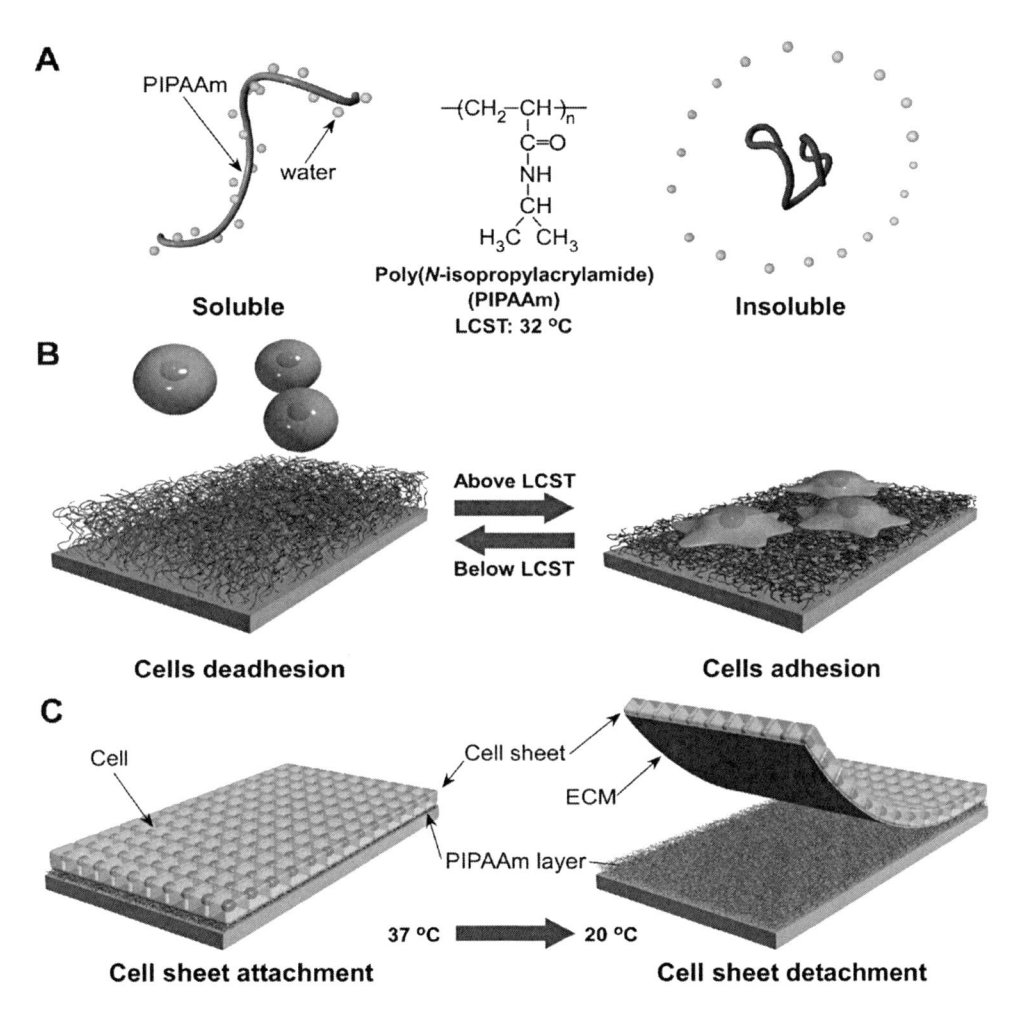

**図1　温度応答性高分子と温度応答性細胞培養表面**
(A)温度応答性高分子 Poly（*N*-isopropylacrylamide）（PIPAAm）の構造と特徴。(B)PIPAAm ゲルを固定化した温度応答性細胞培養表面の特徴。LCST よりも高い温度では表面が疎水性となり細胞が接着する。LCST よりも低い温度では表面が親水性となり接着した細胞は剥離する。(C)温度応答性細胞培養表面からの細胞シートの剥離。コンフルエントになるまで細胞が増殖した後に，LCST よりも低い温度に下げることで基底膜側に細胞外マトリックス（ECM）を保持した細胞シートを回収することができる。Copyright © 2014, Oxford University Press.

## 2　温度応答性細胞培養表面と細胞シート工学

　最初の温度応答性細胞培養表面は，岡野らによって報告された[2]。市販の組織培養ポリスチレン（TCPS）表面に電子線照射で超薄膜状のPIPAAmゲルを化学的に固定化した表面である。$N$-isopropylacrylamide（IPAAm）モノマー溶液をTCPS表面に塗布し，電子線を照射することでモノマーやTCPS表面からラジカルが発生しモノマーの重合，ポリマーの架橋が同時に起こり，ナノオーダーの超薄膜状のPIPAAmゲルがTCPS表面に固定化される。作製した温度応答性細胞培養表面に細胞を播種し，温度変化によって細胞の接着，脱着を制御できることが示された（図1(B)）。後述するように，シランカップリング剤で予め表面処理を施すことで，ガラスやポリジメチルシロキサン（PDMS）のような基材を用いても，温度応答性細胞培養表面を作製することができる[5,6]。

　温度応答性細胞培養表面で細胞をコンフルエント状なるまで増殖させ，その後，PIPAAmの相転移温度よりも低い温度で処理を行うと，培養細胞をシート状で剥離させることができる（図1(C)）。温度応答性細胞培養表面を用いた細胞シート作製に関する研究から，ATP消費をともなう細胞の能動的な接脱着，細胞種で異なる細胞剥離の至適温度，細胞シート基底膜層に保持される細胞外マトリックス（ECM）の存在等，数多くの知見が得られた[7~10]。基底膜層に存在するECM成分は生体糊のような役割を果たす。このECM成分の存在により，細胞シート同士を積層化したり，縫合糸を利用せずに細胞シートを生体組織に移植することができる。これらの技術は「細胞シート工学」として岡野らによって提唱された[11]。2000年頃から，細胞シート工学を利用した生体組織の再生，構築に関する研究やヒト臨床への応用が徐々に開始された[12]。

　これと並行して，温度応答性細培養表面に関する評価，研究も進められ，温度変化にともなう細胞の接着・脱着を実現する温度応答性細胞培養表面を作製するためには固定化したPIPAAm層の精密な膜厚制御が必要であることを見出した[6,13]。図2に固定化したPIPAAm層の膜厚と細胞接着性の相関を示す。固定化したPIPAAm層の膜厚が厚くなると，PIPAAmが脱水和する相転移温度以上の37℃でも細胞は接着しない。TCPS表面の場合，20 nm程度の厚みでPIPAAmゲル層を固定化することで，温度応答性細胞培養表面としての細胞接脱着能が発現する。固定化PIPAAmゲル層の膜厚依存的な細胞接着性はシランカップリング剤で処理を行ったガラス表面でも確認することができた（図2）[6]。

　これらの結果をもとに，PIPAAmゲルの膜厚に依存する細胞接着性について，固定化したPIPAAm鎖の分子運動性の違いから考察している（図3）。疎水性のTCPS界面近傍では，固定化したPIPAAm鎖の脱水和が促進され，強い疎水性凝集を起こす。PIPAAmゲル層が極めて薄い場合，TCPS界面近傍で起こるPIPAAm鎖の疎水性凝集は最表面領域のPIPAAm鎖の脱水和を促進させる。その結果，37℃の培養条件ではPIPAAm鎖はフィブロネクチン（FN）のようなECMを吸着する疎水性を示し，細胞が接着する[6,13]。PIPAAmゲル層の厚みが増すとともに，最表面領域のPIPAAm鎖は，この疎水性凝集の影響を受けにくくなる。そのため，最表面

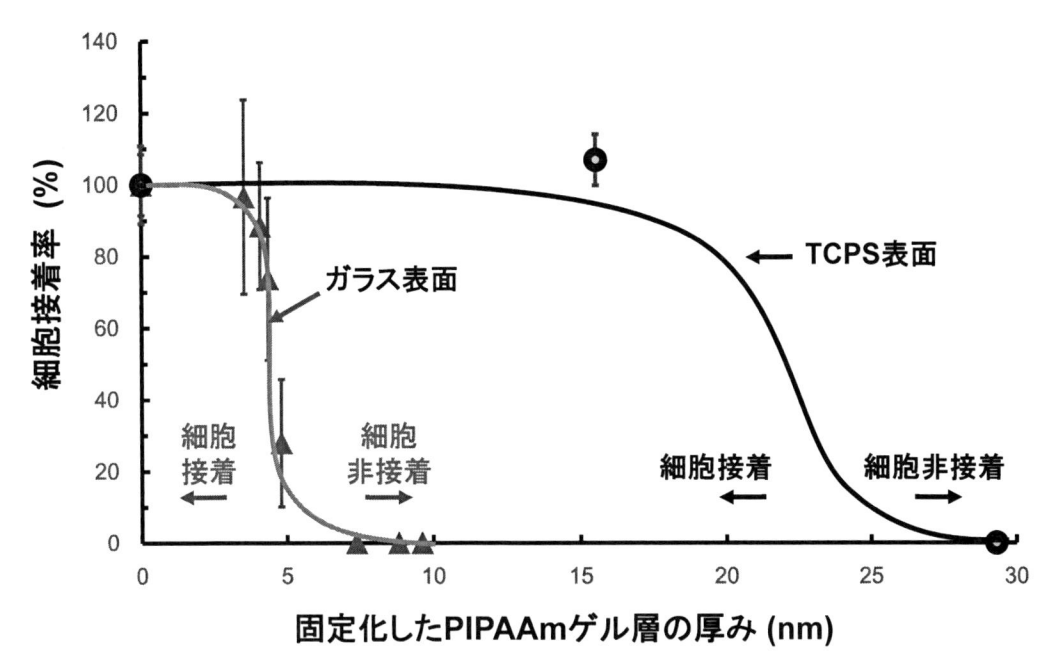

図2　TCPS およびガラス表面に電子線照射により PIPAAm ゲルを固定化させた
温度応答性細胞培養表面における PIPAAm ゲルの膜厚と細胞接着性の相関

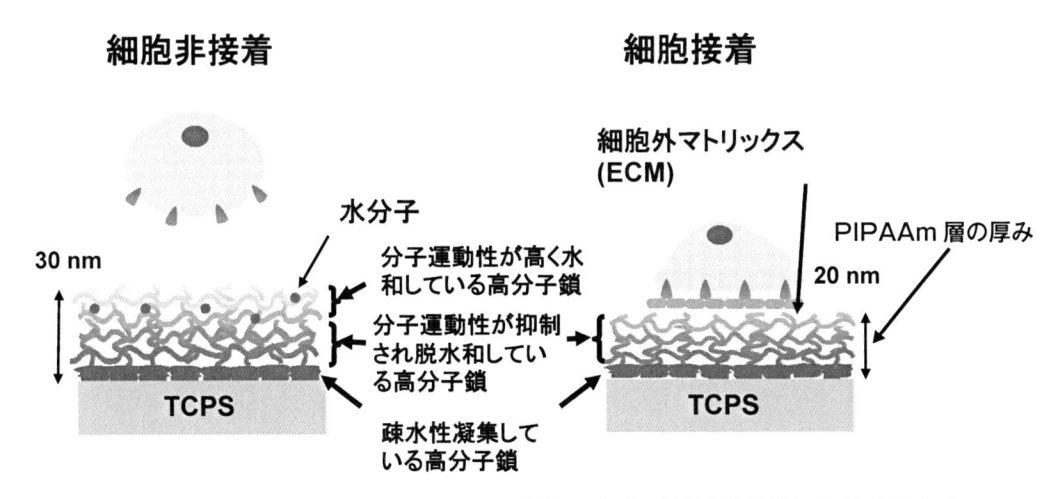

図3　固定化 PIPAAm ゲル層の厚みによって変化する温度応答性細胞培養表面（組織培養ポリ
スチレン（TCPS）に PIPAAm ゲルを電子線照射によって固定化した表面）の細胞接着性
（左）PIPAAm 層が 30 nm の場合，（右）PIPAAm 層が 20 nm の場合。

領域の PIPAAm 鎖は十分に脱水和されず，LCST 以上でも FN が吸着しにくい表面となる。最近，LCST より高い温度でも PIPAAm 鎖は完全に脱水和されず，水和している部分があることも指摘されている[14]。実際，$N,N'$-methylenebisacrylamide のような架橋剤を利用して作製した厚さ 1.0 mm 程度の厚みの PIPAAm ゲルに細胞を播種しても細胞は接着しない[15]。これは，PIPAAm 鎖が脱水和しても，FN や細胞を接着させる程度の疎水性凝集が起こっていないことを示唆している[14]。温度応答性細胞培養表面の機能を発現させるためには，固定化した PIPAAm 鎖の基材界面近傍で起こる疎水性凝集を利用し，温度応答性高分子鎖の脱水和の促進させる，ナノスケールレベルでの高分子膜厚の制御，設計が必要である。

PIPAAm 鎖の疎水性凝集は基材界面の物性の影響を受けると考えている。ガラス表面を基材とした場合，温度応答性細胞培養表面としての機能を発現させるためには固定化した PIPAAm ゲル層の厚みを 3.3 nm 付近に制御することが重要であることがわかった。TCPS 表面を利用した場合の最適な PIPAAm 層の膜厚の値よりも，より薄い PIPAAm ゲル層の構築が必要である。PIPAAm ゲルを固定化したガラス表面には親水性のシラノール基が残存していることから，ガラス界面近傍で起こる，疎水性凝集は疎水性を示す TCPS 界面の場合と比べると弱いと考えている。そのため，より薄い PIPAAm 固定化ゲル層が必要ではないかと考えている。これらの現象から，PIPAAm を固定化する基材表面の物性も考慮した温度応答性細胞培養表面の設計が必要であると考えている。

## 3 細胞剥離を加速化するための温度応答性細胞培養表面の設計

固定化した PIPAAm ゲル内に Polyethylene glycol（PEG）等の親水性ユニットや PIPAAm 鎖の自由末端を導入する，あるいは多孔性膜上に PIPAAm ゲル層を固定化させることで，固定化した PIPAAm ゲルの水和を加速化させ，接着した細胞の剥離を加速化させる表面設計について岡野らのグループが精力的に取り組んできた[1]。これら知見をもとに，基材界面における PIPAAm 鎖の疎水性凝集の程度が制御できれば PIPAAm 鎖の水和や細胞剥離を加速できるのではないかと考え，これを確かめるべく，ポリアクリルアミド（PAAm）のような親水性成分を PIPAAm ゲルの下層に導入した温度応答性細胞培養表面を作製し，その細胞接着および剥離挙動について評価した[16]。

目的の表面を作製するために，PAAm ゲルを電子線照射で TCPS 表面に固定化し，さらに固定化した PAAm ゲル層の上に PIPAAm ゲルを電子線照射で固定化した温度応答性細胞培養表面を作製した。細胞接着および剥離の評価から，固定化する PAAm 量と PIPAAm 量を最適化することで接着した細胞の剥離を加速化することに成功した。最初に固定化した PAAm の固定化量がある一定量を超えると，さらにその上に PIPAAm を固定化しても細胞接着性を示さなくなる。これは，PIPAAm 鎖の疎水性凝集形成が親水性成分である PAAm ゲル層によって抑制されていることを示唆している。

*116*

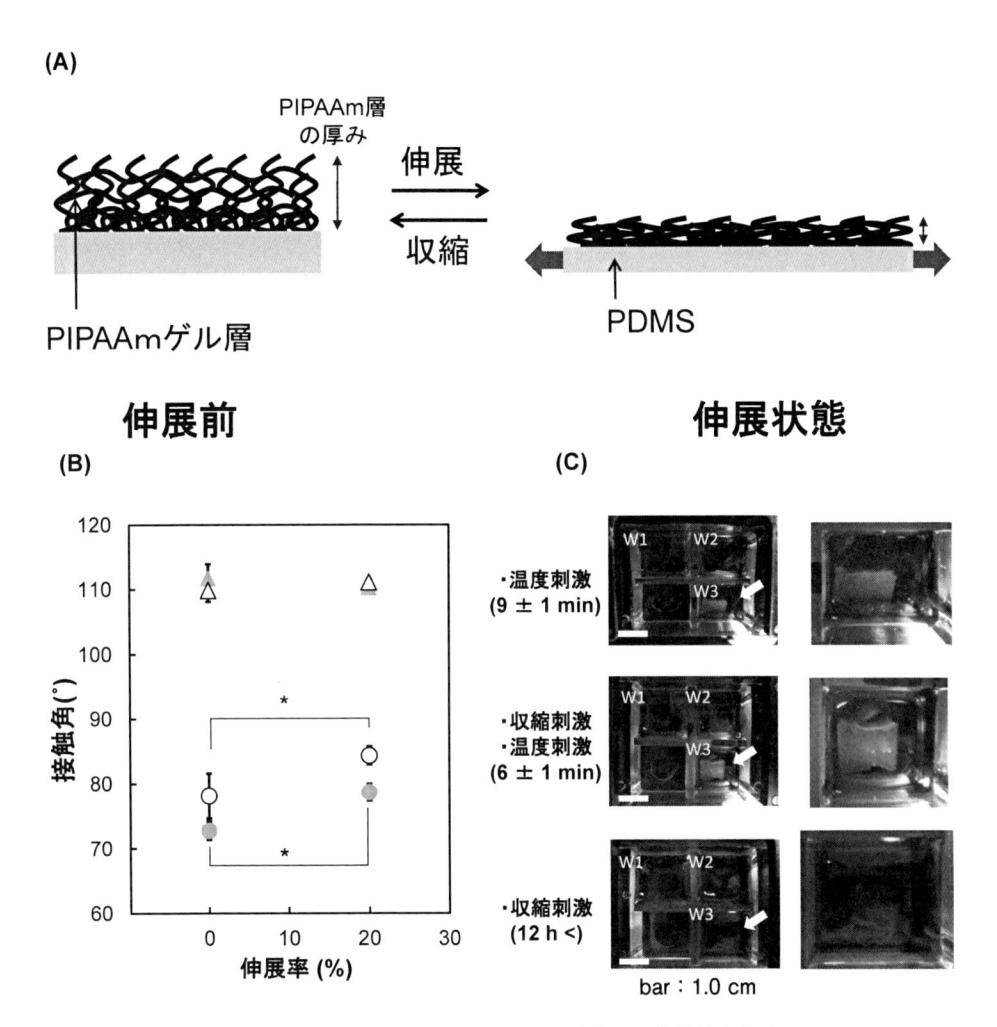

図4　PDMS 表面に PIPAAm ゲルを固定化した伸展性を有する
温度応答性細胞培養表面（PIPAAm-PDMS）の特徴

(A)伸展刺激によって表面物性が変化する PIPAAm-PDMS の概念図。伸展刺激によって PIPAAm ゲル層の膜厚が減少し，PIPAAm-PDMS 表面の疎水性が強くなる。伸展させた状態から PIPAAm-PDMS を収縮させることで PIPAAm ゲル層の厚みが増加し親水性表面となる。(B)PIPAAm-PDMS および PDMS 表面を一軸方向に伸展させた場合の接触角の変化。伸展率（%）=（伸展後の長さ－伸展前の長さ）／（伸展前の長さ）から計算。●(20℃)，○(37℃)：PIPAAm-PDMS，▲(20℃)，△(37℃)：PDMS，(*p < 0.05)。(C)温度刺激，収縮刺激によって PIPAAm-PDMS から剥離させた細胞シートと細胞シートの剥離時間（n=3）。PIPAAm-PDMS（伸展率：20%）に細胞を播種，培養。コンフルエント後に温度刺激や収縮刺激を与え細胞シートの剥離時間を測定。(左)刺激付与後の PIPAAm-PDMS の細胞培養チャンバー。1つのチャンバーは4つの細胞培養用の well で構成されている。W1～3 を細胞剥離評価の well として使用。播種，接着した細胞がコンフルエントになった後に（上段）温度刺激のみ，（中段）収縮刺激と温度刺激，（下段）収縮刺激をそれぞれ付与。温度刺激は 37℃ から 20℃ に変化。収縮刺激は伸展率を 20% から 0% に変化。(右)矢印（W3）の拡大写真。PIPAAm-PDMS 表面から剥離した細胞シート。Copyright © 2018, American Chemical Society.

　これらの表面設計とは別に，外部からの力学刺激によって表面に固定化した PIPAAm ゲル層の膜厚を制御し，細胞剥離を加速化させる新規な温度応答性細胞培養表面の作製にも成功している（図 4(A)）[5]。PDMS を基材として使い，電子線照射によって PIPAAm ゲルを PDMS 表面に固定化した（PIPAAm-PDMS）。PIPAAm ゲルを約 700 nm の厚みで固定化した PIPAAm-PDMS は温度応答性細胞培養表面の機能を発現する。この表面を一軸方向に伸展させると，PIPAAm ゲル層の厚みは約 480 nm まで減少し，伸展前よりも疎水性な表面となり（図 4(B)），細胞接着性も向上する。

　伸展させた PIPAAm-PDMS 表面に細胞を播種しコンフルエントになるまで培養した後，温度刺激（低温処理）もしくは収縮刺激のみを与えた場合，細胞はシート状で剥離した。一方，両方の刺激を伸展させて PIPAAm-PDMS に与えた場合，細胞シートはより短い時間で剥離させることができた（図 4(C)）。細胞シートの剥離には時間を要したが，収縮刺激のみで細胞シートが剥離した現象は，収縮刺激により固定化した PIPAAm ゲル層の厚みが増加し，PIPAAm 鎖がより水和されたことを示唆している。これらの結果は，力学刺激によって PIPAAm ゲル層の膜厚の変化を介し，固定化した PIPAA 鎖の水和，脱水和を制御することで表面物性の制御が可能な温度応答性細胞培養表面が作製可能であることを示している。

　このような温度応答性細胞培養表面の設計により，細胞シートが短時間で剥離可能となれば，細胞の高い生理機能を維持したまま細胞シートの移植や組織構築に利用できる。また，細胞シートの回収時間の短縮は移植時間の短縮にもつながり，患者や術者の負担軽減にもつながると考えている。

## 4　新たな温度応答性細胞培養表面の作製方法の開発

　細胞シート工学の有用性が数多く報告され，細胞シートに対する興味が高まった。同時に，自らの手で細胞シートを作製する要望も高まり，温度応答性細胞培養表面の新しい作製方法にも関心が集まった。固定化する温度応答性高分子層の膜厚制御による温度応答性細胞培養表面の設計概念が報告されてから，電子線照射装置などの特殊な装置を利用せずに，簡便にかつ低コストで温度応答性細胞培養表面を作製する試みがなされ，様々な手法が開発されている[17]。詳細は割愛するが，その中でも温度応答性高分子を基材表面に物理吸着させて作製した温度応答性細胞培養表面の報告が多く見受けられる。温度応答性高分子溶液を基材表面に塗布，吸着させるだけで温度応答性細胞培養表面を簡単に作製ができる点は，簡便で魅力的な手法である。吸着させる温度応答性高分子の種類によって細胞剥離のメカニズムは異なっている。例えば，PIPAAm のような温度応答性高分子を基材表面に吸着させて作製した温度応答性細胞培養表面は，低温処理によって吸着させた PIPAAm が液相に溶解することで，接着した細胞を基材から剥離させる。また，疎水性ユニットが導入された PIPAAm をポリスチレン等の疎水性基材の表面に吸着させた温度応答性細胞培養表面は，低温処理を行っても疎水性ユニットと基材間の疎水性相互作用に

よって，吸着した高分子は溶出せず，細胞のみを剥離させることもできる。これらの結果は吸着させる温度応答性高分子の設計により，様々な機能を付与した温度応答性細胞培養表面が作製できることを示している。

　高分子を吸着させる方法とは別に，筆者らも特殊な装置を利用せずに，温度応答性細胞培養表面を簡単に作製する手法の開発に取り組んでいる。その成果の一部を紹介する[18]。

　ポリスチレンを濃硫酸存在下でチオサリチル酸と反応させると，ポリスチレン側鎖の一部のフェニル基を光重合開始剤の1つであるチオキサントン基に変換できる（図5(A)）。その際，副反応としてフェニルスルホン酸も生成する。筆者らはこの反応に着目し，同様な反応を用いて，市販のポリスチレン製基材（PSt）にチオキサントン基を導入した（TX-PSt）。その後，触媒を含むIPAAm水溶液をTX-PStに加え，LEDを光源とした光開始重合によってPSt表面にPIPAAmを固定化した（PIPAAm-TX-PSt）。その際，固定化したチオキサントン基の吸収波長に近い405 nmに波長を有するLED光源を利用した。種々の作製条件を比較，評価した結果，5分程度の照射時間で，TX-PSt表面全体にPIPAAm鎖を固定化でき，細胞シートが回収可能な温度応答性細胞培養表面が作製できることを明らかにした（図5(B)）。電子線照射法で作製した温度応答性細胞培養表面ではPIPAAmゲルが基材表面に固定化されるが，PIPAAm-TX-PStではPIPAAm鎖の片末端が固定化されたPIPAAmブラシ表面であると考えている。PIPAAmの固定化量が多いPIPAAm-TX-PStでは細胞は接着しない。PIPAAm-TX-PStにおいても，温度応答性細胞培養表面としての機能を発現するためにはPIPAAm層の精密な制御が必要であると考えている。

　PIPAAm-TX-PSt表面には，さらに別の種類の高分子を固定化することもできる。触媒を含むアクリルアミドモノマー水溶液をPIPAAm-TX-PSt表面に添加し，フォトマスクを介してLEDを照射することでフォトマスクのパターン形状を反映したPAAmを固定化することが可能である。固定化したPAAmはPIPAAmとのブロック共重合体なのか，あるいはPSt表面に直接的に結合しているのかは評価中であるが，この結果は様々な種類の高分子を，フォトマスク等を利用することで様々なサイズ，形状に固定化できることを示している。

　本手法で使用する装置や試薬は特殊でなく，簡単に手に入れることができる。電気泳動用のポリアクリルアミドゲルを作製する要領で，誰でも簡単に温度応答性細胞培養表面を作製できると考えている。また，平板以外にもビーズやチューブ等の様々な表面形状にも高分子が固定化できることから，平板の温度応答性細胞培養表面では作製が困難であった，チューブ形状を有する細胞シート作製への応用も期待できる。

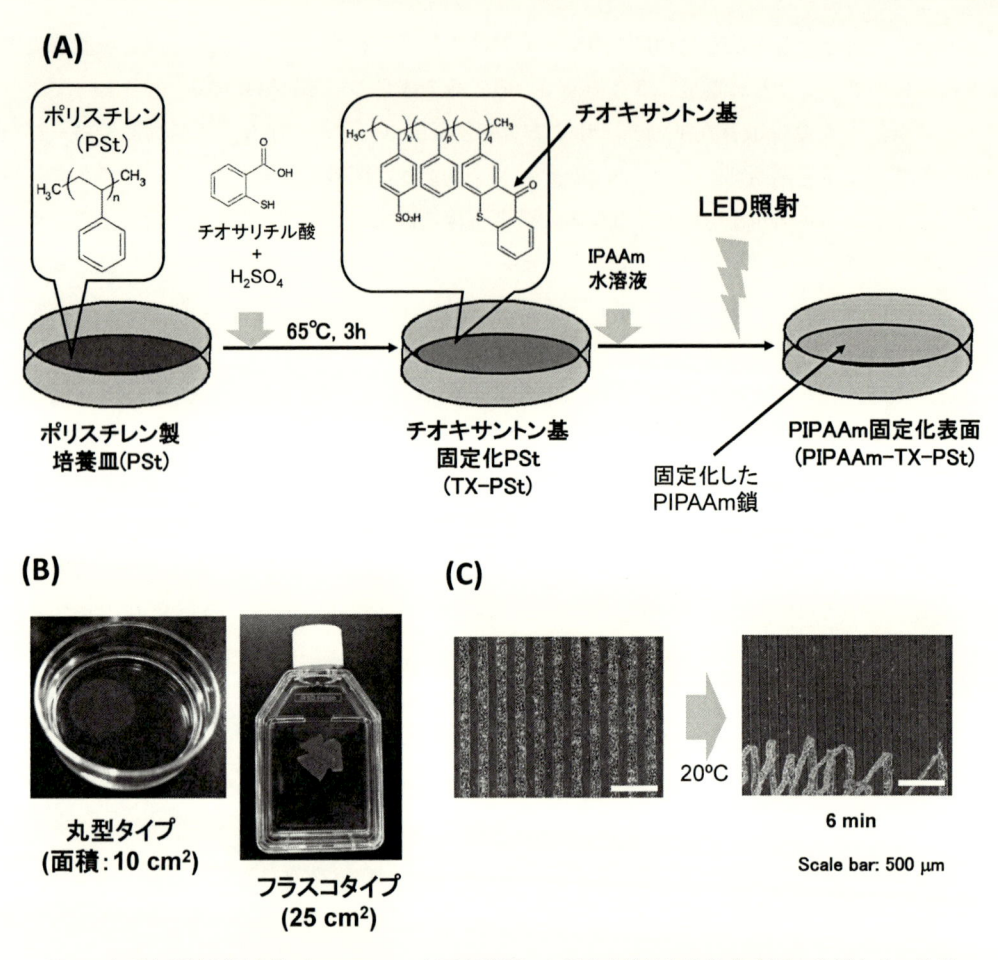

図5　光重合開始剤固定化ポリスチレン表面を利用した温度応答性細胞培養表面の作製とその特徴　(A)ポリスチレン製基材表面（PSt）へのチオキサントン系光重合開始剤の導入（TX-PSt）と LED光源を用いた TX-PSt 表面への PIPAAm 鎖の固定化（PIPAAm-TX-PSt）のスキーム，(B)PIPAAm-TX-PSt 表面からの細胞シート回収評価，（左）丸形タイプの PIPAAm-TX-PSt（35 mmΦ），（右）フラスコ型の PIPAAm-TX-PSt，(C)フォトマスクを利用して作製したパターン化温度応答性細胞培養表面。ストライプ状の PAAm（幅：100μm）を PIPAAm-TX-PSt 表面に固定。（左）パターン化温度応答性細胞培養表面への細胞接着挙動（37℃）。PAAm が固定化された領域は細胞非接着領域となる。（右）低温処理（20℃）によりストライプ状に剥離する細胞シート（低温処理を行ってから 6 min 後の細胞剥離挙動）。Copyright © 2016, John Wiley and Sons.

# 文　　献

1) Z. Tang, *et al.*, *Polymers*, **4** (3), 1478 (2012)

2) N. Yamada, *et al.*, *Die Makromolekulare Chemie, Rapid Communications*, **11** (11), 571 (1990)

3) T. Yakushiji, *et al.*, *Langmuir*, **14** (16), 4657 (1998)

4) K. Nagase, *et al.*, *Biomaterials*, **153**, 27 (2018)

5) Y. Akiyama, *et al.*, *Biomacromolecules*, **19** (10), 4014 (2018)

6) K. Fukumori, *et al.*, *Macromol. Biosci.*, **10** (10), 1117 (2010)

7) T. Okano, *et al.*, *J. Biomed. Mater. Res.*, **27** (10), 1243 (1993)

8) T. Okano, *et al.*, *Biomaterials*, **16** (4), 297 (1995)

9) M. Yamato, *et al.*, *J. Biomed. Mater. Res.*, **44** (1), 44 (1999)

10) A. Kushida, *et al.*, *J. Biomed. Mater. Res.*, **45** (4), 355 (1999)

11) T. Shimizu, *et al.*, *Biomaterials*, **24** (13), 2309 (2003)

12) J. Yang, *et al.*, *Biomaterials*, **26** (33), 6415 (2005)

13) Y. Akiyama, *et al.*, *Langmuir*, **20** (13), 5506 (2004)

14) R. Pelton, *J. Colloid Interface Sci.*, **348** (2), 673 (2010)

15) J.-I. Sasaki, *et al.*, *Tissue Engineering Part A*, **16** (8), 2497 (2010)

16) Y. Akiyama, *et al.*, *Acta Biomater.*, **10** (8), 3398 (2014)

17) Z. Tang and T. Okano, *Regenerative biomaterials*, **1** (1), 91 (2014)

18) K. Fukumori, *et al.*, *ChemNanoMat*, **2** (5), 454 (2016)

# 第5章 3次元細胞培養担体CERAHIVE®

今泉幸文*

## 1 はじめに

　弊社の3次元細胞培養担体CERAHIVE®は，生体内近似環境の細胞培養を生体外で実現することをコンセプトに開発を進めている。

## 2 生体内近似環境について

　近年，細胞に関する研究が飛躍的に進歩し，細胞が有する本来の機能を十分に発揮するためには，細胞を取り巻く微小環境が非常に重要であることが分かってきた。一般的に生体内の細胞は周りの細胞や細胞外基質と三次元的に相互作用しながら組織を形成し，その細胞特有の機能を発現する。そのため，従来の二次元培養の細胞は生体内に存在する細胞と性質が大きく異なることが知られてきた。これまでに，生体外で細胞を三次元化する方法は，低接着性表面を有する培養プレートによる培養，スピナーフラスコによる培養，ハンギングドロップ法による培養など，様々な方法が検討され，これらの方法で作製された三次元細胞塊は従来の二次元培養で培養した細胞とは遺伝子の発現パターンや細胞機能が異なることが数多く報告されている[1~7]。

　弊社が開発している3次元細胞培養担体CERAHIVE®は多孔質セラミックス製の培養担体で，その表面に多数の微小培養空間（microwell）を有する（図1参照）。この多孔質のmicrowell構造を利用すると図2に示すような独立した均一な細胞塊に新鮮な培養液を連続的に供給しながら老廃物を除去する細胞培養が可能となる。このような培養方法は生体内の細胞が動脈側の毛細血管からしみ出した間質液の栄養分や酸素を受取り，静脈側の毛細血管に老廃物を送り出す生体内のシステムに近似すると考える。CERAHIVE®を使用した培養は，このような連続的な培養液の供給だけでなく，細胞の一部が培養担体に接着した状態で細胞塊を形成するため，浮遊状態ではなく，生体内と同様に細胞塊が固定された状態での培養となる。また，細胞塊の大きさはmicrowellのサイズにより調整が可能で，その細胞が生体組織中で配置される細胞と毛細血管の距離を模倣した状態も実現可能と考える。CERAHIVE®は基本的に金属酸化物を高温焼成した親水性の多孔質セラミックスであるため，担体底面から毛細管現象により培養液を吸い上げ，一般的なプラスチック製の培養プレートでは培養液を満たすことが困難な直径数十μmのmicrowellでも数分間で培養液を満たすことが可能である。そのため，多くの哺乳動物組織にお

---

＊　Takafumi Imaizumi　クアーズテック㈱　研究開発部　シニアR&Dエンジニア

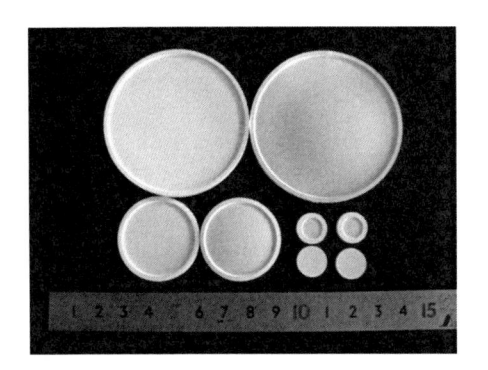

担体の外観

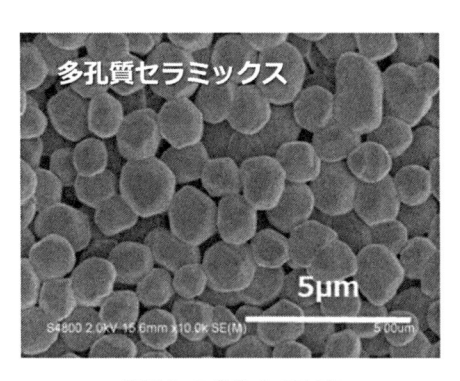

担体の基本骨格

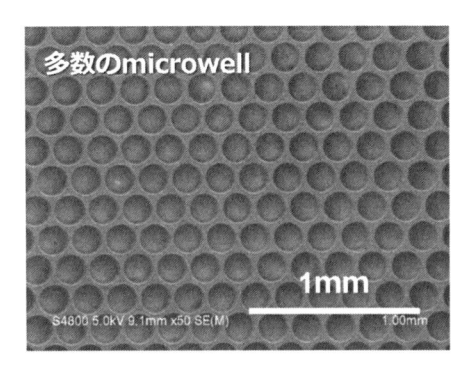

担体表面

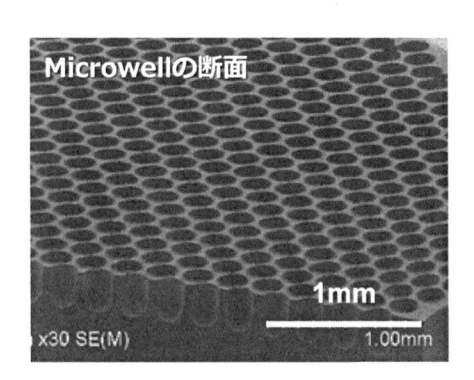

担体断面

図1　3次元細胞培養担体 CERAHIVE®

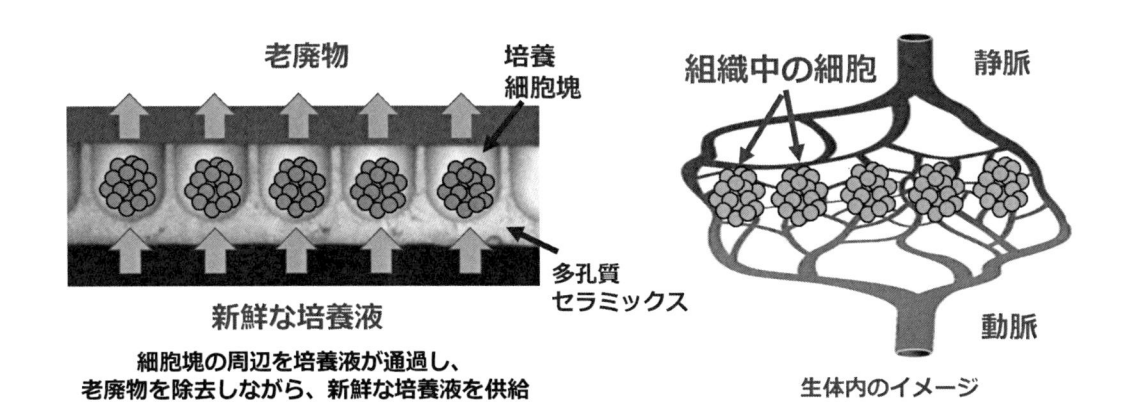

図2　生体内近似環境のイメージ

いて一般的な $100\,\mu\mathrm{m}$ 未満（最大距離はほとんど $200\,\mu\mathrm{m}$ を超えない）の細胞と毛細血管の配置を近似した培養環境を実現することが可能と思われる[8]。

さらに図3に示すような各種センサーを搭載した培養モジュールに CERAHIVE® を組み込み，細胞塊近傍の溶存酸素濃度や圧力を制御しながらの培養も可能である。培養中の細胞塊近傍の溶存酸素濃度を制御する仕組みは，図4に示すように細胞塊近傍の溶存酸素濃度を酸素センサーで計測し，設定値の溶存酸素濃度になるように培養液を撹拌することで実現する。培養液の撹拌方法は溶存酸素リッチな気液界面の培養液を担体上部でポンプ撹拌する方法や CERAHIVE® の多孔性を利用し，microwell 内（細胞塊近傍）の老廃物を含んだ溶存酸素濃度の低い培養液を吸引して抜き取りながら，気液界面の溶存酸素リッチな培養液を microwell 内（細胞塊近傍）に引き込む方法等を開発中である。

一般的な $5\%\mathrm{CO_2}$ インキュベーター内の酸素濃度は大気中の酸素濃度と同じレベルであるが，培養液中の溶存酸素濃度は培養細胞が消費する酸素量と気液界面から溶け込む酸素量とその拡散速度のバランスで溶存酸素濃度が決まると思われる。このようなバランスで成り立つ培養液中の溶存酸素濃度は細胞数や細胞状態（二次元細胞，三次元細胞，細胞周期等）によっても細胞の消費する溶存酸素量が変わってくるため，細胞塊近傍の溶存酸素濃度は実際に測定しないと分からないと言われている[9]。

実際にヒト iPS 細胞（253G1）[10]を一般的な $5\%\mathrm{CO_2}$ インキュベーター内で培養した時の細胞塊近傍の溶存酸素濃度を測定した結果の一例を図5A に示す。溶存酸素センサーは Knick 社製の SE740 光学式溶存酸素センサーを使用した。細胞は通常のプラスチックシャーレで二次元培養した iPS 細胞を細胞分散溶液（Accumax：AM105-500）で分散させ，その細胞懸濁液（細胞数：

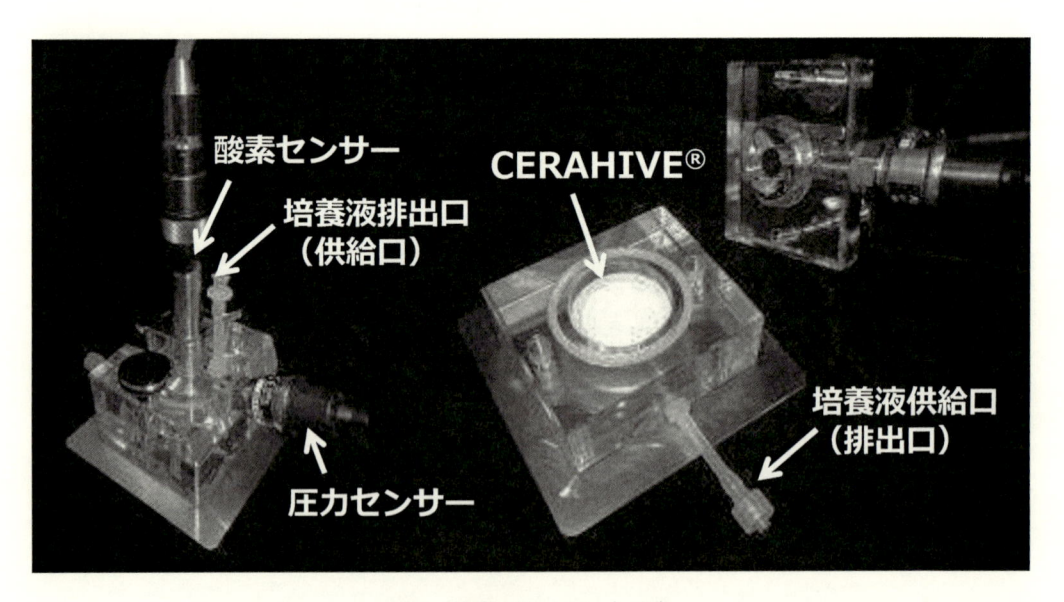

図3　培養モジュール（一例）

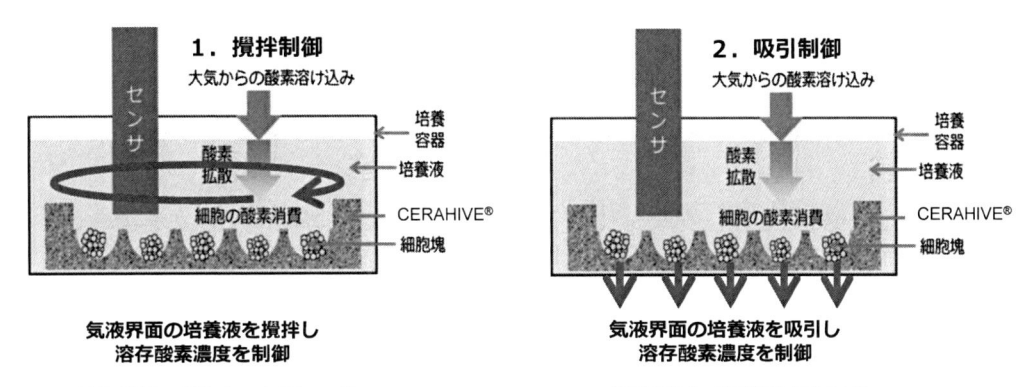

**1. 撹拌制御**

大気からの酸素溶け込み

**気液界面の培養液を撹拌し
溶存酸素濃度を制御**

・培養液撹拌の撹拌ポンプは図示せず

**2. 吸引制御**

大気からの酸素溶け込み

**気液界面の培養液を吸引し
溶存酸素濃度を制御**

・培養液吸引の吸引機構は図示せず

＊撹拌制御、吸引制御とも培養モジュールの培養液供給口、排出口は図示せず

図 4　細胞塊近傍の溶存酸素濃度を制御する仕組み

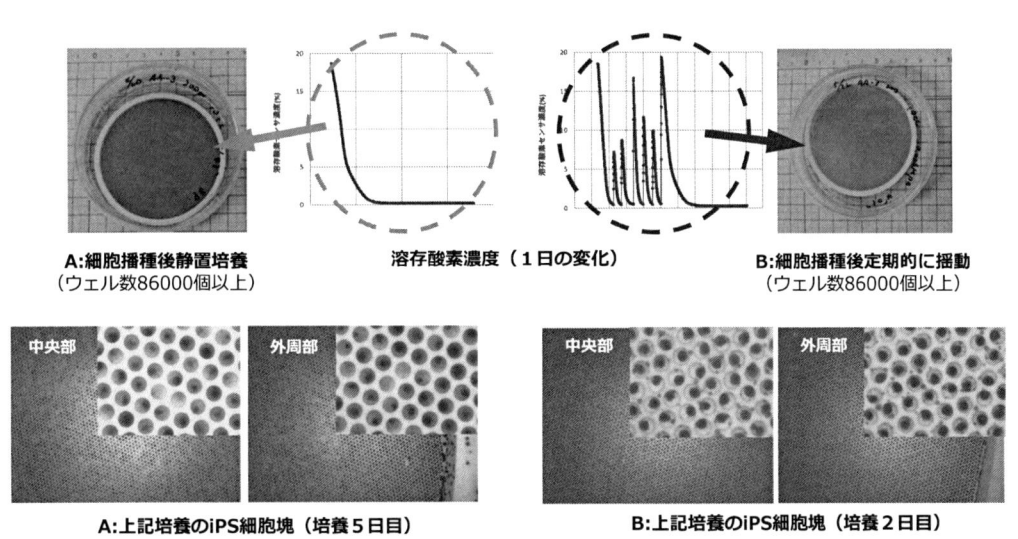

**A:細胞播種後静置培養**
（ウェル数86000個以上）

**溶存酸素濃度（1日の変化）**

**B:細胞播種後定期的に揺動**
（ウェル数86000個以上）

**A:上記培養のiPS細胞塊（培養5日目）**

**B:上記培養のiPS細胞塊（培養2日目）**

培養後の細胞塊を酸化オスミウムで固定（デジタルマイクロスコープで撮影）
図中の黒く染まった円形がiPS細胞塊（担体は直径75mm）

図 5　培養中の溶存酸素濃度と細胞塊形成

$1.3 \times 10^{7}$個，1 ウェル当たり約 150 個）を CERAHIVE®（microwell 直径：$200 \, \mu m$，ウェル数：約 86000 個）に播種し，静置培養した結果である。培養は 5 日間行い，培養液は 1 日毎に手動で交換した。細胞数や細胞の状態によって細胞の酸素消費量は当然変わるが，通常の静置培養では培養液の交換時に溶存酸素濃度が 19％程度まで高くなり，培養 2 時間後には 5％，4 時間後には 1％以下に低下し，次の培養液交換までほぼ 0％に近い状態を維持する結果となった。図 5A に示した培養液中の溶存酸素濃度が低下した状態での培養を 5 日間繰り返しても均一な細胞塊は得

られず，細胞塊が形成できないウェルが多数存在した状態であった（図中の黒く染まった円形が細胞塊）。図5Bは図5Aで見られた培養中の溶存酸素濃度の長時間の連続低下を回避するために，定期的に培養担体を揺動し，酸素リッチな気液界面の培養液を撹拌し，細胞塊近傍の溶存酸素濃度を改善した培養結果である。図5Bでは2日間の培養で担体全面に均一な細胞塊が形成できた。この培養結果の違いは，担体の定期的な揺動による培養液中の溶存酸素濃度の改善だけであるため，細胞塊形成には溶存酸素濃度の低下を改善することが重要であると思われた。しかしながら，図5Bの培養状態は細胞にとっては，本来の生体内の酸素濃度より高い状態から低い状態への繰り返しとなり，培養細胞の特性を生体内の細胞に近づける方法としては不十分と思われる。

　図6に示す小型培養装置（株式会社積進製）はCERAHIVE®を搭載した溶存酸素制御可能な培養装置である。この培養装置を使用したiPS細胞（253G1）の培養中の溶存酸素濃度の変化を図7に示す。細胞は通常のプラスチックシャーレで二次元培養したiPS細胞を細胞分散溶液（Accumax：AM105-500）で分散させ，その細胞懸濁液（細胞数：$5 \times 10^6$ 個，1ウェル当たり約1500個）を培養モジュールに設置したCERAHIVE®（microwell直径：500 $\mu$m，ウェル数：約3300）に播種し，細胞を培養担体に接着させるために3時間静置し，その後培養液をシリンジポンプで培養モジュールの下側から上側に流速3 ml/dayで連続的に通液する方法で培養を行った。溶存酸素濃度の制御は酸素センサーの値が低値（5％）に安定してから，設定値を10％と15％に設定し，設定値の溶存酸素濃度を維持できるか確認した。細胞塊近傍の溶存酸素濃度5％

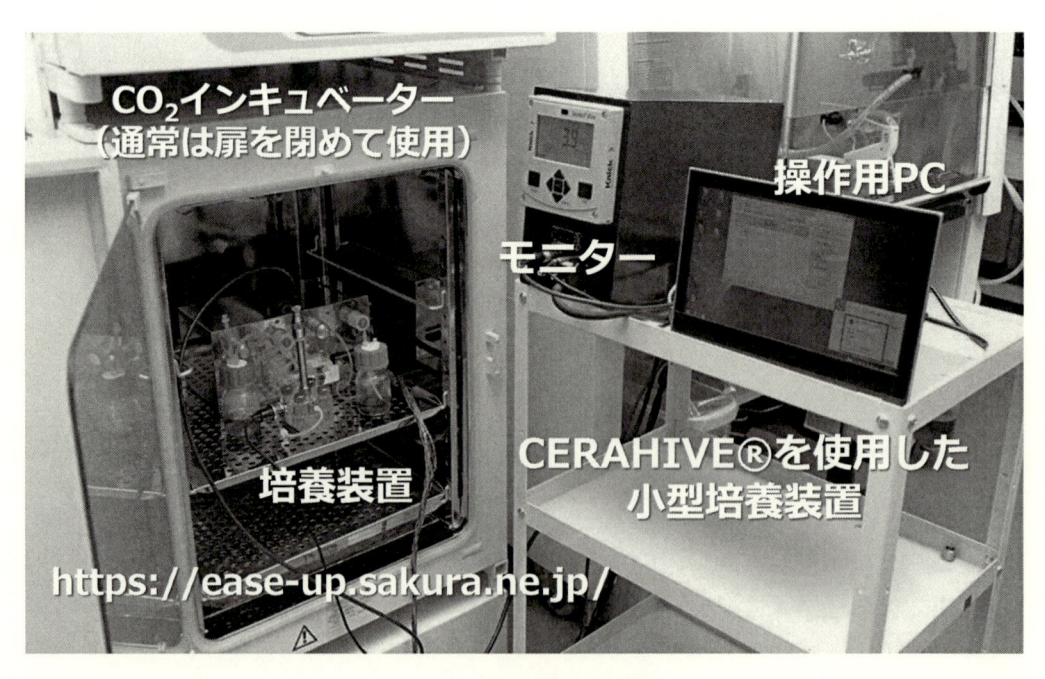

図6　小型培養装置（㈱積進製）

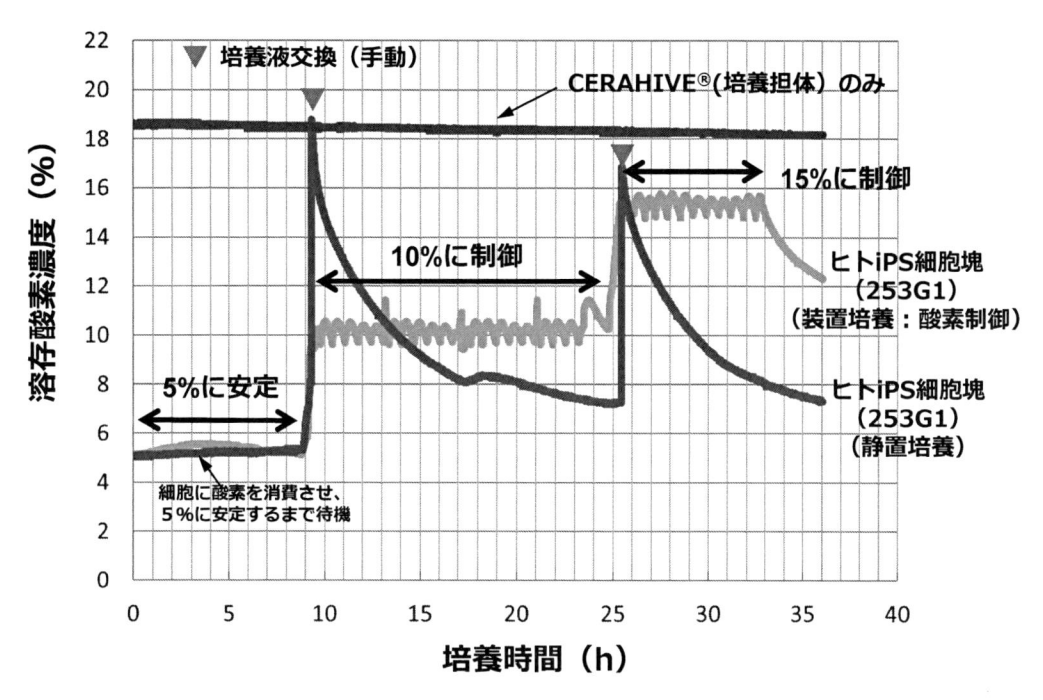

図7　溶存酸素濃度を制御した培養例（iPS 細胞）

の培養液は培養モジュールに搭載した小型ペリスタポンプの攪拌により気液界面の溶存酸素リッチな培養液と混ざり，設置値の 10％まで上昇した。上昇した細胞塊近傍の溶存酸素濃度は設定値の上限値（10.5％）に到達した時点で培養液の攪拌が停止され，その後，設定値の下限値（9.5％）を超えた時点で再度培養液が攪拌される動作を繰り返すことで，細胞塊近傍の溶存酸素濃度を 10±0.5％に維持できることが確認できた（図7に示すように設定値 15％でも同様の制御が可能であった）。

　細胞培養における酸素濃度の変動は細胞増殖，分化，シグナリングおよびフリーラジカル産生に影響し，細胞の生存率，実験の妥当性および再現性を維持するためには，酸素レベルが生理学的な正常状態で維持されることが不可欠であるとの報告もあり[9]，生体外の培養において細胞塊近傍の溶存酸素濃度を精密に制御することは，生体内細胞に近似した環境で細胞培養を実現する有効な方法と思われる。

　また，本培養装置は培養時の圧力を制御することも可能で，生体内の血圧と同様の脈動や負荷を細胞に与えるために，圧力センサーで培養モジュール内の圧力を計測し，シリンジポンプを使用し，所定の圧力 ±1 mmHg の精度に制御することが可能である（圧力範囲は現状 0〜200 mmHg）。

## 3　CERAHIVE®の種類

CERAHIVE® 表面の微小培養空間（microwell）の基本的な形状は細胞塊が球状化し易い半球

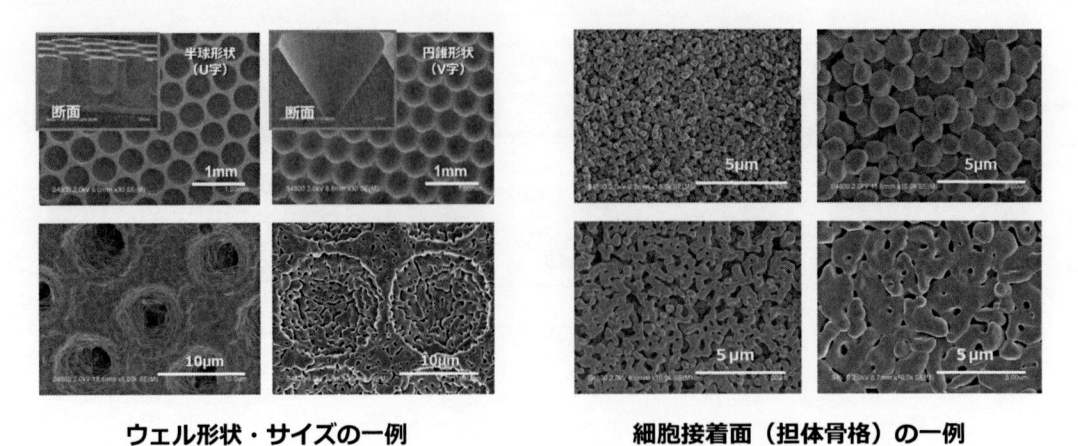

ウェル形状・サイズの一例　　　　　　細胞接着面（担体骨格）の一例

図8　CERAHIVE®の種類

形状で，microwell の直径や深さは数 $\mu$m～数 mm まで作製可能である（図8参照，微小培養空間の形状も円錐形状等各種可能）。担体の大きさは簡易実験用の直径15 mm 程度のサイズから大量の細胞を培養可能な直径75 mm（直径200 $\mu$m のウェルが86000 個以上）まで作製可能である。担体の材質についてはアルミナ（$Al_2O_3$），ジルコニア（$ZrO_2$），チタニア（$TiO_2$），ハイドロキシアパタイト（HAp）など，様々なセラミックスで作製することができ，細胞の接着状態によって培養担体の素材を選定する（細胞によっては特定の素材と強固に扁平状態で接着するため，単細胞が球状化し，弱く接着する素材を選ぶ）。また，担体の原料であるセラミックス粒子の大きさや焼成温度を変えることで細胞が接着する担体の表面形状を変えることも可能である（図8参照）。弊社では培養担体の細胞接着表面，微小培養空間，培養液の透過性（担体の細孔径等に依存）などを制御して，細胞の培養環境を可能な限り生体内に近づける開発を進めている。

## 4　CERAHIVE®のその他の特長

　CERAHIVE® は多孔質セラミックスのため，細胞の吸引播種が可能である。吸引播種とは担体裏面（背面）を減圧状態にして細胞懸濁液を強制的に microwell（微小培養空間）に引込む播種方法である。細胞懸濁液は圧力抵抗の低い microwell 底面に向かって流れるため，細胞を強制的に microwell に集めることができる（図9参照）。培養担体を構成する多孔質セラミックスの細孔径は細胞を通さない大きさに設計されているため，細胞は microwell 底面に捕獲され，培養液のみが担体を通過する。microwell 底面に捕獲された細胞は積み重なる過程で細胞自身が圧力抵抗となり，捕獲された細胞数の少ない microwell に細胞懸濁液が流れ，microwell 間の細胞数が均一化される。吸引播種法は大量の細胞塊を効率良く，均一に，再現性良く作製するための有効な手段と考える。また，自然沈降で播種する方法に比べて，播種初期の細胞間接着を短時間で強固にする方法としても検討中で，細胞塊を形成し難い分化細胞の細胞塊形成方法等の検討を進

めている。吸引播種は培養担体を培養モジュールに組み込む必要はなく，図9に示す吸引冶具に載せるだけで簡易的に実施でき，吸引後の培養担体は通常の培養プレートに移し，そのまま静置培養も可能である。

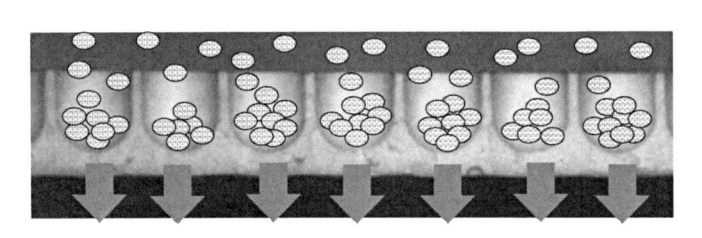

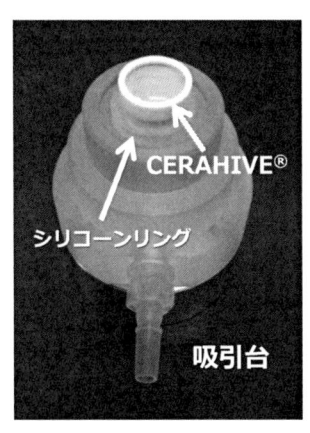

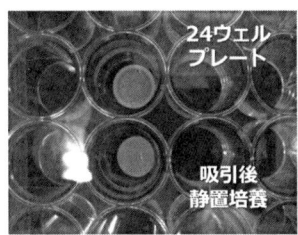

図9　吸引播種法

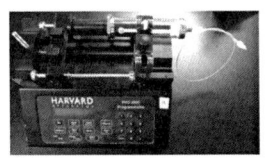

シリンジポンプ

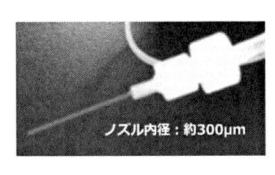

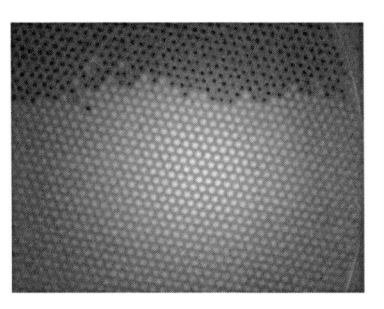
シリンジポンプによる剥離結果
（ノズル操作は手動）

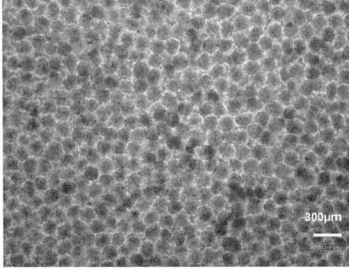
回収したiPS細胞塊

・液速度：0.5ml/s程度（シリンジポンプの送液量）
・担体表面とノズル先端の角度：30°程度

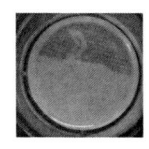

シリンジポンプにより液体を連続して
担体表面に当てることで細胞塊は
確実に回収できると思われる
（左図担体は直径35mm）

図10　細胞塊回収結果（iPS 細胞）

　また，細胞塊の回収方法については，図 10 に示すように，CERAHIVE® で培養された細胞塊は基本的に担体に弱く接着している（細胞塊の担体への接着状態は細胞種や培養日数等によっても多少異なる）。そのため，培養された細胞塊は通常のピペッティングでも回収可能であるが，シリンジポンプなどにより水流を当てることできれいに回収することが可能である。

## 5　おわりに

　弊社の 3 次元細胞培養担体 CERAHIVE® についてご紹介させていただいた。多孔質セラミックスの機能を活かした新しい培養方法として，生体内近似環境を目指した培養担体の開発を進めている。培養細胞の微小環境を制御する技術の中でも溶存酸素濃度の制御技術は最も重要な開発のひとつになると考え，培養装置や培養システムの開発を進める予定である。CERAHIVE® についてご興味のある企業，大学，国研等の研究者の方々からのご協力・ご指導を賜りたい。

## 文　　　献

1) Achilli T. M., Meyer J. *et al.*, *Expert Opin Biol Ther.*, **12**, 1347-1360 (2012)
2) Fennema E. Rivron N. *et al.*, *Trends Biotechnol.*, **31**, 108-115 (2013)
3) Nath S., Devi G. R., *Pharmacol Ther.*, **163**, 94-108 (2016)
4) Okubo H. *et al.*, *Artif. Organs.*, **26**, 497-505 (2002)
5) Keller G. M., *Curr. Opin. Cell. Biol.*, **7**, 862-869 (1995)
6) Kelm J. M. *et al.*, *Biotechnol. Bioeng.*, **83**, 173-180 (2003)
7) Lovett M., Lee K. *et al.*, *Tissue Eng Part B.*, **15**, 353-370 (2009)
8) Krogh A., *J. Physiol.*, **52** 457-474 (1919)
9) Trenton L. Placea, *et al.*, *Free Radical Biology and Medicine*, **113**, 311-322 (2017)
10) Nakagawa M. *et al.*, *Nat Biotechnol.*, **26**, 101-106 (2008)

# 第6章　3Dプリンター用生体内吸収性材料

増谷一成*

## 1　はじめに

　3Dプリンターは3次元データをもとに立体的に造形できることから，新たなモノづくりのツールとして開発され利用が進められている。とくに医療用分野おいては，患者一人一人に合ったオーダーメード型の造形物の製造が可能であり，新たなサービスモデルが展開されている。アラインテック社による歯列矯正用透明マウスピースの導入（インビザラインシステム）や手術練習用臓器モデル造形サービスなどのように，3Dプリンターの活用はこれからもますます増えていくことが予想される。本稿では，材料の観点から3Dプリンター用樹脂として使用可能な生体内吸収性材料について紹介したい。

## 2　熱溶融型積層法

　3Dプリンターの造形方法には，主として光造形法（SLA：Stereolithography），熱溶融型積層法（FDM：Fused deposition manufacturing），粉末積層造形法（SLS：Selective laser sintering）が主に利用されているが，それぞれの造形方法によって使用されている樹脂材料が表1に示すように規定されている。光造形法では，アクリルやエポキシなどの液状樹脂にUVなどの光を照射することで硬化させて積層させる方法であるが，造形精度が高く複雑な造形が可能となる。熱溶融型積層法では，ボビンに巻かれた樹脂フィラメントを加熱したノズルから溶融した樹脂を吐出して積層する方法であり，使用される樹脂は熱可塑性材料であるため，主にABSやポリ乳酸（PLA）が広く使用されている。粉末積層造形法は，約20〜40μmの熱可塑性樹脂の粉末体をレーザーにより加熱溶融して積層させる方法であり，使用される樹脂材料はナイロン

表1

| 造形方式 | 樹脂材料 |
| --- | --- |
| 光造形法（SLA） | アクリル，エポキシ |
| 熱溶融型積層法（FDM） | ABS, PLA |
| 粉末積層造形法（SLS） | ナイロン，PEEK, PEKK |

　＊　Kazunari Masutani　京都工芸繊維大学　繊維科学センター　研究員；
　　　　　　　　　　　　ネオマテリア㈱　代表取締役

11，ナイロン 12，PEEK および PEKK などであり，溶融状態から固化するまでの速度の高い材料が使用されている。それぞれの造形方式によって最適な樹脂が使用されているが，医療用分野において使用できる材料は限られており，生体内吸収性材料は再生医療分野などの発展に伴ってますます需要が高まってくることが予想される。

## 3　生体内吸収性材料

これまで生体内吸収性材料が開発され利用されてきたのは，再生組織工学分野の発展によるところが大きく，現在では，縫合糸，ステントや癒着防止膜などに生体吸収性材料が多く使用されている。またこれらの材料を 3D プリンター用として展開していくうえで，生体内吸収性材料の理解が必要となるため，基本的な概要について紹介する。

生体内吸収性材料には，表 2 に示すように，有機高分子材料のなかで天然高分子と合成高分子に大別される。天然高分子には，コラーゲンやゼラチンなどのタンパク質とセルロースやデンプンなどの多糖に分類される。合成高分子には，PLA やポリグリコール酸（PGA）などの分解が比較的に容易な脂肪族ポリエステルが用いられている。これらの生体内吸収性材料である合成高分子は，直接臨床用の医用材料として利用されている。これらのポリマーは図 1 に示すように，細胞スキャフォールドとして利用が可能であり，足場材に細胞が増殖して組織が再生し，それとともに足場材が分解されて吸収されてなくなる。生体内吸収性材料として用いられている脂肪族ポリエステルの化学構造を図 2 に示す。脂肪族ポリエステルは体内に留置後，加水分解により分子量が低下し，吸収される単位にまで分解されて体内に吸収される。これらのポリマーは構成する化学構造が異なるため，強度，弾性率，分解性などが異なることから共重合体として用いられることがある。PLA と PGA の共重合体であるポリグラクチンは PLA に比べて分解性が早く，生体内にて数週間で分解することから縫合糸として使用されている。我々は熱溶融型積層法の 3D プリンターに使用可能な PLA，PGA およびポリグラクチンのフィラメント素材を研究用途として開発した（図 3）。体内留置後の分解性の速度は構成する PLA と PGA の組成比により制御が可能である。またこれらの材料は硬質性の素材であり，足場としての構造部材として利用でき，薬剤等の組み合わせにより，体内留置後の薬剤放出性の用途にも利用展開が可能となる。とくに，ペット等の動物の手術冶具には，人用の冶具を獣医師がそれぞれの動物に適合するような

表 2　生体内吸収性材料の分類

| 有機高分子材料 | 天然高分子 | タンパク質 | コラーゲン，ゼラチン，フィブリン，アルブミン |
| --- | --- | --- | --- |
| | | 多糖 | セルロース，デンプン，キチン・キトサン，ヒアルロン酸 |
| | 合成高分子 | | ポリ乳酸，ポリグリコール酸，ポリ $\beta$-ヒドロキシ酪酸，ポリ $\varepsilon$-カプロラクトン，ポリ $p$-ジオキサノン，ポリ $\alpha$-リンゴ酸 |
| 無機材料 | ハイドロキシアパタイト，炭酸カルシウム | | |

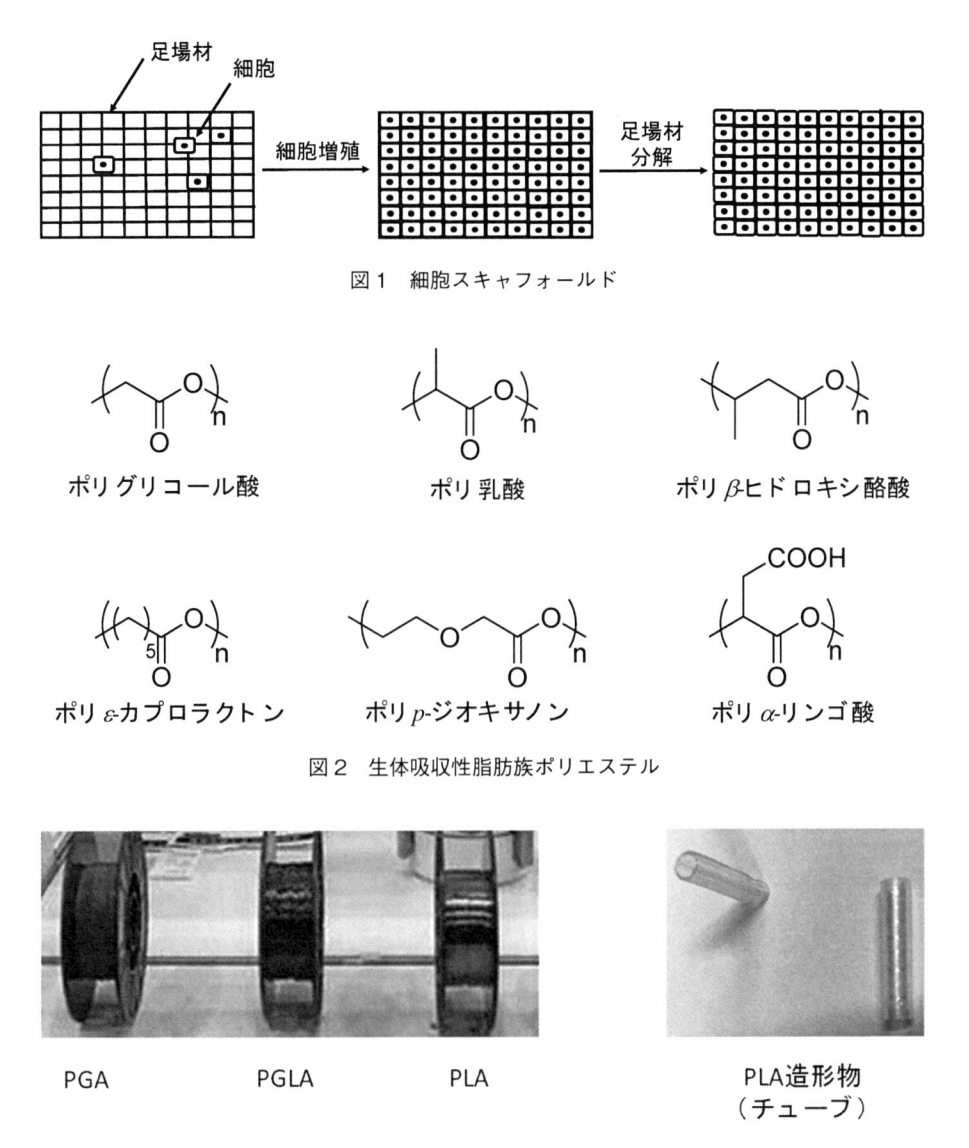

図1　細胞スキャフォールド

図2　生体吸収性脂肪族ポリエステル

PGA　　　　　PGLA　　　　　PLA　　　　　　　PLA造形物
（チューブ）

図3　熱溶融型積層法の3Dプリンター用フィラメントとその造形物

サイズに加工して利用しているのが現状であり，このような手術用冶具も生体内吸収性材料を用いた3Dプリント製品も増えてくることが予想される。

## 4　ポリ乳酸

　生体内吸収性材料のなかでもPLAは医療用途としての開発事例が多く，それはPLAの構造とその特性によるところが大きい。PLAは硬い素材であるため，医療用分野では骨折固定材や血管用のステントとして開発が進められ，利用されている。またハイドロキシアパタイトは骨の

表 3　PLA の展開

| | 第一段階 生分解性ポリマー | 第二段階 生分解性プラスチック | 第三段階 バイオベースポリマー |
|---|---|---|---|
| 目的 | 生体内吸収性 | 生分解による環境適合 | 再生可能資源の利用 |
| 用途 | 医療材料，DDS 縫合糸，骨折固定剤等 | 短期的な用途 ごみ袋，包装材，日用品 | 長期的な用途 電気製品，自動車用部材 |
| 代表例 | ポリ-$\alpha$-オキシ酸 PGA PLLA Peptide | 脂肪族ポリエステル PLLA PHB PBS | ポリエステル等 高純度 PLLA Sc-PLA PEF |
| 事業化 | 1980 年〜 | 1990 年〜 | 2000 年〜 |

再生を促すことから PLA とハイドロキシアパタイトの複合体を用いた研究開発が進められており，この材料を用いた 3D プリンター事例も多く報告されている。PLA が熱溶融型積層法で主に使用されてきたのは，PLA が植物由来であり，生分解性という特徴を兼ね備えており，造形性能が高いためである。さらに，PLA の構造制御を行うことにより，耐熱性や耐久性などの性能向上も期待できる。PLA の化学構造には，ポリ-L-乳酸（PLLA）とその光学異性体であるポリ-D-乳酸（PDLA）が存在し，主に PLLA が 3D プリンター用の樹脂材料として利用されている。両者を混合するとステレオコンプレックスが形成するため，融点や結晶化速度が向上することから PLLA に比べて耐熱性が向上する[1〜3]。粉末積層造形法では，ナイロン樹脂が主に使用されているが，ステレオコンプレックス型ポリ乳酸（Sc-PLA）に置き換えることで，生分解性の環境配慮型の材料となるばかりでなく，医療用分野においても展開が可能となる。とくに熱溶融型積層法では，3D プリンター用樹脂素材として PLA の利用がますます増えてきており，3D プリンターの使用時の健康面での安全性から ABS よりも家庭内で扱いやすい。表 3 には PLA のそれぞれの目的に応じた展開事例を示す。PLA は植物由来の原料であり，生分解性を有していることから生分解性もプラスチックとして短期的な用途として利用されてきたが，より長期的な用途にも使用できるグレードが開発されている。とくに，PLA は医療材料のみならず，高純度 P-LA や Sc-PLA にすることで耐久性の高い材料ともなりうる広範な材料である。

## 5　PEG-PLA 共重合体

PLA は他のポリマーとの共重合体にすることにより，新たな機能を付与することが可能である。そのひとつの例に PEG-PLA 共重合体がある。PLA は硬質系の材料であり疎水性を示すが，ポリエチレングリコール（PEG）は軟質系材料であり親水性を示す。PLA と PEG からなる共重合体（PEG-PLA 共重合体）は両親媒性を示す材料となる。図 4 に ABA，BAB および AB 型の PEG-PLA 共重合体の構造を示す[4〜7]。これら両親媒性のポリマーは水中で PLA がコアで PEG がシェルとなるコア-シェルのミセル構造となる。それぞれのポリマー水溶液は 1 wt％のとき，

ミセルの流体力学半径は 20～30 $\mu$m となる。L 体からなる PEG-PLLA 共重合体と D 体からなる PEG-PDLA 共重合体のミセル溶液を混合すると，ステレオコンプレックス形成により，温度応答性のハイドロゲルとなり，構造の違いによりゾル−ゲル転移やゲル−ゾル転移を示す。これらの材料はインジェクション型の 3D プリンター用の材料として利用展開が可能となる。PEG と PLA の繰り返し単位からなる PEG-PLA マルチブロック型共重合体（PEG-b-PLA）の合成方法を図5に示す。PEG-b-PLA は熱溶融可能な材料であり，フィラメント化することにより，熱溶融型積層法の 3D プリンター用材料として利用ができる。PEG-b-PLA の 3D プリント造形物を水に浸漬させると構造を保持したハイドロゲルとなり，PLA と PEG の組成を変えることにより，ゲル強度，膨潤率，分解性を制御することが可能である。PEG-PLA 共重合体もまた生体適合性を有し，生体吸収性材料であることから，3D プリンター用材料として魅力的な材料となる。

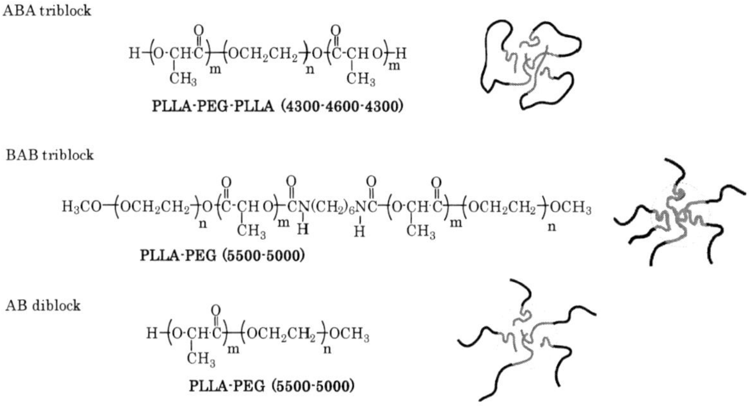

図4　PLA-PEG 共重合体のミセル構造

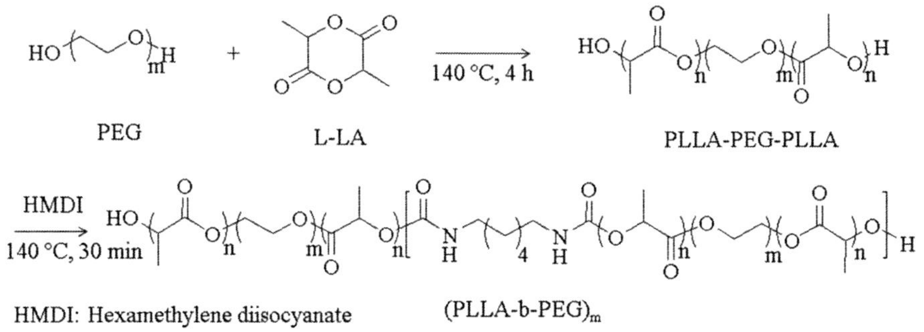

図5　PLA-PEG マルチブロック型共重合体の合成

## 6 おわりに

　3D プリンター造形の医療用分野への展開はまだ始まったばかりではあるが，手術前の臓器モデルやシミュレーション用の手技修得のためのツールとして活用した事例が増えている。IPS 細胞や ES 細胞を用いた再生医療分野では，細胞集積や細胞スキャフォールドなどの技術により，3 次元的組織構造体の臓器や治療素材へと展開されていくことが予想されるが，技術的な課題がまだまだ多く残っており，3 次元組織構造体への血流を維持するための構造体も必要となる。生体内吸収性材料を 3D プリンター用素材として活用することにより，直接臨床用の 3 次元的組織構造体の作製が可能であり，オーダーメード型医療器具の開発にも貢献できることから，我が国の医療材料産業に大きなインパクトを与えることができると考えられる。

## 文　　　献

1)　Ikada. Y *et al.*, *Macromolecules*, **20**, 904（1987）
2)　K. Fukushima *et al.*, *Polym. Int.*, **55**, 626（2006）
3)　M. Kakuta *et al.*, *J. macromol. Sci.*, *Part C : Polym. Rev.*, **49**, 107（2009）
4)　K. L. Wooley, *J. Polym. Sci.*, *Part A : Polym. Chem.*, **38**, 1397（2000）
5)　T. Fujiwara *et al.*, *Macromol. Biosci.*, **2**, 11（2002）
6)　T. Mukose *et al.*, *Macromol. Biosci.*, **4**, 361（2004）
7)　K. Masutani *et al.*, *Polym. Int.*, **66**, 260（2017）

# 第7章　積層造形装置用金属パウダーの物理物性評価

植松　宏*

## 1　はじめに

　金属積層造形用装置では，金属のパウダーを使用する。この金属パウダーには流動性が要求されることから球形で，粒子径分布が狭く整っている方が良いと言われている[1]。また，積層造形用の金属パウダーは比較的高価なため，リサイクルを行う。リサイクル毎に，ふるい分けなどで粗大粒子を除外しても熱影響による球形から異形への変化，サテライトの付着，湿気（水分）量の増加等の変化を生じた粒子を除外しきる事は困難である。これらの形状変化，サテライトの付着，湿気（水分）は流動性に影響を与えるため，金属パウダーの物理物性を把握しておくことは重要である。物理物性評価により，流動性の悪化の原因が金属パウダーのどの要因が変化して起こったかを突き止める事ができる可能性があるためである（ただし，そのためには，金属パウダーの物理物性変化をバージンパウダーと比較した評価が必要である）。

　流動性が重要な理由について PBF（Powder Bed Fusion）方式の積層造形装置で説明する。リコータで金属パウダー床を敷き詰める際に，金属パウダー床は均一である事が求められるが，流動性が悪いと，金属パウダー床に，えぐれである凹部が発生し，発生部位における造形物の密度低下が生じると言われている[2]。また，造形密度は造形物の機械的性質にも関与する事は想像に難くない。安定した造形密度と機械的性質を得るためには流動性が重要であり，それを管理するためには金属パウダーの物理物性評価が必要となる。以下では流動性に係わる金属パウダーの物理物性評価について，PBF 方式を例にして述べる。

## 2　物理物性評価装置と評価方法

　流動性に係わる物理物性評価を行う当社所有の装置について述べる。

### ・レーザ回折式粒度分布測定装置・自動画像解析装置

　熱影響により金属パウダーにはサテライトが付着し，粒子径が変化する事が考えられる。この評価には，レーザ回折式粒度分布測定装置か自動画像解析装置が有効であると言われている。レーザ回折式粒度分布測定装置はパウダーにレーザ光を当て，その散乱パターンから粒子径を求める事ができる。レーザ光は粒子径の大きい粒子ほど前方に散乱され，粒子径が小さくなると高

＊　Hiroshi Uematsu　LPW テクノロジージャパン　技術マネージャー

角度に散乱されるようになる。この，原理を利用しレーザ光の散乱パターンから粒子径分布を算出する事ができ，得られるデータは球相当径の粒子径分布（体積基準）である（この散乱は Mie 理論が適用できるものではなくてはならず，粒子径が細かくなり過ぎ，レイリー散乱となると，散乱パターンが粒子径に依存しなくなるため，測定ができなくなる）。これに対し自動画像解析装置は粒子一つ一つを光学顕微鏡で観察し，デジタルカメラで撮像を行い粒子画像の解析を行うものである。レーザ回折式と異なり，粒子の長さや幅といった結果を得る事ができる。その中で最も一般的に用いられるのは円相当径である。結果は個数基準の分布が基となり必要に応じて体積基準の分布に変換される。異なる点は他にもあり，レーザ回折式と比較して，必要サンプル量が少ない事が挙げられる。

　サンプル量が少なくレーザ回折式で測定できない時には（粒子径にもよるが）自動画像解析装置で行う事ができる。ただし，サンプルに細かい粒子と，粗い粒子で偏りがある場合には，推奨できない測定方法である。サンプル量が少ないために，粒子径に偏りがあると粒子の細かいまたは，粗い粒子の割合が実際とサンプリング領域で異なり，測定した粒子径分布に影響を与えるためである。そのため，粒子径に偏りを起こしている可能性のあるパウダーについては，均一にするための工程が必要である。レーザ回折式では，比較的サンプル量が多いため，粒子径の偏りによる影響は少ないものと思われる。また，自動画像解析では粒子径のパラメータ以外にも形状のパラメータを測定する事ができる。すなわち円形度，面積円形度，周囲長包絡度，面積包絡度，アスペクト比等であるが，熱影響での形状変化やサテライトはこれらのパラメータにも影響がでるものと考えられる。

### • カールフィッシャー水分計（写真 1 参照）

　リサイクルを繰り返しての湿気（水分）量の増加や，長期間保存による湿気（水分）量増加はカールフィッシャー水分計で評価が可能である。カールフィッシャー水分計の中でも，弊社所有の電量法の水分計について説明する。カールフィッシャー水分計は，サンプルを加熱し，水分を気化させ，気化した水分を水分と反応するカールフィッシャー試薬に入れ反応を起こさせた後に，電流を流し，電気分解を起こさせる。この電気分解に要した電気量から水分量の測定ができる装置である。分解能，測定範囲については弊社所有のカールフィッシャー水分計では，$0.1\mu$ $gH_2O$ の分解能で，$10\,\mu g\sim200\,mgH_2O$ の範囲で測定ができ[3]，ppm オーダーの微量水分測定に適している[4]。このため，湿気（水分）量の増加を評価したい時は，バージンパウダーの湿気（水分）量と比較する事で定量的に行う事ができる。

### • ホールフロー / カーニーフロー・パウダーレオメーター

　金属パウダーの流動性評価にはいくつか手法があるが，今回はホールフロー / カーニーフローおよびパウダーレオメーターについて述べる。ホールフローは ASTM B213 で測定方法が規定されている。穴の開いた漏斗に 50 g のパウダーを入れ，パウダーが流れでるまでの時間を測り，

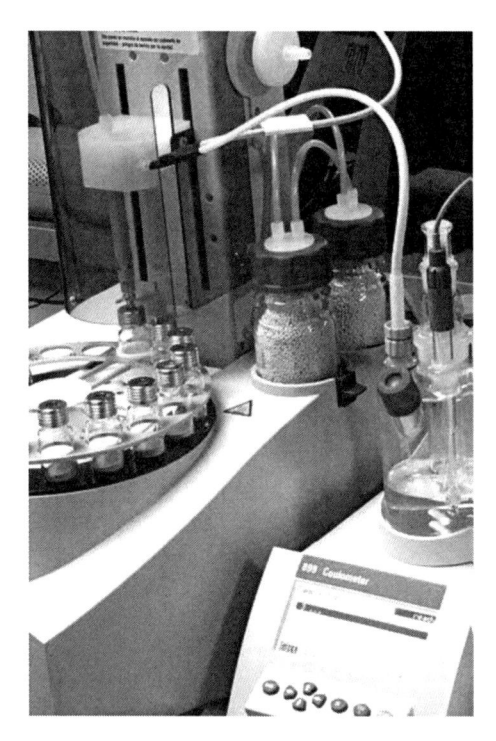

写真 1　カールフィッシャー水分計
（LPW テクノロジー社 HP より）

時間が短いほど流動性が良いとする[5]方法である。カーニーフローは ASTM B964 で規定されており，ホールフローにおいてパウダーが流れない（流動性が悪い）時に行う試験で，漏斗の穴が大きくなっている。必要パウダー量は材料により異なり，ホールフローと比較し，多くなるが，ホールフローと同様に，パウダーが流れ出でるまでの時間を測る試験である（写真 2 参照）。

　これに対してパウダーレオメーターは一台で多彩な流動性測定を行える。測定対象試験には安定性試験，流速変化試験，圧縮試験，通気試験，透過性試験，圧縮性試験，せん断試験，壁面摩擦試験があり[6]，使い分けが必要となる。測定の流れは，パウダー中にブレード（回転翼）を入れコンディショニングを行う事から始まる。コンディショニングとはパウダーサンプルにストレスをかけずブレードを回転させ，状態を均一に整える事を言う。パウダーは以前におかれた状態を記憶しており，それが流動性や挙動に影響を与える。仮にパウダーが圧密されていた場合，このストレスを受けた部分は，その状態が解かれてもストレスが残る。反対に通気状態にあった場合は，過剰な空気がパウダー中に残っている。パウダーの流動性はどちらの場合でも前に置かれた状態の影響を大きく受ける[7]。この影響を受けないようにパウダーの状態を毎回均一に整える必要があり，その工程がコンディショニングである。その後，ブレードを回転させた状態で上下方向に移動させ（図 1 参照），その際に得られた垂直荷重と回転トルクをエネルギー勾配として高さごとにプロットし，これらを積算して得られた面積をトータルエネルギーとして流動性の指

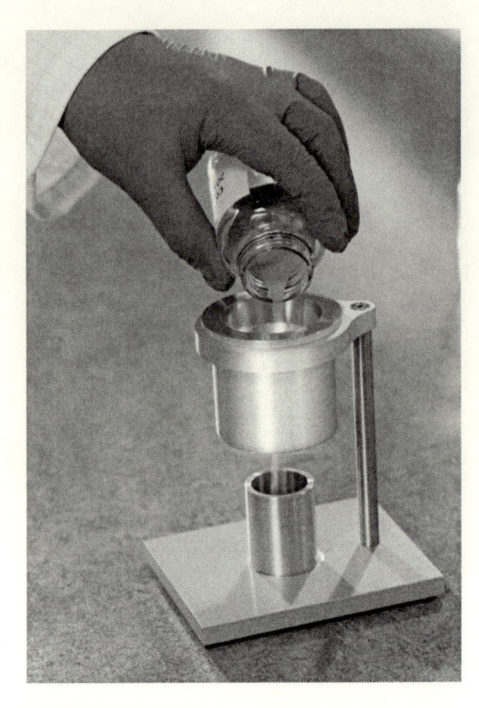

写真 2　ホールフロー / カーニーフロー
（LPW テクノロジー社製，LPW テクノロジー社 HP より）

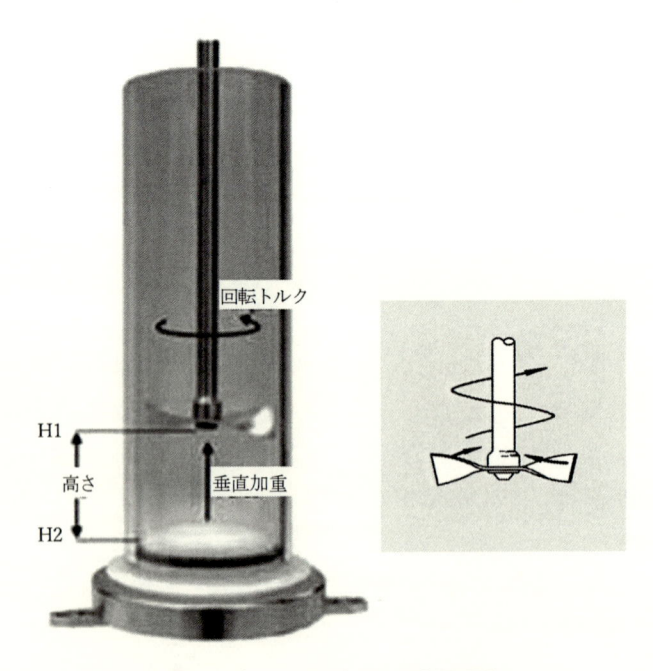

図 1　ブレードの動きと測定原理図
（スペクトリス株式会社マルバーン・パナリティカル事業部様より提供）

標とする。今回は前述した測定のうち，安定性試験，流速変化試験，せん断試験について述べる。

　安定性試験は，パウダーを静置した状態から，流動させた場合のパウダー特性を評価できる。コンディショニングしたパウダーに対して，下向き（パウダーを上から下に押す形）の試験を実施するのに必要なトータルエネルギー量を求め，最も安定したデータ（通常 7 番目を使用）をBFE（Basic Flowability Energy）と呼ぶ（通常測定は 7 回連続して行う）。この試験で得られる安定性の指標を SI（Stability Index）として求め，SI が 1 に近いほど流動性が安定していると言われている[7]。

　SI（安定性指標）= 7 番目のデータ（BFE）/ 1 番目のデータ

　また，コンディショニングしたパウダーに対して上向きの試験をするとき，パウダー層を流動させるのに必要なエネルギー値をパウダー重量で除した値を SE（Specific Energy）として求める[6]（SE に適当な日本語表記はなく，簡単に説明すると付着力の指標である）。

　流速変化試験は，安定性試験測定後に続けて行われる。ブレードの回転スピードを 100 mm/s → 70 mm/s → 40 mm/s → 10 mm/s と変え，流動性を評価する。この試験で得られる，流動速度に対する変動指標を FRI（Flow Rate Index）として求める（図 2 参照）。これにより，送り速度に対するパウダー特性が分かる。流速が遅くなるほどトータルエネルギーが上がるのは，遅いほどパウダーが密につまり，回転トルクが増加するためである。FRI は次式により求める。

　FRI（流動速度指標）=（10 mm/s のデータ）/（100 mm/s のデータ）

FRI が 1 に近いほど流動速度の変化に対して安定していると言われている[6]。

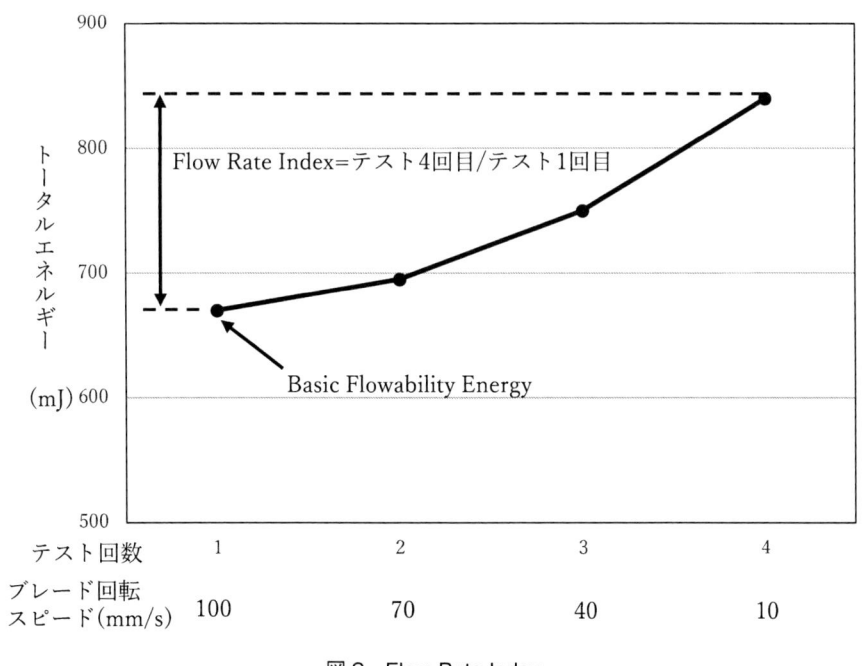

図 2　Flow Rate Index
（測定結果を基に著者作成）

　せん断試験は，各垂直応力下におけるせん断応力を測定する試験である（せん断試験で使用されるブレードは安定性・流速変化試験で使用されるものと異なる。安定性・流速変化試験が図1で示した形状に対して，せん断試験ではある角度を付けた刃を複数枚取り付けたもので，回転時にこの刃がせん断応力を発生させる）。各垂直応力でせん断が発生した時のせん断応力を測定し，プロットする。これにより描かれる線を破壊包絡線と呼び，破壊包絡線よりも強いせん断応力が加わる時にパウダー層にすべりが生じる。この事から破壊包絡線上で垂直応力が0の時のせん断応力を粒子間の「せん断付着力」として求める事ができる[6]。このせん断付着力が高いと，流動性が悪いパウダーと評価できる[8]（図3参照）。

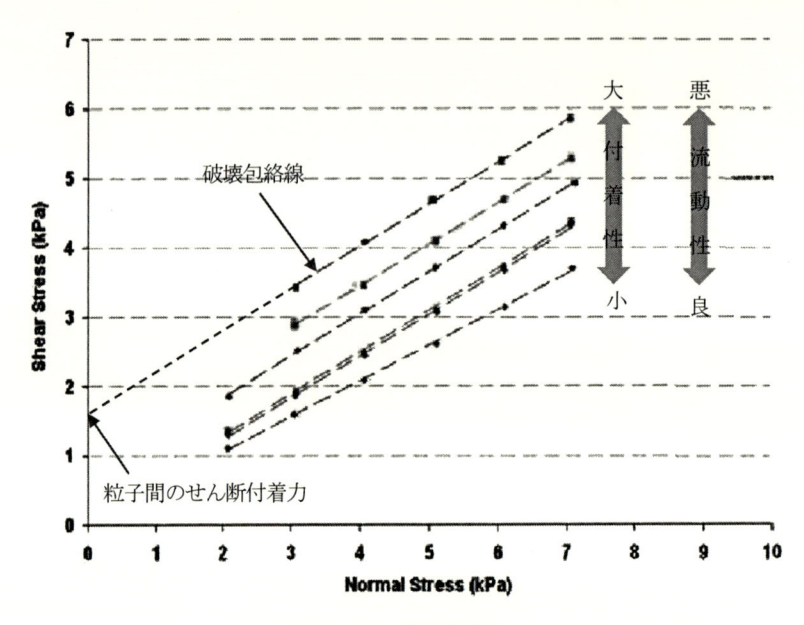

図3　せん断試験結果例
(スペクトリス㈱マルバーン・パナリティカル事業部様より提供)

## 3　物理物性評価データの活用について

　前述した様にレーザ回折式粒度分布測定装置では，粒子径分布の測定が行え，サテライトの付着の確認に関して有効な手法の一つであると考えられる。しかし，積層造形装置で使用される金属パウダーは造形装置メーカーにより多少の差はあるが，SLM方式で15〜45μmと細かいパウダーであり，サテライトの付着を考えた際に，粒子径分布のみでは管理しきれないことも予想される。理由として15μm程度の細かい粒子が，45μm程度の粗い粒子に付着した場合には，異形となるが粒子径への影響が少ない事も予想されるためである。この際には，自動画像解析装置が有効である。自動画像解析装置では，パウダーの形状情報が自動で取得できる。前述したとおり二次元データとして，円形度，面積円形度，周囲長包絡度，面積包絡度，アスペクト比等であ

る。いずれも，値が1に近いほど，真円に近い事を指す（ただし円形度，面積円形度以外は必ずしも1であれば真円とは限らない事にも注意されたい）。この中で特にサテライトの確認に有効なパラメータは円形度が考えられる。円形度は投影された粒子と同じ面積を持つ円の円周と粒子の周囲長との比率で表され，次式で求められる。

円形度 ＝ $(2 \times \sqrt{(\pi \times 粒子面積)}) /$ 周囲長

このため，サテライトが付着し，歪な形状となった際には，粒子の周囲長が変化し，微粒子の付着でも影響がでるため，サテライトの評価に有効であると思われる。また，サテライトの付着以外でも，熱影響により異形になった粒子についても測定ができ，活用範囲は広い。円形度と似たパラメータに面積円形度がある。これは，投影された粒子の面積とその粒子の周囲長との2乗との比率となり，次式で求められる。

面積円形度 ＝ $(4 \times \pi \times 粒子面積) / (周囲長)^2$

円形度の2乗となる計算式のため，多くの場合で円形度より小さい値となり，真円からのズレには敏感で，微量なサテライトの付着を考えた時には面積円形度で評価する方が適当かもしれない（サテライトの付着は粒子の円形度を低下させ，円形度の低下はパウダー床のかさ密度が低下し造形物内部に欠陥があらわれやすいと言われている[9]ため，円形度は1に近い方が良い）。

　パウダーの形状変化以外で流動性に影響をおよぼす要因に湿気（水分）量がある。流動性に影響するのは湿気（水分）により粒子同士に液架橋力が働くためである。湿気（水分）量を測るためにカールフィッシャー水分計がある事は述べた。パウダーの保存方法やリサイクルが増えると，湿気（水分）量も増加していく事が予想されるが，これは，日本のように湿度の高い地域において顕著であると考えられ，日本では特に気を付けるべきパラメータである。このため，日本における造形で夏と冬を比べた際に，夏で不良が多く発生する場合には湿気（水分）量を測定する事をお勧めしたい。バージンパウダーと比較して湿気（水分）量が増加している事が考えられるためである。

　パウダーの形状，湿気（水分）量が流動性に関与する事を述べてきたが，次に直接的に流動性を評価する測定について述べる。ホールフロー／カーニーフロー，及びパウダーレオメーターによる測定である。ホールフロー／カーニーフローは漏斗から流れきる時間を測るために，バージンパウダーとの比較を時間で行い，長くなっているのであれば流動性の悪化として確認する事ができる。これに対して，パウダーレオメーターは測定項目が多く複雑である。今回も安定性試験，流速変化試験，せん断試験について述べる。安定性試験では，流動性の悪化が生じていた場合，トータルエネルギー（mJ）が全体的に上がる事が予測され，流速変化試験においても，流動性が悪化していればトータルエネルギー（mJ）は上昇する事が予測される。さらに流動性が悪いため流速が低いときパウダーがより密に詰まる事が考えられ，FRI が大きくなると思われる。せん断試験においては，流動性悪化が生じた場合には，パウダーの付着力が増加する事が予

測され，せん断応力の全体的な増加と粒子間のせん断付着力の増加が考えられる。パウダーレオメーターでは上記のようにトータルエネルギー（mJ）とその変化および，せん断応力の増加から流動性の悪化を測定する事ができる。

## 4 おわりに

　安定した積層造形には，流動性のよいパウダーが欠かせない。そのため，パウダーの物理物性評価を行う事は安定した造形には欠かせないと言える。今回は，各装置で評価できるパラメータ別にして述べたが，実際はさらに複雑である。湿度（水分）量一つをとっても，形状の要因も係わっていると推測している。湿気（水分）が粒子の表面に均一に吸着している事を考えると，異形の粒子は球形の粒子と比較して比表面積が大きいため，同じ湿度環境でパウダーとして粒子径分布が同程度であっても湿度（水分）量は多くなる事が予測できる。すなわち，異形パウダーは形状により流動性が悪くなると同時に，湿度（水分）によるガスの閉じ込めや，水の分解により余分な水素，酸素を造形物に与える事になると考えている。これらの事から，パウダーの物理物性評価はそれぞれを独立してとらえるのではなく総合的に判断する必要があると考えている。そのため，造形時の問題がパウダーにある時，問題解決の糸口とするためには評価項目は多い方が良い。できれば，今回ご紹介した粒子径分布，粒子形状，湿気（水分）量，ならびに流動性は確認をしておきたい。これらの項目をバージンパウダーと比較すれば，造形時の問題がパウダーの物理特性劣化（流動性悪化）によるものか推測する材料とする事ができるためである。

　最後になるが，積層造形装置用金属パウダー物理物性評価は，パウダーの流動性に係わる項目が多い。パウダーの流動性は先に述べたように，造形物の密度に係わる重要な要素である。造形物の密度は造形物の機械的性質に影響する事は想像に難くなく，重要である。造形物の安定した性質の供給にはパウダーの物理物性評価が重要であると御認識いただければ幸甚である。

## 文　　　献

1)　京極秀樹，池庄司敏孝，図解金属 3D 積層造形のきそ，p32，日刊工業新聞社（2017）
2)　山田慎之介，高橋信幸，電気製鋼，第 88 巻 1 号，p56，（2017）
3)　Peter Bruttel Regina Schlink，カールフィッシャー法による水分測定，p9，メトロームジャパン㈱（2017）
4)　メトロームジャパン，カールフィッシャー水分計，p2，メトロームジャパン㈱（2016），（カタログ）
5)　京極秀樹，池庄司敏孝，図解金属 3D 積層造形のきそ，p32，日刊工業新聞社（2017）
6)　粉体流動性分析装置パウダーレオメーター FT4，マルバーン事業部スペクトリス社，（2014）

（カタログ）

7)　粉体流動性分析装置パウダーレオメーターFT4，freeman technology 社，（2016）（カタログ）

8)　京極秀樹，池庄司敏孝，図解金属 3D 積層造形のきそ，p39，日刊工業新聞社（2017）

9)　奥村鉄平，関本光一郎，電気製鋼，第 89 巻，1 号，p14（2018）

# 第8章　トランスグルタミナーゼ応用ゲル

熊澤義之*

## 1　はじめに

　西成によると，ゲルとは，「分散相が固体で，分散媒が液体であるが，ゾルのように自重では流動せず，形を保っている」ものと定義されている[1,2]。そして，その定義に立った場合，多くの食品はゲル状態にあり，食品科学工学の中でゲルの果たす役割が大変重要であることが述べられている。すなわち，食品においては，ゲルに含まれる香気や呈味成分が，咀嚼され，口鼻腔内に放出されることや弾力やしなやかさ，滑らかさ等物理的な食感により，食品にとって重要な要素である「おいしさ」の度合いが決定されるものである。本書は，非食品領域である 3D プリンター技術に関する技術書であり，食品でいうところの「おいしさ」発現に相当するものが，プリンター技術ではどのような特性のことに対応するのか，おそらくは多くの可能性が考えられるが，現時点では明快な答えはない。本稿では，3D プリンターの技術要素に成り得る「ゲル」について，酵素トランスグルタミナーゼ（以下 TGase）によるゲルに焦点をあて，食品領域で得られている知見として概説する。

## 2　タンパク質のゲル化とトランスグルタミナーゼ

　タンパク質は，20 種類から成る標準アミノ酸が重合した高分子ポリマーであり，各アミノ酸の性質による高次構造により様々な機能を発揮する。食品としては，高粘度発現，ゲル化，乳化，溶解，保水，起泡等の機能性が存在する。これらの機能を活用して様々な特性を持つ食品の製造がなされている。タンパク質性のゲル状食品として，身近なところではゆで卵，チーズ，ヨーグルト，カマボコなどが挙げられるが，ゲル化の手段としては，上述した食品は，加熱凝集，酵素による分解反応による表面疎水性の変化，乳酸発酵による酸性化による等電点沈殿，塩溶解性タンパク質の酵素的架橋と種々の分子間結合などによるものである。本稿で取り上げている TGase は，タンパク質の酵素的架橋高分子化をもたらす酵素であり，反応の結果としてゲル化を起こすものである。

　TGase（protein-glutaminase $\gamma$-glutamyltransferase, Transglutaminase, EC 2.3.2.13）は，ポリペプチド鎖中のグルタミン残基の $\gamma$-カルボキシアミド基（アシル供与体）と各種 1 級アミン

＊　Yoshiyuki Kumazawa　東京薬科大学　生命科学部　応用生命科学科
　　　食品科学研究室　教授

（アシル受容体）間でアシル基転移反応を触媒する酵素である[3,4]。アシル供与体側（グルタミン側）の基質特異性は，受容体に比べて高い。図1にTGaseの触媒する酵素反応を示した。反応(a)は，各種一級アミンへのアシル転移反応であり，反応の結果，ポリペプチド鎖内に1級アミンが導入される。反応(b)は，リジン側鎖のε-アミノ基が一級アミンとして反応した場合で，反応の結果，ポリペプチド鎖間あるいは内に立体的な架橋構造が形成される。この架橋結合は，通常のいわゆるα-ペプチド結合とは異なるイソペプチド結合（ε-(γ-グルタミル)リジン結合，以下Glu-Lys結合）である。反応系において適当なアシル受容体が存在しない場合，グルタミン残基の脱アミド反応が起こり，グルタミンからグルタミン酸へと変換される（反応(c)）。いずれの反応においても反応生成物としてアンモニアが生成する。天然においては，哺乳動物，硬骨魚類，甲殻類，軟体動物，微生物，植物など幅広く存在が知られている[5〜10]が，酵素の起源によって基質特異性は異なっている。TGaseの研究の歴史は古いが，酵素学的な諸性質は，1970年代に哺乳動物であるモルモット肝臓由来の酵素を用いて研究がなされている[11]。哺乳動物のTGaseには複数のサブタイプが存在し，血液凝固（Factor XIII），表皮の角質化，細胞接着などへの関与が報告されている[12〜14]。

　Motokiら[15〜17]は，モルモット肝臓由来TGaseを用いたタンパク質の修飾を研究し，各種食品タンパク質の物理特性が変化することを見出した。希薄溶液においては，反応の進行に伴って溶液粘性が上昇すること，反応液中のタンパク質濃度の増加に伴い粘度上昇が増加し，濃度が十分に高い場合にはゲル化を起こすことを確認し，食品タンパク質を架橋高分子化することによりゲル状物質を得ることを初めて報告している。TGaseの活性測定にはいくつか方法があるが，グルタミンを含む基質としてCBZ-Gln-Gly（CBZ：Carbobenzoxy group）とヒドロキシルアミンを基質として反応させた後，生成するヒドロキサム酸をトリクロロ酢酸酸性下で鉄錯体を形成さ

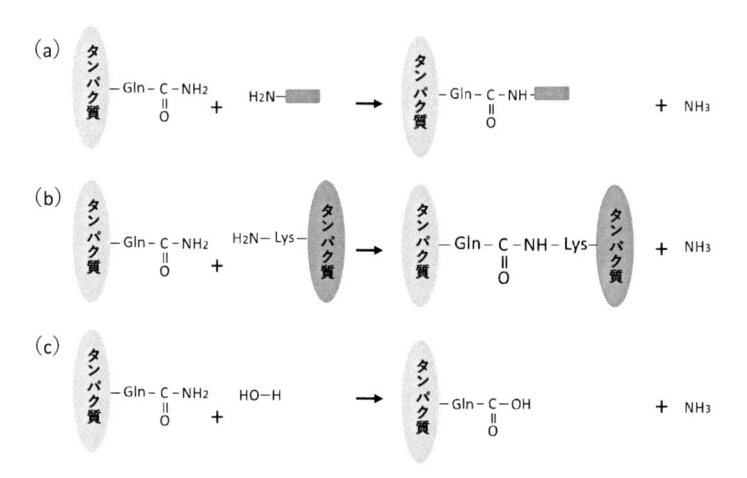

図1　TGaseの触媒する反応
(a)タンパク質への1級アミンの導入　(b)タンパク質の架橋
(c)タンパク質の脱アミド化

せ、発色する赤銅色を525 nmで測定し、標準物質（L-グルタミン酸モノハイドロキサメート）に対して定量する方法[11]や、架橋重合を起こさないようにリジン側鎖のε-アミノ基をメチル化したジメチルカゼイン（タンパク質基質）と蛍光物質であるモノダンシルカダベリン（MDC：monodansylcadaverine）を基質として反応させた後、硫酸アンモニウムやカルシウムキレート剤であるEDTAにより反応を停止させた後、カゼインに取り込まれたMDCによる蛍光強度の測定（励起波長350 nm、蛍光波長480 nm）によるもの[18]などがある。前者の方法では、1分間に1μモルのヒドロキサム酸を生成する活性を1 unitと定義される。

## 3　放線菌トランスグルタミナーゼ

前述のようにTGaseによってタンパク質の物理特性を改質することは可能であることは利用したが、食品産業での実用性を考えると動物臓器からの抽出は現実的ではなく、他の供給起源が必要であった。供給起源を微生物に求めた結果、1989年にAndoら[9]によって世界で初めての微生物起源TGaseの存在が報告された。発見されたTGase生産菌は、分類学的には放線菌Streptoverticillium属（現Streptomyces属）であった[19]。この放線菌由来TGase（MTGase）の性質を表1にまとめて記した。分子量は、約38,000（SDS-電気泳動）、アミノ酸配列からの計算値は37,842であり、モルモット肝臓由来TGaseの約半分である。哺乳動物酵素である。構造上にカルシウムを必要とするのに対して、MTGaseはカルシウム非依存性の酵素である。合成基質（CBZ-Gln-Gly）を用いた反応至適温度は、45～55℃、至適pHは6～8と広い範囲で活性を示す。また、pHや温度に対しても比較的安定である。食品へのアプリケーションにおいては都合の良い酵素である。本酵素を生産する微生物の発見によって、TGaseによる食品タンパク質の改質技術の実用化が可能となり、天野エンザイム社と味の素社による共同開発を経て、現在は酵素製剤「アクティバ」シリーズとして、食品産業で利用されている。

表1　MTGaseの諸性質

| 項目 | データ |
| --- | --- |
| 起源 | Streptomyces sp. |
| 分子量 | 38,000 (SDS-電気泳動) |
|  | 37,863 (アミノ酸配列) |
| アミノ酸数 | 331 |
| 至適pH | pH6～8 |
| 至適温度 | 45～55℃ |
| 阻害剤 | SH基修飾剤 |
| カルシウム | 非依存性 |

## 4　MTGase によるタンパク質のゲル化と食品への利用

　前述したように TGase によってタンパク質の架橋高分子化が起こり，分子内，分子間に形成されるネットワーク構造中に水分子が保持され，ゲルとなる。この現象を利用して，様々な食品タンパク質を主体とする加工食品に利用されている。MTGase によるタンパク質のゲル化の操作自体は容易で，基質としてのタンパク質を適当な緩衝液あるいは水に分散溶解させ，MTGase を添加する。この際，あらかじめ溶液としておくと均一化しやすい。その後，攪拌均一化後，一定温度保持しておくことでゲル化が観察される。得られたゲルは，沸騰湯浴中で１分程度加熱し，酵素を失活させることで，さらに安定なゲルとなる。

　MTGase によるゲル化の度合いは，基質タンパク質によって異なるが，一般的に酵素添加量や基質濃度の増加に伴ってゲル化しやすくなる傾向が認められる。分子の形状が棒状である筋肉タンパク質のミオシン重鎖や２次構造を形成しない乳タンパク質であるカゼインなどはゲルを形成しやすいタンパク質である。一方，球状構造のアクチンやグロブリンなどでは反応が進みにくく，ゲルを形成しにくいが，還元剤や緩やかな加熱で構造を変えることでゲル化するようになる。

　前述のようにゲル化を起こす諸条件として，基質濃度，温度，酵素量，pH などがあり，用いるタンパク質によって得られる物理的強度は異なる。Sakamoto ら[20]によって，代表的な食品タンパク質を用いて各種条件下における MTGase によるゲルの物理的強度が詳細に検討されている。

　図２にタンパク質ゲルの物理強度を測定した方法の模式図を示した。96 穴のマイクロプレー

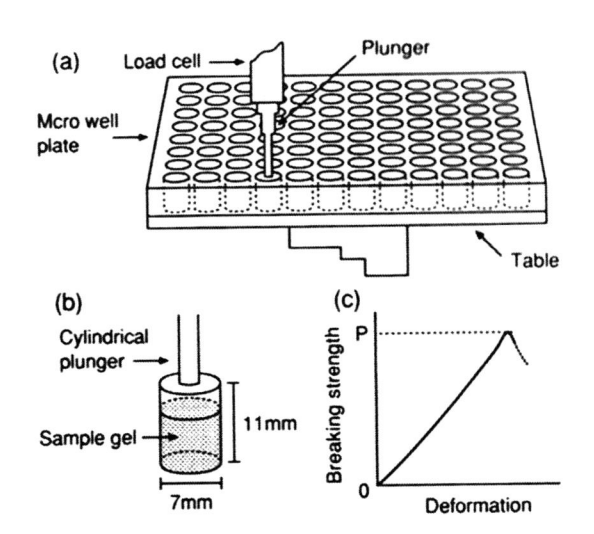

図２　食品タンパク質ゲルの物理特性評価模式図
(a)マイクロプレート上でのシリンダー型プランジャーによる強度測定
(b)ウエルサイズ
(c)破断応力と破断距離の典型的パターン

トに基質タンパク質と酵素を混合した溶液状態のサンプルを入れ，保温後，直径2.5 mmの円柱状プランジャーによる破断されるまでの応力と距離を求めるものである。

表2は，そのようにして求めたゲルの最大破断応力をまとめたものである。基質タンパク質の濃度は，すべて10（w/w%）に調製された状態で，種々の酵素濃度，反応時間，反応温度，pHにおける最大破断応力を示している。本条件下で最大応力を得られる酵素濃度は，タンパク質1 gあたり10〜40 unitの添加でそれを超えると応力は一定あるいは低下する。また，反応時間は，大豆（SPI）では早く30分程度で，また卵白では最も長く300分以上であった。温度，pHは酵素反応の至適条件とほぼ一致し，50〜60℃，6〜9で最大応力を得られることが確認されている。図3は，大豆を例として，結果を時間，温度，酵素濃度の3次元プロットでまとめたものである。

このような検討や実際の食品製造での試みをベースに，今日まで多くの食品加工のアプリケーションにおける最適な物性を求めることがことがなされ，用いられている。尚，TGase反応によって形成されるGlu-Lys結合は，イソペプチド結合であるために通常の消化酵素では加水分

表2　各種食品タンパク質ゲルの最大破断応力時の諸条件

| タンパク質[*] | 最大破断応力 | | | |
|---|---|---|---|---|
| | 酵素濃度[a]<br>（u/g・prot.） | 時間[b]<br>（min.） | 温度[c]<br>（℃） | pH[c] |
| 大豆タンパク質 | 40 | 30 | 50 | 9 |
| カゼイン | 15 | 120 | 50 | 9 |
| ゼラチン | 30 | 240 | 50 | 6 |
| 卵白 | 30 | 300 | 60 | 8 |
| 卵黄 | 10 | 40 | 60 | 6 |

[*]：濃度10（w/w%）
a）：37℃，1時間反応　b）：37℃，10 u/g反応　c）：10 u/g，60 min.反応

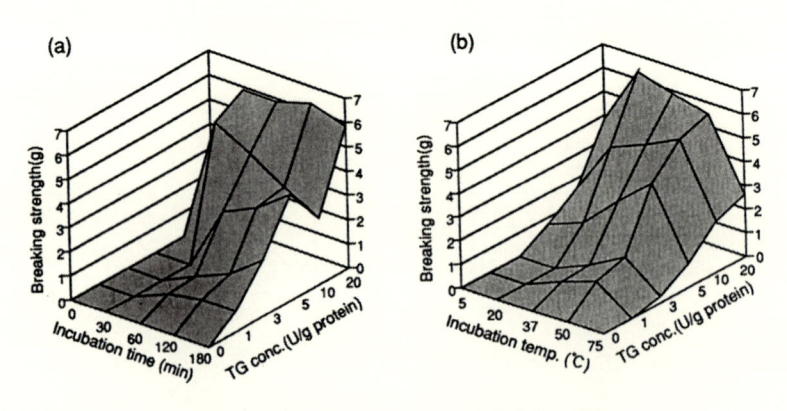

図3　各種条件下の大豆ゲルと破断応力の関係
(a)反応時間と酵素濃度　(b)反応温度と酵素濃度

解を受けないが，生体内では $\gamma$-glutamyltransferase や $\gamma$-glutamyltranspeptidase によって分解されることが確認されている[21, 22]。

## 5　おわりに

　本稿では，現在食品加工で利用されている酵素として，MTGase とそれを用いたゲルに関して概説した。食品においては，カマボコやハムなどの弾力，麺製品におけるコシや乳製品の滑らかさなど「おいしい」と感じる適した食感が存在し，物性値が高ければよいというわけではない。今日まで MTGase は，非食品用途ではほとんど利用されていないが，プリンター技術の領域では，非常に高い物性値が望ましいケースがあるとすると，より強固なゲルを得るために高い温度域でも反応性を保つ技術や酵素以外の技術の組み合わせを考えていく必要があるかもしれない。近年では，耐熱性や pH 安定性を付与する技術[23, 24]や，高圧処理，超音波，電磁波や紫外線照射等によって基質の構造を変化させる技術[25〜28]を組み合わせて反応性の向上を実現する研究もなされている。これらによって非食品領域での実用における新たなツールとして，本酵素の活用が実現することを期待するものである。

## 文　　献

1)　西成勝好，月刊フードケミカル，**1992** (1)，98 (1992)
2)　西成勝好，日本食品科学工学会誌，**44** (9)，681 (1997)
3)　D. Aeschlimann and M. Paulsson, *Thromb Haemost*, **71**, 402 (1994)
4)　D. Serafini-Fracassini and S. D. Duca, *Annals of Botany*, **102**, 145 (2008)
5)　W. S. Wong *et al.*, *Int. J. Biochem.*, **22**, 53, (1990)
6)　H. Yasueda *et al.*, *Eur. J. Biochem.*, **232**, 411 (1995)
7)　F. Tokunaga *et al.*, *J. Biol. Chem.*, **268**, 262 (1993)
8)　Y. Kumazawa *et al.*, *J. Agric. Food Chem.*, **45**, 604 (1997)
9)　H. Ando *et al.*, *Agric. Biol. Chem.*, **53**, 2613 (1989)
10)　S. A. Margosiak *et al.*, *Plant Physiol.*, **92**, 88 (1990)
11)　J. E. Folk and P. W. Cole, *J. Biol. Chem.*, **241** (23), 5518 (1966)
12)　M. Matsuki *et al.*, *Proc. Natl. Acad. Sci.*, *U.S.A.*, **95**, 1044 (1998)
13)　Ueki *et al.*, *J. Cell Sci.*, **109**, 2727 (1996)
14)　G. M. Fimia and M. Paicentini, *Cell Mol. Life Sci.*, **67**, 1581 (2010)
15)　M. Motoki *et al.*, *Agric. Biol. Chem.*, **48**, 1257 (1984)
16)　N. Nio *et al.*, *Agric. Biol. Chem.*, **50**, 851 (1986)
17)　N. Nio *et al.*, *Agric. Biol. Chem.*, **50**, 1409 (1986)

18) J. Takagi *et al.*, *Anal. Biochem.*, **153**, 295 (1986)

19) K. Washizu *et al.*, *Biosci. Biotech. Biochem.*, **58**, 82 (1994)

20) H. Sakamoto *et al.*, *J. Food Sci.*, **59** (4), 866 (1994)

21) M. Friedman and P. A. Finot, *J. Agric. Food Chem.*, **38**, 2011 (1990)

22) K. Seguro *et al.*, *J. Agric. Food Chem.*, **43**, 1977 (1995)

23) M. Suzuki *et al.*, WO 2010/101256

24) D. Mu *et al.*, *Biosci. Biotech Biochem.*, **82**, 106 (2018)

25) Z. Zhu, *J. Food Engineering*, **131**, 154 (2014)

26) H. Hu *et al.*, *Food Hydrocolloids*, **45**, 102 (2015)

27) X. Fu *et al.*, *Food Hydrocolloids*, **27**, 301 (2012)

28) C. L. Cardoso *et al.*, *Food Sci, and Tech. Intl.*, **17**, 155 (2011)

# 【IV　応用編】

# 第1章 3Dプリンターの再生医療応用

古川克子[*1]，Dajiang Du[*2]，
篠原　誠[*3]，牛田多加志[*4]

## 1 はじめに

　細胞による再生臓器の開発研究は，単純構造を有する臓器の開発からはじまったが，近年では，複雑な外部・内部形状を有する臓器の開発も報告されるようになっている。本稿では，骨をモデル臓器として，3Dプリンターで造形した構造体に細胞を播種して維持することを目的とした再生医療技術について紹介する。

## 2 再生医療の現状と課題

　生体内の臓器を細胞で再構築する再生医療技術は，1990年代に広く世の中から認識されるようになった[1,2]。なかでも，ハーバード大とMITによるヒト外耳をマウスの皮下に移植した研究は，世界的なニュースとして取り上げられ，大きく注目されるきっかけを作った。

　再生医療の要素として，最も重要なものは細胞であり，細胞を用いないアプローチは再生医療とは呼ばれず，人工臓器として分類される。近年の幹細胞研究の発展は目覚ましく，その結果，骨髄性幹細胞[3]，末梢血由来幹細胞[4]，臍帯血由来幹細胞，胎盤由来幹細胞，そして人工多能性幹細胞（iPS細胞）[5]の利用が広く検討されるようになっている。幹細胞は，血管内皮細胞，軟骨細胞，骨格筋細胞，骨芽細胞，脂肪細胞，肝細胞など多くの臓器を構成する細胞に分化可能な性質，すなわち多分化特性を有することが報告されている。したがって，幹細胞を用いた再生医療・組織工学研究の発展が強く期待されている。

　しかしながら，これらの細胞生物学に関わる基礎研究のほとんどは，2次元平面上で培養され

＊1　Katsuko S Furukawa　東京大学　大学院工学系研究科
　　　　　　　　　　　　　バイオエンジニアリング専攻・機械工学専攻　准教授
＊2　Dajiang Du　東京大学　大学院工学系研究科　バイオエンジニアリング専攻・
　　　機械工学専攻
＊3　Makoto Shinohara　東京大学　大学院工学系研究科　バイオエンジニアリング専攻・
　　　機械工学専攻
＊4　Takashi Ushida　東京大学　大学院工学系研究科　バイオエンジニアリング専攻・
　　　機械工学専攻　教授

た細胞の分化誘導技術にすぎず，3 次元的な立体構造を有する生体内臓器の環境とは著しく環境が異なることが問題点として考えられていた。生体内の臓器は，個別の分化した細胞が特定の立体配置を形成することによって，組織・臓器として機能している。これらの配置をどう設計し，臓器を構築するかという点が重要な課題となっている。

## 3　立体構造を有する再生臓器の構築

　生体内の臓器は，細胞とタンパク質である細胞外マトリクスから構成される。この構造をどのように構築するのかが最大の再生医療（図 1）の課題であり，これまでに様々なモデルが開発されてきた。皮膚や心筋などにおいては細胞シートと呼ばれる monolayer に近いシート状の構造物を移植する研究が臨床治験に進んでいる。

　しかしながら，体を構成する大半の臓器は皮膚のようなシート状の構造物ではなく 3 次元構造を有することから，生体内分解性のプラスチックまたはセラミックスによる立体構造を有する再生臓器研究が推進されるようになった。生体内分解性の材料は，形成初期に付与した構造物が分解されると同時に，細胞から分泌された細胞外マトリクスにその部分が置き換わることにより，最終的には細胞と細胞外マトリクスから構成される臓器が構築される。

　骨などの三次元的に奥行のある組織では，深部への栄養と酸素の供給に問題があるため，代わって，細胞の足場となる 3 次元担体による培養研究がここ数年，めざましい進歩を遂げてきた。生体内分解性のプラスチックやセラミックスを，細胞を存在させるための構造であるスポンジ状の構造体に成形して，そこに細胞をに播種することにより，骨用の再生臓器の構築が試みられた[6~10]。しかし，実際に生体に移植するには再生組織の外部形状が患部のそれと同じである必要があり，担体の形状もそれに合ったものでなくてはならない。また，担体の内部は細胞が接着できるような空洞や面が存在する必要がある。これらの担体形状への要請から，ここ数年，担体の外部および内部の加工技術・制御技術に関する工学技術が多く報告されるようになっている。

　機械工学の分野では，ラピッドプロトタイピング，三次元造形などと呼ばれる付加加工技術の発展が著しい。これらの技術では，金型が不要なため，射出成形を行う樹脂製品と比べて少量生

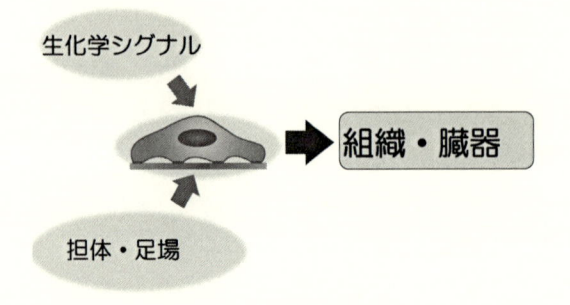

図 1　再生医療の 3 要素

産を行う際のコストが大幅にカットできる特徴を有する。さらに設計から生産までの時間が短縮されるため，製品の試作段階での外観や構造の評価などの用途に理想的であり，産業用途での技術開発が進んでいる。近年，素材選択の自由度や加工精度が改善されると同時に，特許が切れたことによる安価な製品の登場が価格低下を促した結果，これらの技術の普及が急速に進んだ。用途も試作にとどまらず最終製品の加工に利用されるまでになった。産業用では加工形状の自由度からジェットエンジンのタービンなどの製造や，小ロット品の加工法としての採用も行われている。個人向けでは商品のデータを送付し消費者宅で製造することで物流・在庫コストの低減が可能であるとされる。また，遠隔地でも製品を得ることができる利点に関しては，国際宇宙ステーションなどのアクセスの難しい場所での適用が特に期待されている。医療向けには，外科手術前に患者本人の臓器や血管のモデルを用意し練習を行うサービスなどが実用化されている。こうし

表1　3次元造形法

| | UV 光造形 | 粉末焼結法 | バインダー吐出法 | 溶融物押出法 |
|---|---|---|---|---|
| 材料 | 光硬化性樹脂 | セラミックス，金属，樹脂 | 粉末 | 熱可塑性樹脂，低融点金属，ガラス |
| 原理 | レーザーによる樹脂の光重合 | レーザーの熱で焼結 | 粉末にバインダ吐出 | シリンジ内で加熱・融解した樹脂をノズルから吐出 |

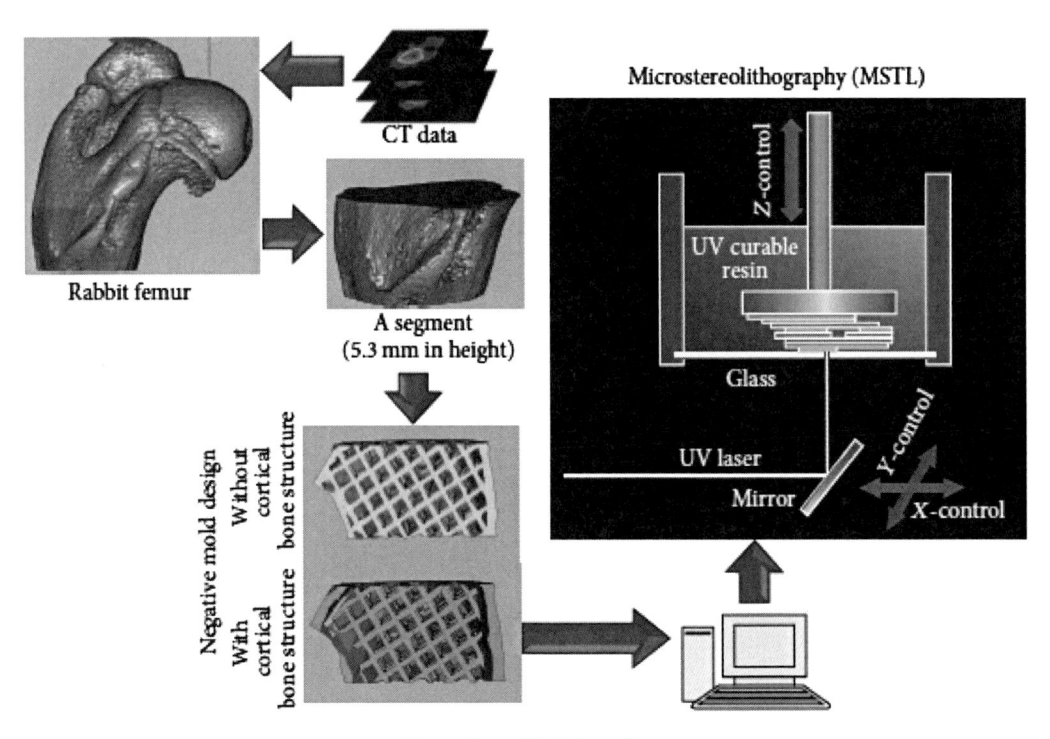

図2　ウサギ大腿骨モデル

た背景を踏まえ，再生医療において，一点ものの加工が求められていること，付加内部に空孔のある構造が必要とされていることから，これらのラピッドプロトタイピング技術の再生医療への適用が期待されはじめている。

　欠損部位に適合する形状をもつ自家細胞からなる組織を培養するための培養担体の加工法として，様々な手法が研究されている。例えば，生体内分解性のプラスチックを融点以上の温度で液状化してノズルの先端から射出することによって，三次元構造体を設計できる装置が開発された。三次元構造の再現精度を上げるために，層ごとに機械加工した構造体を積層させることによって，臓器の内部構造を再現する手法[11]も報告された。緻密な構造を具現化するために，粉末化した生体内分解性材料をバインダーなどで積層造形する技術[12]，光反応性のポリマーで光造形する技術[13~15]を用いて，構造体をデザインする報告もされている。これらの技術をベースにした臓器の構造体の設計手法は多くの臓器で着実に構造体を構築する手法として，日々，材料特性，加工精度など複数の側面で進歩している。三次元造形法は多くの種類のものが研究されている

## Beta-TCP scaffold

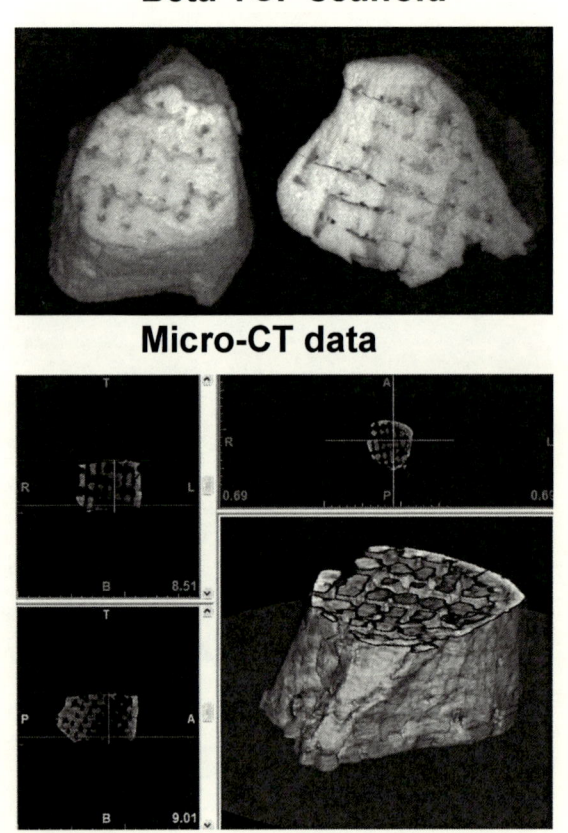

## Micro-CT data

図3　生体内分解性セラミックスの3次元構造モデル

が，その中でも光造形法は担体の加工法として最も期待されていると考えられる。光造形法は目的とする形状データに対して一定間隔の切断面を算出し，一層ごとに光硬化性樹脂に対しレーザを照射，積層することで任意の形状を得る方式である。他の溶融物積層法や粉末焼結法に対して光造形法は加工精度，材料の選択自由度で優れているため，高機能な担体の加工に適している。それぞれの加工法の特徴を表 1 に示す。

　著者らのグループでは，ウサギの大腿骨の内部・外部形状をマイクロ CT でスキャンしたのちにデータ化して再生骨用の担体を作製したことをこれまでに報告している（図 2）。本モデルではウサギ大腿骨の外部形状はマイクロ CT による構造を採用し，内部構造としては図 2 に示すモデル形状を採用した。光重合性のポリマーに生体内分解性のセラミックスである beta-tricalcium phosphate（$\beta$-TCP）の微細粒子を混合して 3 次元造形した（図 3）。その結果，図 3 に示す構造物の形成に成功した[16,17]。

## 4　立体構造を有する組織の 3 次元培養技術

　立体構造を有する組織の培養方法は，通常は図 4A に示す静置培養で行う。しかしながら，この方法で培養すると，図 6A に示すように担体内部の細胞が壊死を起こす（赤：死細胞，緑：生細胞）。そのため，スピナーフラスコ（図 4B），NASA のリアクター（図 4C），閉鎖系流路を伴うかん流培養（図 4D）が報告されてきた。スピナーフラスコおよび NASA のリアクターによる組織の培養では，担体内部に流れが負荷されないため，担体内部の細胞が容易に死滅することもわかっている。図 4D の閉鎖系流路を伴うかん流培養では系が複雑なため，組織を滅菌状態で維持することが難しく，また，一つの担体の培養に数百 ml もの培養液が必要であるため，莫大なコストが再生臓器の形成に必要とされる弱点があった。

　著者らは図 4E，図 5 に示す担体の下部にエラスティックな膜を設置することにより，培養液とシリンジポンプによる水層との間を 2 つのコンパートメントにわけ，そしてシリンジポンプによるエラスティック膜の振動が培養液の上下方向への流動を惹起するシステムを開発した。このシステムでは担体の体積＋アルファ程度の培養液の容量で培養液が十分であり，さらに，担体内部に強制的に拍動様の流れを起こすことが可能であった。

　図 6 に，著者らのバイオリアクター（図 4E，図 5）による立体培養をした再生骨の内部の細胞の生存状態を示す。赤い粒は死細胞の核，緑は生細胞の存在を意味している。図 6 は円柱状の担体（直径 1 cm，高さ 1 cm）の断面写真であり，これらの結果から静置培養では担体外部の細胞しか生存状態が維持できず，内部のほとんどの細胞が壊死を起こしていることがわかった。一方，バイオリアクターを用いた動的な培養では，内部の細胞の生存状態を維持できることがわかった。これらの結果はウサギの大腿骨モデルの立体培養でも同様であり，3 次元造形技術による構造付与とバイオリアクター技術による立体培養技術の双方の技術があってはじめて，複雑形状を有する組織・臓器の形成が実現するものと考えられた。骨様の組織構築が可能であることの

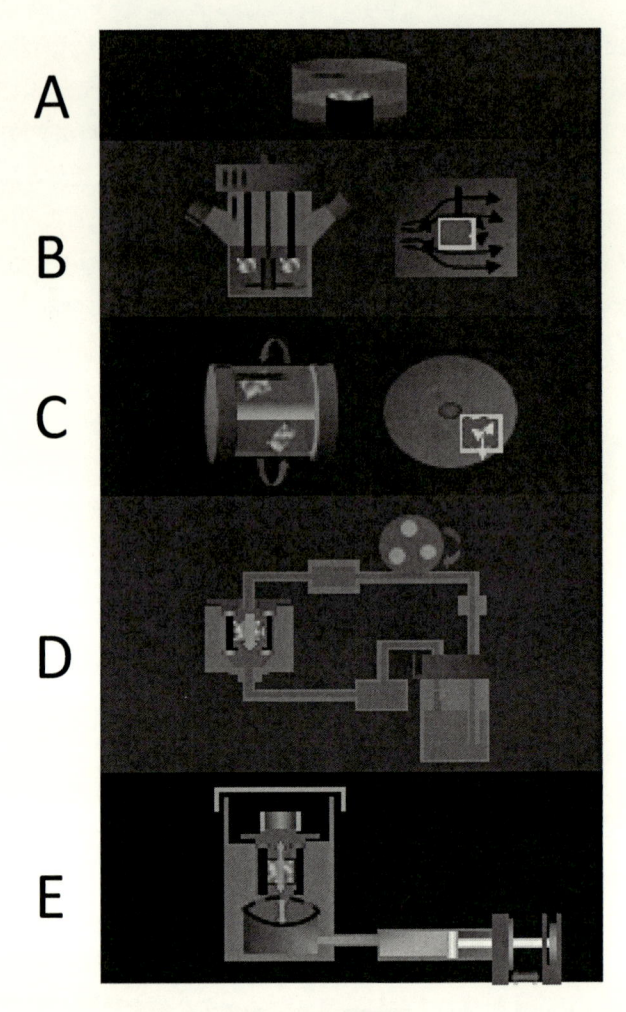

図 4　立体培養技術

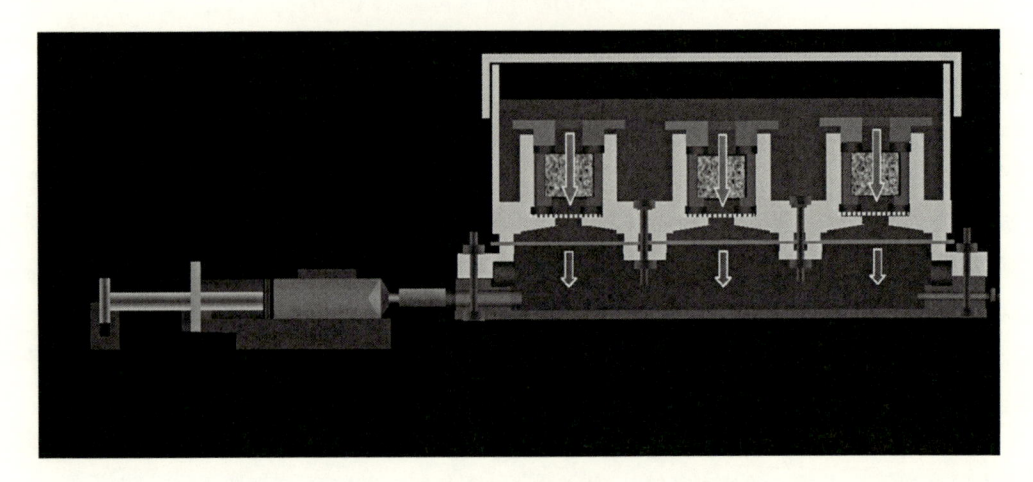

図 5　かん流培養

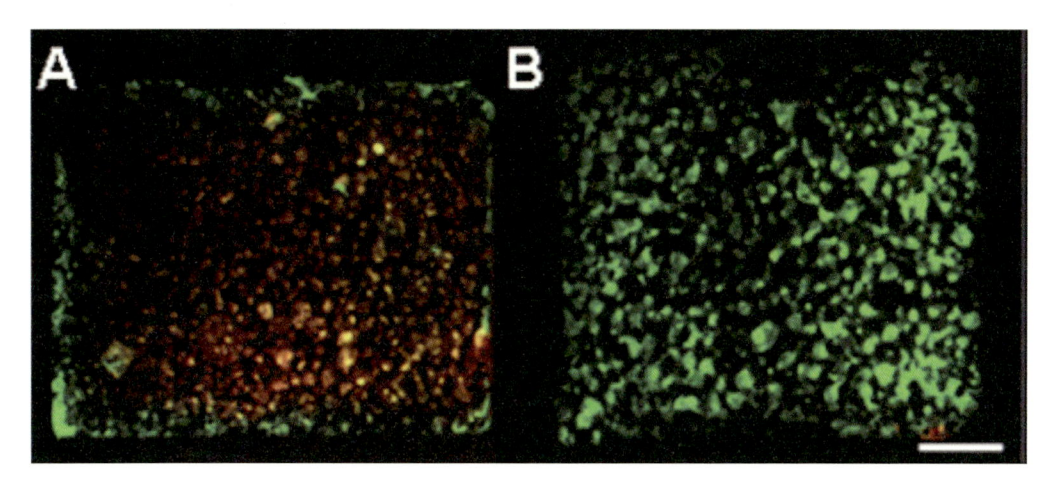

図6　組織内部の状態
（A：静置培養　B：動的培養，赤：死細胞　緑：生細胞）

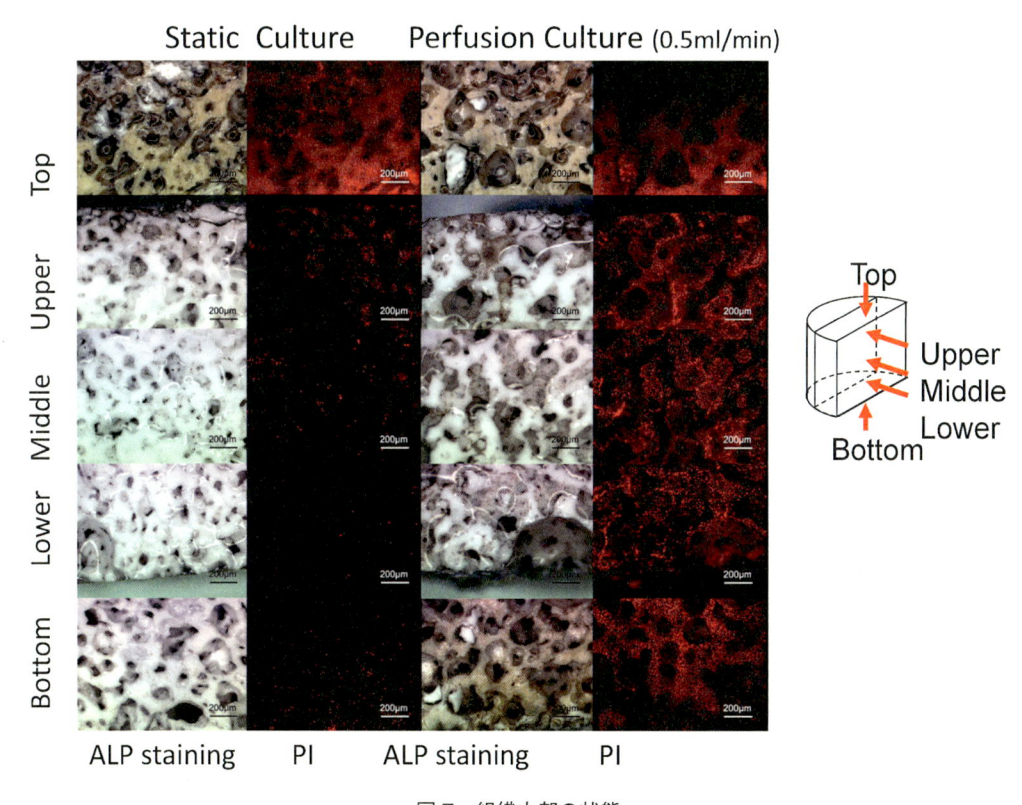

図7　組織内部の状態
（赤：骨様基質の産生　紫：生細胞）

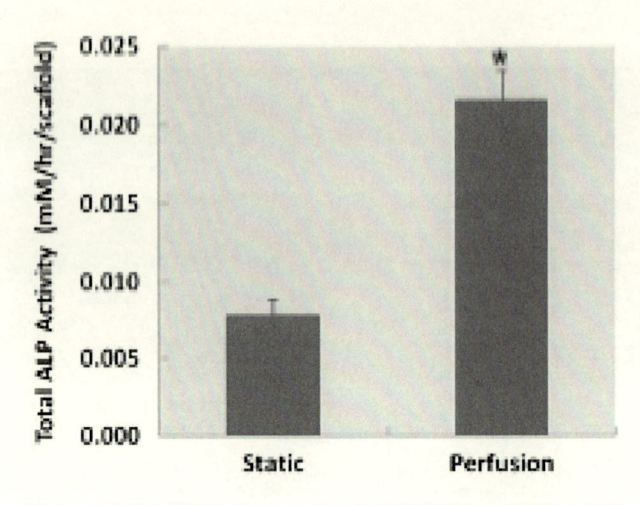

図8　ウサギ大腿骨モデルにおける骨様基質産生の定量的な解析

指標となるアルカリフォスファターゼの活性化状態を赤い蛍光色素の存在によって確認できる染色を行ったところ（図7），やはり著者らのバイオリアクターで培養した組織の内部のみにおいて，強い骨方向の分化傾向が示された。ウサギ大腿骨モデルにおけるアルカリフォスファターゼの活性化状態の定量的な解析結果を図8に示す。ウサギ大腿骨モデルにおいても動的な培養が骨様の組織形成に有効であることがわかった。

## 5　さいごに

　本稿では，骨をモデル臓器として，3次元プリンターによる3次元構造の構築例を示した。ウサギ大腿骨をモデル臓器として選び，マイクロ CT で構造に関する定量データを抽出し，生体内分解性のセラミックスである $\beta$-TCP による3次元担体を作製した。作製した担体に細胞を播種し，新規に開発したバイオリアクターで組織を立体培養したところ，細胞の生存状態が維持され，機能の観点からも良好な組織の形成に成功した。

　Monolayer で細胞が存在する単純なモデルにおいて液体と気体との界面からの酸素の核酸は2 mm が限界であると計算されていることからも，3D プリンターの技術を使って形成した複雑構造を有する立体組織を再生臓器として有効なモデルにするためには，バイオリアクター技術の開発も必須であると考えらえる。複雑形状を有する再生臓器の開発が，夢から現実のものになる上で，本稿で紹介した技術が貢献できると期待している。

## 文　　献

1) R. Langer, J. P. Vacanti：Tissue engineering. *Science* **260**（1993）, 920-926.

2) R. Lenza, R. Langer, J. Vacanti：Principles of tissue engineering（3 edition）, ed by R. Lenza, R. Langer, J. Vacanti, Academic press, USA, 2007

3) M. F. Pittenger, A. M. Mackay, S. C. Beck, R. K. Jaiswal, R. Douglas, J. D. Mosca, M. A. Moorman, D. W. Simonetti, S. Craig, D. R. Marshak：Multilineage potential of adult human mesenchymal stem cells. *Science* **284**（1999）, 143-147.

4) T. Asahara, T. Murohara, A. Sullivan, M. Silver, R. van der Zee, B. Witzenbichler, B. Schatteman, J. M. Isner：Isolation of putative progenitor endothelial cells for angiogenesis. *Science* **275**（1997）, 964-967.

5) K. Takahashi, K. Tanabe, M. Ohnuki, M. Narita, T. Ichisaka, K. Tomoda, S. Yamanaka：Induced of pluripotent stem cells from adult human fibroblasts by defined factors. *Cell* **131**（5）（2007）, 861-872.

6) T. Ushida, K. Furukawa, K. Toita, T. Tateishi：Three dimensional seeding of chondrocytes encapsulated in collagen gel into PLLA scaffolds, *Cell Transplantation*, **11**（5）（2002）, 489-494.

7) K. S. Furukawa, T. Ushida, K. TOITA, Y. Sakai, T. Tateishi, Hybrid of Gel-Cultured Smooth Muscle Cells with PLLA Sponge as a Scaffold towards Blood Vessel Regeneration, *Cell Transplantation*, **11**（5）（2002）, 475-480.

8) D. Du, *K. S. Furukawa, T. Ushida：Oscillatory Perfusion Seeding and Culturing of Osteoblast-like Cells on Porous Beta-Tricalcium Phosphate Scaffolds, *Journal of Biomedical Materials Research*：Part A, **86A**（2008）, 796-803.

9) D. Du, K. S. Furukawa, T. Ushida：Oscillatory Perfusion Culture of CaP-Based Tissue Engineering Bone with and without Dexamethasone, *Annals of Biomedical Engineering*, **37**（1）（2009）, 146-155.

10) D Du, K. S. Furukawa, T. Ushida：3D Culture of Osteoblast-like Cells by Unidirectional or Oscillatory Flow for Bone Tissue Engineering, *Biotechnology and Bioengineering*, **102**（6）（2009）, 1670-1678.

11) Y. Sakai, S. Otsuka, Y. Hanada, Y. Nishikawa, Y. Konishi, A. Yamashita：A novel poly-lactic acid scaffold that possesses a macroporous structure and a branching/joining three-dimensional flow channel network：Its fabrication and application to perfusion culture of human hepatoma Hep G2 cells. *Mat Sci Eng*, **C37**（3）（2004）, 379-386.

12) Huang H, Oizumi S, Kojima N, T. Niino, Y. Sakai：Avidin-biotin binding based cell seeding and perfusion culture of liver-derived cells in a porous scaffold with a three-dimensional interconnected flow-channel network. *Biomaterials*, **28**（2007）, 3815-3823.

13) Leclerc E, Furukawa KS, Miyata F, Y. Sakai, T. Ushida, T. Fujii：Fabrication of microstructures in photosensitive biodegradable polymers for tissue eigineering applications. *Biomaterials*, **25**（19）（2004）, 4683-4690.

14) R. Schade, T. Weiss, A. Berg, M. Schnabelrauch, K. Liefeith：Two-photon techniques in

tissue engineering, *Int J Artif Organs*, **33** (4) (2010), 219-227.

15) A. Ovsianikov, A. Deiwick, S. V. Vlierberghe, P. Dubruel, L. Möller, G. Dräger, B. Chichkov：Laser fabrication of three dimensional FAD scaffold from photosensitive gelatin for applications in tissue engineering. *Biomacromolecules*, **12** (2011), 851-858.

16) D. Du, T. Asaoka, T. Ushida, K. S. Furukawa, Fabrication and perfusion culture of anatomically shaped artificial bone using stereolithography, *Biofabrication*, **6** (4) (2014), 045002.

17) D. Du, T. Asaoka, M. Shinohara, T. Kageyama, T. Ushida, K. S. Furukawa：Microstereolithography-Based Fabrication of Anatomically Shaped Beta-Tricalcium Phosphate Scaffolds for Bone Tissue Engineering. Biomed. Res. Int. 2015 (2015), 859456.

# 第2章　3Dプリンターの医療への応用

能　清高*

　3Dプリンターは医療への応用が精力的に進められている。ここではすでにビジネスとしてマーケットとして認知されている歯科矯正，補聴器，心臓シミュレータの3つの応用例ともうすぐビジネスになると思われる人工骨への応用例について紹介する。

## 1　歯科矯正への応用

　歯科矯正（歯列矯正）とは，歯になにがしかの強制力を与えて正常な位置に移動させることで不正咬合を修正し，審美性や顎口腔機能の回復を行う治療である。矯正には様々な方法があるが，歯に「ブラケット」という装置を取り付け，そこにワイヤーを通して少しずつ歯を動かしていく「ワイヤー矯正」が最も一般的な矯正法である。このような矯正装置を歯の裏側に装着する舌側矯正という方法もあり，表側からは矯正をしていることが目立たないため他人に気づかれないで治療ができる反面，違和感が強く治療に時間がかかると言われている。また，インプラント矯正という人工歯根をアゴの骨に埋め込むインプラント技術を活用して行われる新しい歯の矯正方法もよく知られている。船のアンカーのように，インプラントを支点として矯正したい歯をひっぱるので，通常のブリッジなどの矯正より短期間で確実に矯正できると言われている。

　このような従来の歯科矯正方法だと，歯にワイヤーなどの矯正装置を装着するので外見が気になる人が多く，また施術期間が2〜3年と長期にわたり，治療費が50〜150万円と高額の為に多くの人たちが施術を実施できないでいる。

　そこにアライン・テクノロジー社によって透明で可撤式のマウスピース型矯正装置を使った新しい矯正方法「インビザライン・システム」が提案された。その治療の流れは，次のとおりである。

1.　アライン・テクノロジー社と提携した矯正歯科医がポリビニルシロキサン系付加型シリコン印象材をもちいて患者の歯型を取り，患者記録および治療計画書を作成しアライン・テクノロジー社へ送付する。

2.　アライン・テクノロジー社は矯正歯科医から送られてきた歯型をCTスキャンを用いてデジタル化し，3次元データモデル（図1）を作成する。

3.　矯正歯科医は，アライン・テクノロジー社が開発したソフトウェア，クリンチェック（3

＊　Kiyotaka No　㈱大日本科研　総合企画グループ

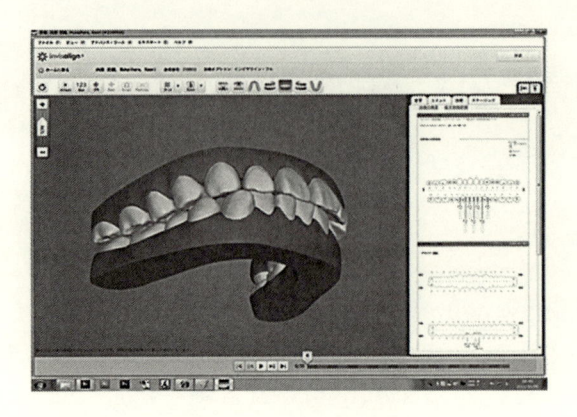

図1　クリンチェック

次元シミュレータ）を用いて，「クリンチェック治療計画」を作成する。矯正歯科医は，この
クリンチェックを使用すれば，患者の治療開始時における歯牙の状態，治療終了後の状態，歯
牙移動の途中経過など，すべての治療ステージをあらゆる角度からコンピュータ画面上で確
認・検討できる。

4．矯正歯科医と患者の同意によって内容を確認，承認されたクリンチェック治療計画は，ア
ライン・テクノロジー社によって，光造形技術（3D プリンター）を用いて忠実かつ正確に個々
のアライナー（図 2）として作製される。

5．作製されたアライナー一式は，矯正歯科医に直接送付される。矯正歯科医は，患者に対し
てアライナーに関する使用上の注意および説明等を行う。この少しずつ形状の異なるアライ
ナーを 2 週間に 1 度，治療の程度にもよるが約 40 回交換して使用し続けることで，歯を除々
に移動させて歯科矯正を完了させる。患者には，矯正歯科医の判断に応じて定期的に通院して
もらい（通常 4〜6 週間に 1 度）歯牙の動きを確認する。

費用は 90〜100 万円である。特徴は①透明で目立たないため，装着していることがわからず，
見た目にストレスを感じさせない。②取り外しが可能なため，いつでも簡単に歯のお手入れがで
き，口腔内を健康な状態に保つことがでる。③3 次元治療計画ソフトウェアを通じて，治療開始
から完了に至るまでの歯の移動を，コンピュータ画面上で画像および動画として確認することが
でる。④金属製のワイヤーやブラケットを使用しないため，治療期間中に装置が脱落するなどの
緊急性を要することがなく，金属アレルギーの心配もない。

このアライン・テクノロジー社は，1997 年 3 月にアメリカのカルフォルニアで設立され，
2001 年 1 月　米国 NASDAQ 市場に上場している。社員はグループ全体で 3400 人おり，2013 年
度の売り上げは 660 百万ドルであった。新しい歯科矯正治療システムは，世界に契約矯正歯科医
（インビザライン・ドクター）が 8 万人以上いて新規症例数は年間 42 万以上，累計で 250 万人以
上の患者がこのシステムで治療を受けている。

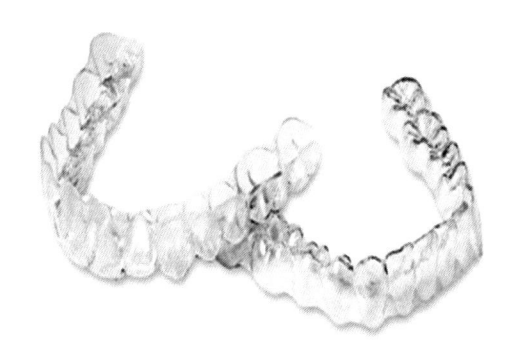

図2　インビザライン・アライナー

## 2　補聴器

　日本では，図3に統計を示すように人口の10.9%が難聴である。そして，図4に示すように難聴者の14.1%が補聴器を使用している。つまり日本での補聴器の使用人口は約200万人ということになる。

　補聴器の種類は，耳穴タイプ，耳かけタイプ，ポケットタイプの3つに分けられる。

**耳穴タイプ**：耳穴にスッポリ収まる小型のものから，耳の外にまでくる大型のものまでいくつかのタイプがある。耳穴の形状と聞こえの程度に合わせて作るオーダーメイドタイプが一般的である。

**耳かけタイプ**：耳にかけて使用する。操作が簡単で扱いやすいのが特長。汗が入りやすいのが難点だが，汗に強い機種も出ている。

**ポケットタイプ**：本体をポケットに入れ，イヤホンとコードをつないで使用する。操作は比較的簡単で，機種によっては高出力が得られる。コードが邪魔になったり，たまに衣ずれ音が入ったりすることがある。

　現在使われている補聴器の比率は，耳穴タイプが約60%，耳かけタイプが約30%，ポケットタイプが約10%となっている。その中でもドイツのシーメンス社の補聴器は世界の補聴器市場の20%をシェアしており日本市場でもシェアを21%もっている。シーメンス社の場合，耳穴タイプの補聴器は3Dプリンターを使って作成されている。その作成工程は，次のようになっている。

1. シリンジを用いて液状シリコンを注入し，耳の形をとる。
2. そのシリコンの形状を3Dスキャナーで3Dデータにする。
3. 3Dデータをもとに3Dプリンターでシェル（耳型）を作成する。
4. マイク，受信機，バッテリー，マイクロ回路などを組み立て補聴器を制作する。
5. 患者の聴力に合わせてバックグラウンドノイズなどを調整し，補聴器が完成する。

　価格は，オーダーメイドの耳穴タイプでは20〜40万円である。

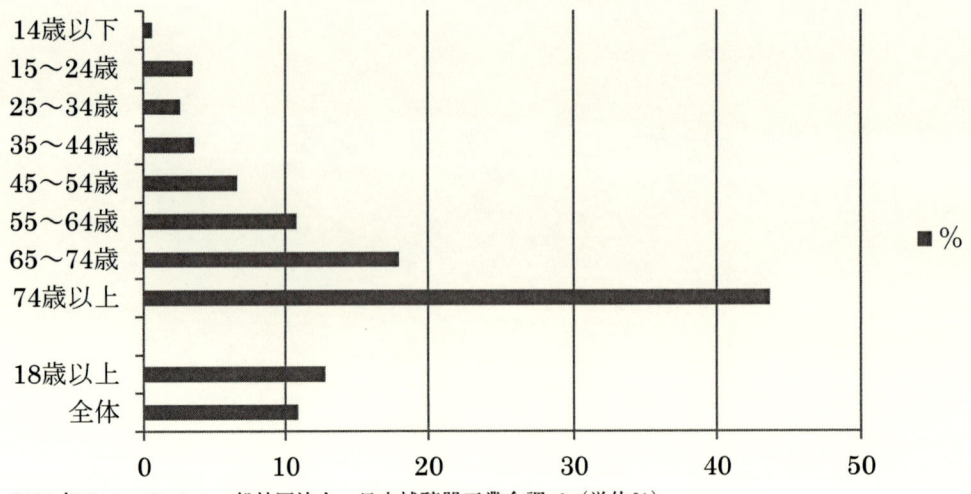

2012 年 Japan Trak：一般社団法人　日本補聴器工業会調べ（単位％）

図 3　2012 年の日本の難聴者

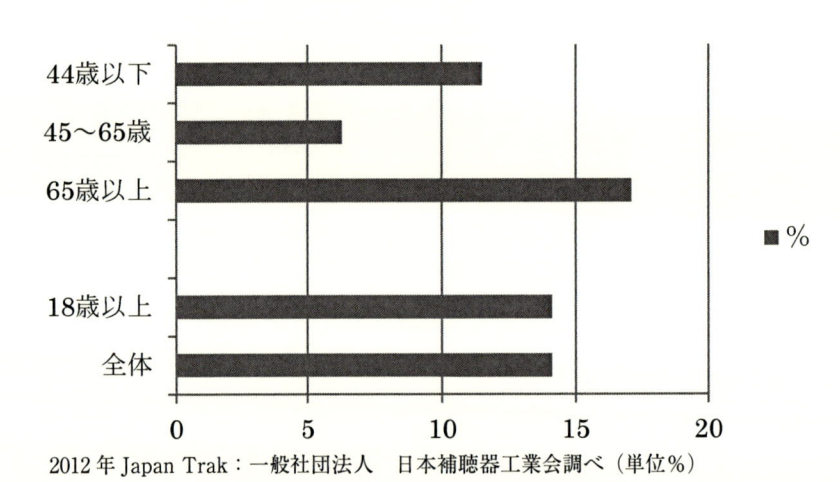

2012 年 Japan Trak：一般社団法人　日本補聴器工業会調べ（単位％）

図 4　2012 年の難聴者の中の補聴器使用率

## 3　心臓シミュレータ

　心臓シミュレータ開発は，先天性心疾患患者の心臓手術の改善を目的に開発されてきた。先天性心疾患とは，生まれつき心臓の右と左を隔てている壁に穴があいていたり，弁が狭く血液の通りが悪くなっていたり，四つあるはずの心臓の部屋が二つしかなかったりするような病気である。小さな穴まで含めると，赤ちゃん 100 人に 1 人の割合で発症し，生まれつきの病気としては大変頻度の高いものである。その先天性心疾患の発症割合は，図 5 となっている。

　日本でいえば今年の出生数が 103 万人なので先天性心疾患の赤ちゃんは約一万人生まれた計算になる。この内手術が必要な心疾患率は 4 割で年間 4000 人の赤ちゃんが生後間もなく心臓手術

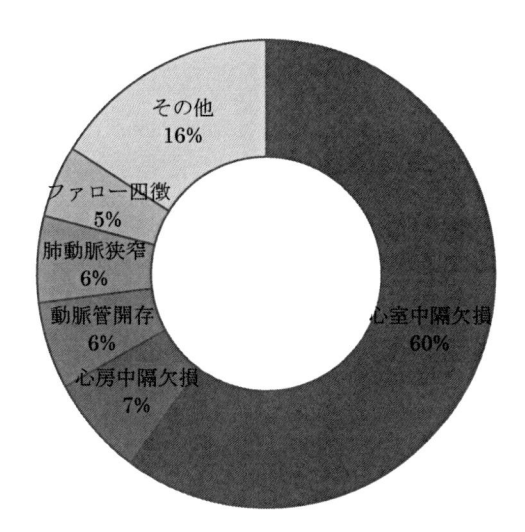

図5　主な小児心疾患の割合

をしなければ命を維持することができないでいる。

　心臓シミュレータとは患者個体ごとに心臓のCTスキャンデータを元に光造形（3Dプリンター）を駆使して特殊な真空注入型を作成し，図6に示すような樹脂による軟質で立体的な心臓モデルを作成する技術である。表面，内腔に至る患部までリアルに再現できるいわばフル・オーダーメイド精密心臓シミュレータにより，精度の高い術前シミュレーションを実現するだけでなく，若手執刀医の訓練・教材としての利用も可能である。

　京都にある株式会社クロスエフェクトは，国立循環器病センターの協力を得てフル・オーダーメイドの心臓シミュレータを開発した。その製作工程は，次のようになっている。

　1）病院でCTスキャンを撮りDICOM（Digital Imaging and Communications in Medicine, 医療分野におけるデータ通信の国際規格）データを作成。

　2）DICOMデータを基に心臓の3Dデータを作成。

　3）作成した3Dデータを医師が確認（CTスキャンの見方は熟練がないと正確に読み取ることができない）。

　4）光造形を使って樹脂試作を行い心臓の樹脂モデルを作成。

　5）その樹脂モデルを用いて複雑な内腔形状の表現が可能な特殊型（真空注型）を作成。

　6）オーダーメイドの軟質心臓シミュレータの完成。

　この心臓シミュレータを利用することにより患者の心臓の表面や内腔の患部をリアルに再現することにより手術前のシミュレーションとして実際にメスを用いて切開が可能となる。そのために手術時間の短縮と精度が上がることにより医師と患者のリスクを大幅に軽減できるようになった。

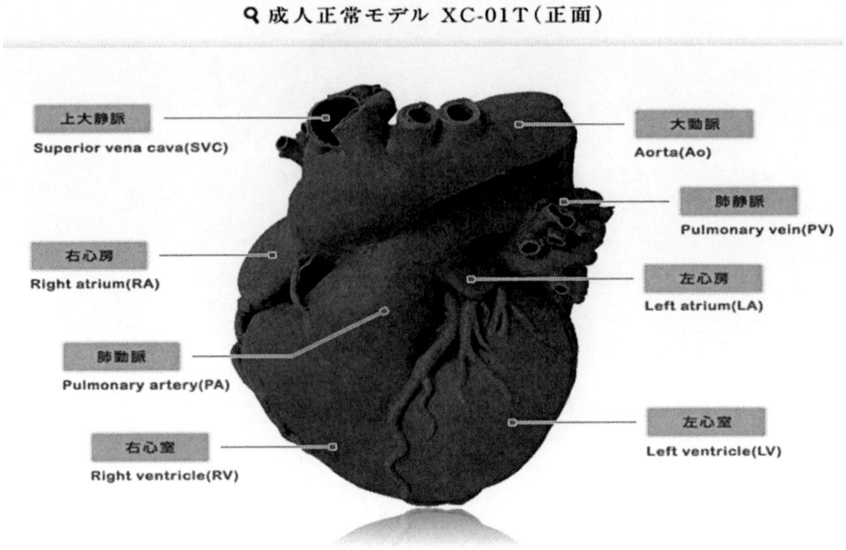

**Q 成人正常モデル XC-01T（正面）**

図6　心臓シミュレータ

## 4　人工骨

人間には約 206 の骨がある。普段はあまり意識しないかもしれないが，それぞれの骨が体を支え，内臓を守るのに重要な役割を担っている。ひとつが欠けても，一部分が欠けても，非常に不便になるのは骨折や事故をした人ならわかるだろう。

事故や病気で骨を失ったとき，欠損部分を補うために移植手術を行うが，移植する骨には次の 3 種類が考えられる。自分の骨を使う「自家骨移植」，他者の骨を使う「他家骨移植」，そして人工物で補う「人工骨移植」である。自家骨移植は現在もっとも効果の望める治療法といわれている。そもそも自分の骨であるため，体に馴染む（＝生体適合性）のはもちろんのこと，移植後に元の骨と同化していく性質（＝吸収置換性）を備えている。

人工骨が骨移植の中で占める割合は，日本で 30%，ヨーロッパで 15～20%，アメリカで 10% である。それは，欧米ではボーンバンクがあり，他人の骨移植が盛んに行われているが，日本では宗教上等の観点から他人の骨移植のための社会的基盤が乏しいためである。そのために日本では 20 年前から世界の中では人工骨が最も多く使用され，研究においても世界のトップを走っている。しかし，現状では「自家骨移植」・「他家骨移植」の代替として使用されるには至っていない。

人口骨に求められる特性は①構造支持体として十分な強度，②手術中の形状調整が可能な加工性・取り扱い易さ，③骨組織との高い親和性，④生体内での分解吸収性，⑤骨形成を促進する活性，である。一方，他人の骨に関しては，使用した骨が汚染されていて感染症にかかったり，骨の供給先である大学，葬儀業者，医療関連企業の遺体売買に対し不正取引や盗難などの社会問題

化が起きたりしている。

　また，自家骨を利用する場合，自分の身体の健全な部分から骨をとる手術が不可欠で，身体への負担が大きいのはもちろん，欠損部分が大きい場合にはこの方法は使えない。現在行なわれている「自家骨移植」もしくは「他家骨移植」のいずれの治療法も手術中に欠損部や変形部に合わせる加工時間や加工技術が必要となるため，手術時間が長くなり，患者への負担が大きくなっている。

　そこで，2008 年に政府が先端医療開発特区として採択されたなかで「先進的外科系インプラントとしての 3 次元複合再生組織製品の早期普及を目指した開発プロジェクト」と「医工連携による先進医療機器開発実用化プロジェクト」において人工骨の実用化が現実的なものとなってきている。

　この取り組みで開発された材料が α 型リン酸三カルシウム（α -TCP）で，その材料でインクジェット方式の 3D プリンターを用いて人工骨が作成されている。具体的な作成手順は次の通りである。

1.　患者の X 線 CT 画像を撮影する。

2.　CT 画像解析ソフトにより 3 次元データ化する。

3.　3 次元画像を CAD ソフトに取り込む。

4.　CAD ソフトデータに基づいて，積層厚 0.1 mm でインクジェットプリンタを用いて α 型リン酸三カルシウムを使い積層造形する。

　上記人工骨の特徴は，①患部の X 線 CT 画像データを基に作成する為，骨欠損部・骨変形部と同一の外部形状を有する。②骨吸収置換を高めるために，必要に応じて細胞や血管の進入に適した内部構造を設計できる。③自分の骨に置き換わりやすい原材料を使用している。

（手術前）　　　　　　　　　　　　（術後12ヵ月）

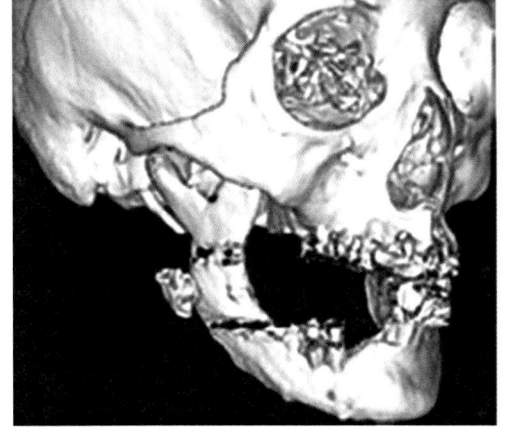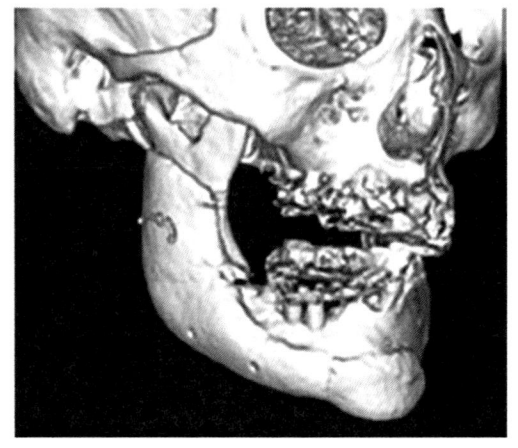

図 7

　現状の開発のステージは，NEDO の「産業技術実用化開発助成事業」の支援を受けて，東京大学，独立法人理化学研究所，株式会社ネクスト 21 の研究チームが 3D プリンターで成形するカスタムメイド人工骨を開発された。そして独立行政法人医療基盤研究所（NIBIO）の支援を受けて臨床試験を実施し，この技術がヒトでの有効性と安全性を確認されたところである。そして2014 年 4 月に独立行政法人医薬品医療機器総合機構（PMDA）への薬事承認（製造販売承認）申請が完了したところである。PMDA の審査にかかる期間は 10 カ月程度なので 2015 年には実用化の予定である。

# 第3章　3D プリンター人工骨作製システム

横田秀夫[*1]，山澤建二[*2]，渡邉政樹[*3]，
辻村有紀[*4]，大山慎太郎[*5]

## 1　はじめに

　骨は力を受けることにより，密度やその内部の構造を換えて，常に最適な形状に変化する。骨は動的な平衡状態にあり，加齢や運動，疾患によりその形状が変わる。骨折や疾患時に人工の骨や関節を入れ替えるインプラント術があるが，骨への力学変化により形態の変化が知られている。骨に近い材料を用いた人工骨でも，患者の骨構造を再現することができない。本稿では，骨置換が容易に行われ，骨内部の3次元形状が反映できる新たな人工骨造形について，造形法，高精度・高強度化，生体適合性，動物へ挿入実験を踏まえた適応性について紹介する。

## 2　粉末積層造形法（Binder Jetting）による骨の造形

　3D Printer（Additive Manufacturing）は，おもに3次元CAD（Computer Aided Design）やCT（Computed Tomography）などの立体形状データを，三角形パッチで近似したSTL（STereoLithography）形式といわれるポリゴンデータに変換し，それらを任意の間隔で断面化したスライスデータ通りに材料を自動的に付加積層することにより，所望の立体物を造形する装置，または加工法の総称である。その技術は近年産業界のみならず大きな注目を集めているが，

＊1　Hideo Yokota　　（国研）理化学研究所　光量子工学研究センター
　　　　　　　　　　　画像情報処理研究チーム　医科学イノベーションハブ推進プログラム
　　　　　　　　　　　健康医療データ多層統合プラットフォーム推進グループ
　　　　　　　　　　　チームリーダー
＊2　Kenji Yamazawa　（国研）理化学研究所　光量子工学研究センター
　　　　　　　　　　　技術基盤支援チーム　副チームリーダー
＊3　Masaki Watanabe　㈱リコー　ヘルスケア事業本部　事業戦略センター　事業戦略室
　　　　　　　　　　　スペシャリスト
＊4　Yuki Tsujimura　（国研）理化学研究所　光量子工学研究センター
　　　　　　　　　　　画像情報処理研究チーム　テクニカルスタッフ
＊5　Shintaro Oyama　名古屋大学医学部附属病院　メディカルITセンター　手の外科
　　　　　　　　　　　特任助教

## バイオ 3D プリント関連技術の開発と応用

3D Printer は 1980 年に日本でも光造形法として発明され，自動化した装置は 1988 年に米国で最初に製品化されている。その後は工業製品の試作品製作で多く利用され，複雑形状の試作品が迅速に得られるということから "ラピッド・プロトタイピング（Rapid Prototyping）" といわれる時代が長く続いた。しかし，2009 年に国際的な規格団体（ASTM International）の標準化会議において，付加積層の方法が 7 種類に分類され，"アディティブ・マニュファクチャリング（Additive Manufacturing）" という名称で統一されるよう取り決められた。同時に 2010 年前後から低価格で小型の装置が多く製品化され，これが従来の民生用 2 次元プリンターの 3 次元版というイメージから，一般的にも広く "3D プリンター（3D Printer）" として定着したものである。

　付加積層の手段には，光硬化性樹脂液とレーザーを使った「液槽光重合法（Vat Photopolymerization）」をはじめ，溶融樹脂を押出し堆積する「材料押出法（Material Extrusion）」，紙や樹脂のシートをカットし積層する「シート積層法（Sheet Lamination）」，ワックスや光硬化性樹脂をインクジェット装置を用いて噴射し，固化させながら堆積し積層する「材料噴射法（Material Jetting）」，樹脂や金属の粉末をレーザーや電子ビームなどの熱源を使って選択的に溶融固化させ積層する「粉末床溶融結合法（Powder Bed Fusion）」，また，金属粉末を連続的にノズルより供給し，レーザービームやプラズマから発生する熱エネルギーにより溶融固化させながら堆積し積層する「指向性エネルギー堆積法（Directed Energy Deposition）」など種々の原理がある。なかでもここで紹介する「結合剤噴射法（Binder Jetting）」は，インクジェット装置を用いてバインダー液（結合剤）を粉末層の上面に噴射させ，粉末を選択的に固着させる原理であり，使用する材料を広く選択できるという利点がある。

　そこで Binder Jetting の材料としてバイオマテリアル粉末を使用し人工骨を成形した場合，以下のような効果が考えられる。

① 骨の外部形状に併せて内部の構造も創製可能となること。

② 溶解性や組織の侵入性など生体適合性に適した多孔質性の人工骨が得られること。

③ 細胞の生着に適した大きさの連通孔を微細に配置した人工骨が得られること。

④ 骨の成長に必要な骨誘導因子などの細胞や薬剤を成形の際に同時に埋入できること。

　一方，現在の人工骨の成形手段は，切削加工やレーザー加工など材料の除去加工法が中心であり，内部構造を含めた複雑な骨形状を再現することは困難である。

　実際に臨床で使用されているインプラント人工骨と同じ成分配合比をもつ粉末を供試材料とし，既存の Binder Jetting 装置を用いて成形したものを図 1 に示す。

　Binder Jetting 法では連通孔を 3 次元 CAD 上にて任意にデザインすることができるが，成形解像度はさらに向上させていく必要がある。

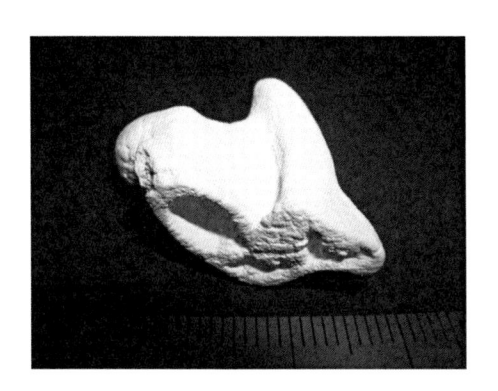

図1 Binder Jetting 法により成形した人工骨
（家兎大腿骨の骨頭関節形状）

## 3 高精度・高強度人工骨を目指した造形法

### 3.1 概要

これまで，3Dプリンターにより造形された医療用デバイスの臨床応用例として，SLS方式や EBM方式により造形された金属製の人工関節や人工骨などが挙げられる。これらの材料は骨置換性が無く，生涯に渡って体内に残存するため，金属アレルギーなどの懸念があった。また，2003年に理研が発表したBJ方式においては，精度やスループットなどの面で課題があった。我々が取り組んでいる新規BJ方式では，造形後すぐに取り出せて，高強度で高精度な人工骨を造形することが可能であり，所望形状を自由に再現することが出来る。本節では新規BJ方式の概要と，造形物の特性について述べる。

### 3.2 新規 BJ 方式の概要

我々のグループが開発した造形方式は，BJ方式をベースに，インクジェットヘッドや材料を改良することで，3Dプリントしてすぐに使え，高強度で骨置換性を持つ人工骨を造形することが出来る。このBJ方式では，$\alpha$-リン酸三カルシウム（$\alpha$-TCP）の粉末層を作製した後，キレート剤などの各種材料が調合されたインクを，リコー製の試作機を用いて粉末層上に吐出することで造形する（図2）。

試作機には，$\alpha$-TCP粉末で満たされた二つの粉末槽（粉末供給層と造形層）が設置されており，粉末供給層からリコーター（粉末を造形層へ均一に敷き詰める装置）により，造形層に$\alpha$-TCP粉末が供給され，造形層側にインクを吐出し硬化させることで造形物を得る。それぞれの粉末槽は互いに独立に昇降することができ，一層の厚みを$10\,\mu m$単位で調整出来る（図3）。

### 3.3 3Dプリント人工骨の特性評価

$\alpha$-TCPは，キレート反応により硬化しているため，インク吐出後は数秒で十分に硬化し，相

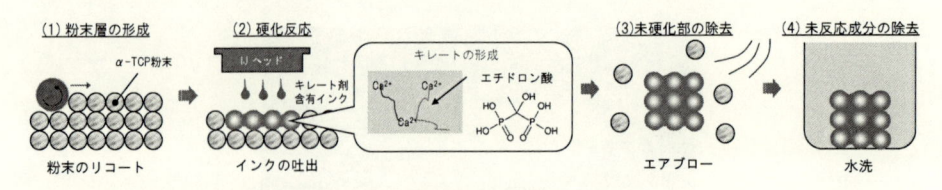

**図2　次元積層造形プロセスの概要**

α-リン酸三カルシウム（α-TCP）粉末層の形成から造形物を得るまでのプロセス。(1)リコートにより粉末層を形成する。(2)粉末層上にインクジェットヘッドから，キレート剤を含むインクを吐出する。すると，α-TCP はキレート反応により硬化する。(3)硬化しなかった粉末をエアーブローで取り除く。(4)キレート反応が起こらなかった部分を水洗によって除去する。

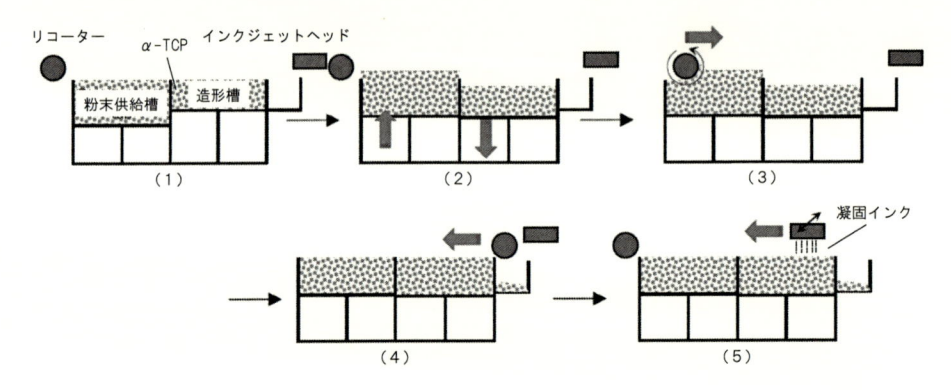

**図3　粉末積層造形の原理**

粉末積層装置のシーケンス。(1)粉末槽へ α-TCP 粉末を充填する。(2)粉末供給槽が上昇，造形槽が下降する。(3)リコーターを動かすことで，粉末供給槽の粉末を造形槽へ移送する。(4)リコーターを元の位置に戻す。(5)インクジェットヘッドからインクを吐出する。

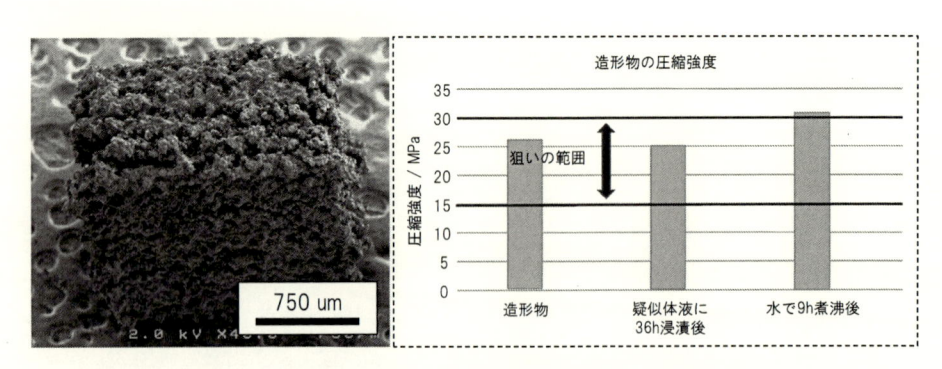

**図4　三次元積層造形物の走査型電子顕微鏡写真と圧縮強度**

（左）造形物の走査型電子顕微鏡写真，（右）造形物の圧縮強度の実験結果。作製した造形物は自家骨と同等レベルの強度を持ち，疑似体液への浸漬や煮沸による強度劣化もみられなかった。

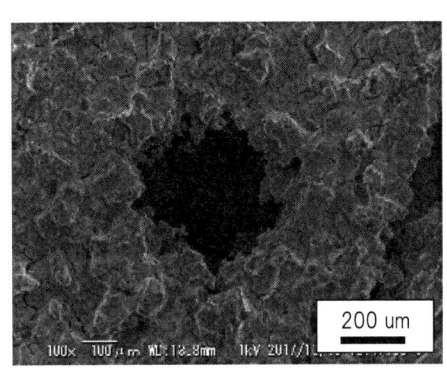 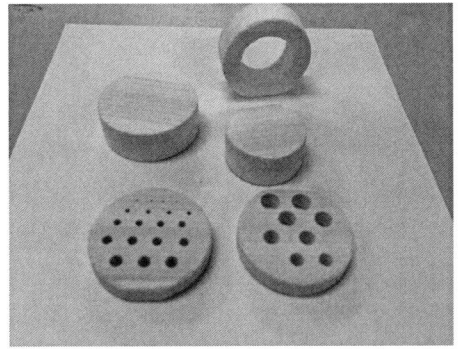

**図5　三次元積層造形物のさまざまな形状**
（左）造形物中の孔の走査型電子顕微鏡写真，（右）さまざまな造形物の外観。
精密で自由な造形を実現した。

対密度が 60% でありながら，圧縮強度として自家骨と同等レベルの強度 25〜30 MPa を実現した（図4）。

さらに，プロセス条件を調整することにより，細胞が好適に侵入することが可能な 200 μm 程度の穴を空けることや，さまざまな形状での造形も実現した（図5）。造形物は，数分程度水洗するだけで細胞が増殖できる状態となり，焼成も必要としないことから，高いスループットの実現が期待出来る。

## 4　人工骨の生体適応性

### 4.1　概要

近年，骨欠損の治療として患者への負担が大きい自家骨移植に代わり，人工骨移植が選択されることも多くなった。これは，材料工学の進歩により，生体親和性に優れたリン酸三カルシウム（TCP）等の材料が普及したことによる。一方，人工骨の造形技術としては，精度と強度を両立する 3D プリンター技術が注目されている。

我々は $\alpha$ 型のリン酸三カルシウム（$\alpha$-TCP）を主剤とし，BJ 方式の 3D プリンター技術により高精度，高強度な人工骨の開発を進めてきた。この 3D プリント人工骨の骨置換性，骨誘導性を検証するためには，まず生体への適応性を評価する必要がある。本節では，生体適応性の評価として行った細胞培養実験の概要および結果，ラット *in vivo* 実験の概要について述べる。

### 4.2　細胞培養実験

$\alpha$-TCP を主剤とした 3D プリント人工骨の安全性に問題がないことを確認するために，3D プリント人工骨上での細胞増殖を観察した。

細胞は，蛍光たんぱく質 mCherry に核移行シグナル（Nuclear localization signal）をつなげ

(A)

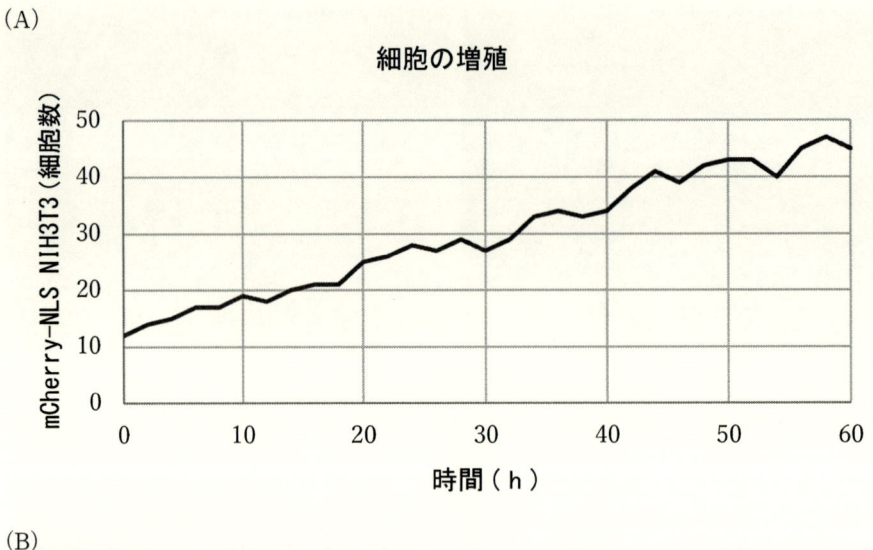

(B)

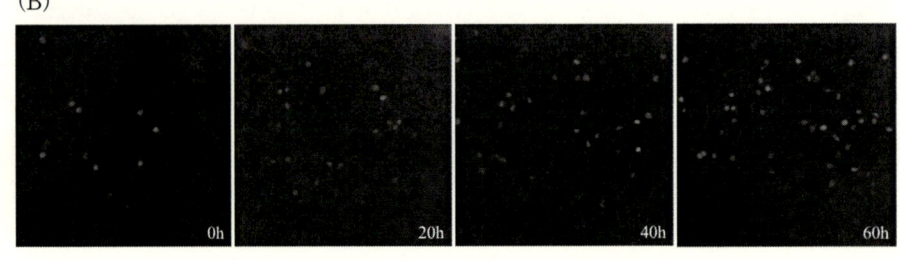

図6 3D プリント人工骨上での細胞の増殖
(A) 時間経過による細胞数の変化
(B) 観察開始，20 時間後，40 時間後，60 時間後の顕微鏡画像
3D プリント人工骨上で mCherry-NLS 定常発現 NIH 3T3 細胞を通常の
培養環境下にて培養したところ，細胞が増殖していく様子を確認できた。

た mCherry-NLS を定常発現する NIH3T3 細胞を作製し，使用した。この培養細胞は全ての細胞の核が mCherry で標識されるため，顕微鏡画像の核を数えることにより細胞増殖を検討することができる。3D プリント人工骨は，4 mm 角，厚さ 1 mm の試験片を造形した。洗浄後，培養液で平衡化し，mCherry-NLS NIH3T3 細胞を播種した。播種後は通常の培養環境下で培養し，細胞の接着，伸展を待って，共焦点レーザー顕微鏡によるライブイメージングにて細胞増殖の様子を観察した。その結果，3D プリント人工骨上でも細胞の分裂，伸展，運動が観察され，安全性に問題がないことを確認できた。

### 4. 3　ラット *in vivo* 実験

　細胞培養実験より，$\alpha$-TCP を主剤とした 3D プリント人工骨は，安全性に問題がないことを確認できたので，ラット大腿骨に埋入して生体適応性を検討した。埋入する人工骨として，直径

2 mm，高さ3 mm の円柱型の人工骨を造形した。我々が手がけている$\alpha$-TCP を主剤とした3D プリント人工骨，および同様に$\alpha$-TCP を主剤としたバイオペックス®から造形した人工骨の2種類を用意した。ラット大腿骨顆部に外側から直径2.2 mm の穿孔を行い，用意した人工骨をそれぞれ左右に埋入した。埋入の直後から最長6ヶ月まで，疼痛の兆候や患部の化膿，健康不良などが観察されることはなかった。

　また，この実験では，1週間後，2週間後，4週間後に大腿骨を摘出して病理組織標本を作製し，骨置換性，骨誘導性なども検討した。この結果については「生体から見た人工骨の反応と応用展開」の節で述べる。


## 5　生体から見た人工骨の反応と応用展開

### 5.1　要旨

　人工骨材料の性能は向上したが依然自家骨を完全に代替する材料ではない。特に骨誘導性と強度の両立は大きな課題であった。我々が開発に取り組んでいる三リン酸カルシウム（TCP）3D プリント人工骨はその課題を克服する事が可能であり，自在設計や成形後即時使用可能という特性を有している。本節ではラット *in vivo* 実験による人工骨の生体反応と応用展開について述べる。


### 5.2　バイオマテリアルとしての人工骨の立ち位置と課題

　現在臨床現場で使用されている人工骨材料は技術向上により骨置換性や骨誘導性の高い材料性能が向上したが，依然強度と骨誘導性を兼ねあわせた生体骨移植を完全に代替する材料ではない。一方，生体骨である自家骨や同種骨は侵襲や免疫学的な問題が排除できず，この理由から高い強度と骨誘導性を有するバイオマテリアルの研究が盛んに行われてきた。臨床の現場で骨移植を要求される状況は専ら整形外科と脳外科，歯科手術などでなんらかの原因で骨の欠損が生じた時に生じる。この状況は骨折や感染といった外的要因もあれば，腫瘍による郭清や矯正骨切りといった内的，医原性の問題も存在する。いずれの場合においても生体の主要支持構造である骨の

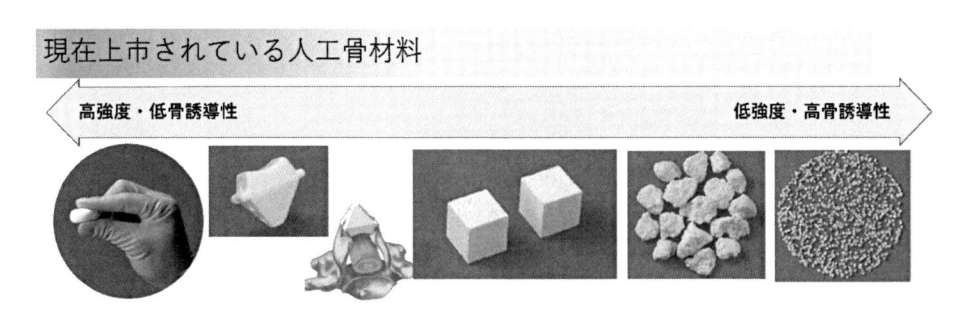

図7　現在上市されている人工骨材料

欠損は構造強度的な問題を惹起するため強度の高い材料で補う必要が生じ，また単に強度が高いだけの材料では応力による隣接骨の破損や感染のリスクから逃れられないため，早期に血流に富んだ自身の骨細胞を誘導し正常な骨ホメオスタシスに戻さなければならない。またサイズと自在整形性も重要である。現在使用可能な人工骨は決まった形状での医療機器認可を取得しているため，ある特定のユースに沿った形状は作れるものの，複雑な形状をカスタマイズする必要がある領域では骨盤や腓骨といったボリュームのある骨より採取し術中形成する事で補填材料として使用しているが，侵襲が高いのみならず，形成中の汚染や手術時間の長時間化リスクを高くしてしまうのが問題であった。

### 5.3　3D プリント人工骨の生体反応と応用展開

　高生体親和性・高強度／靭性・高成形性を備える人工骨材料の開発は先述したように近年の研究での大きなトピックであり，素材だけでなく，添加剤や構造の工夫など様々なアプローチが試みられている。例えば TCP とポリ L 乳酸（PLA）やヒドロキシルアパタイト（HA），コラーゲン等との複合材料やナノファイバーやナノパーティクルへの加工を行った人工骨材料，またそのような足場材料で骨細胞を育てた材料等挙げられるが，PLA や HA は TCP に比べ骨置換性が悪く，複雑な材料の造形は時間とコストがかかるという短所があった（Habraken *et al.*, 2016；Xu *et al.*, 2017；Zhang *et al.*, 2017）。また現在マジョリティな材料である骨置換性能が高い多孔質体は一般に焼結作成される。材料として β TCP は α TCP に比べ焼結収縮が小さいため作成に有利なため，現在多孔質人工骨は β TCP 一択だが（門間ら，1984），そもそも生分解性，細胞増殖，骨細胞の分化は α TCP の方が優れているとされ（Yamada *et al.*, 2007），焼結以外の方法で任意の形状の多孔質体を作成できる 3D プリント人工骨は製造技術次第で低コストで材料的にも構造的にも優れた人工骨材料となるポテンシャルを有する。

　我々のグループが開発した人工骨材料の 3D プリント技術により造形した α TCP 人工骨は，これまで動物実験で一様な造形ブロックでの良好な骨誘導性及び安全性を確認されている。さら

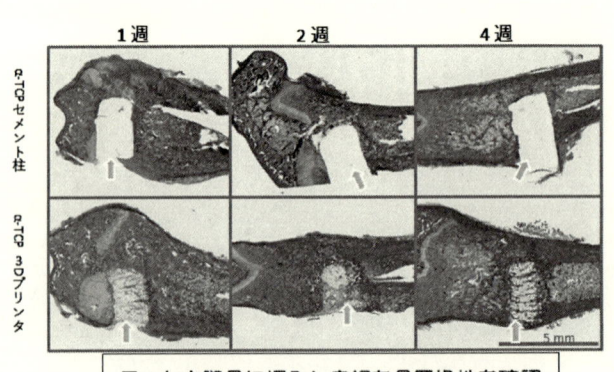

図8　ラット大腿骨に埋入し良好な骨置換性を確認

に，材料や造形技術の高度化で強度が増し，高い造形性を実現した結果，ラット大腿骨への埋入実験にて 1 週間で 2 mm の材料を横断する骨架橋が観察され，高い骨導入性が確認された。

　高い造形性により骨細胞にとって理想的な足場環境を構築するとともに物理的な最適構造を両立して設計できるようになっただけでなく，強度に関与しない部分に孔を造形することで局所採骨した骨を粉砕して留置する，抗生剤や薬液を入れるなどの工夫を加える事で有利な特性を付加することも可能である。

　本材料は途中で骨組織に吸収置換されることで強度が動的に変化するため，強度を維持したい部分は低置換性，高強度の支柱構造を，置換を促す部分は 200 μm 径の連続多孔体とすることが理論上は望ましいと考えられる。人工骨 3D プリンターの造形性能や造形物強度は今後さらに高くなることが望まれるが，目標とする自在な内部構造を作成し狙った強度を実現するためのシミュレーションや印刷手法，また病態や状態（外傷，代謝性疾患，先天疾患等疾患状態と患者の運動強度など）に応じた生体内での置換と残存構造は未知の部分が多く，この点を定量的に明らかにし，制御可能とすることでの治療中における最適な構造・性質を設計する手法を確立していく必要がある。

# 第4章 細胞シート工学を基盤とした立体臓器製造技術

関根秀一*

## はじめに

再生医療は現在の内科的治療や外科的治療などでは根治できない難治性疾患に対する治療として注目されており，将来的には臓器移植に代わる置換型の再生組織・臓器の再生も期待されている。これまでに自己や他人由来の細胞浮遊液を不全組織内へ注入することにより組織を再生させる細胞注入療法がすでに臨床応用されている。

細胞注入療法に次ぐ再生治療法として天然高分子や合成高分子から作製した生分解性の足場，または脱細胞化した足場に細胞を播種することで構築した組織を移植するティッシュエンジニアリング技術が追及されており，骨，軟骨，皮膚など細胞密度が低く血管要求性の低い組織に関しては臨床に用いられている。これらの手法を用いることによる利点は，細胞注入療法で課題となっている細胞の流出や壊死による細胞の損失を克服できること，また細胞注入療法では成し得ない先天性疾患などの欠損部位に対する治療を可能とすることである。

しかしながら，これまでのティッシュエンジニアリング技術では拡散による酸素・栄養の供給ならびに老廃物の除去の限界に起因する構築可能な組織厚やその機能に関する制限があり，特に心臓，肝臓，腎臓など細胞密度が高く，血管要求性が高い組織の構築には革新的な技術開発による再生組織内への機能的血管網付与を実現することが必須となっている。本稿では心筋組織再生の研究を中心に細胞シートを用いた立体臓器製造技術の開発について紹介する。

## 1 ティッシュエンジニアリングによる組織構築

生体内や生体外環境で体の組織・臓器構造を構築させる研究領域をティッシュエンジニアリング，日本語では組織工学と呼ぶが，1980年代後半に提唱された概念で，医学と工学の融合により生まれた学際的な学問である。当初は組織構築には細胞とその細胞の足場となる細胞外マトリックスや分化・増殖のためのサイトカインが必要であるとし，その足場はポリ乳酸やその共重合体からなる生分解性ポリマーが用いられた。そしてその立体構造の足場に細胞を播種し培養を行ったのちに生体内へ移植する。生体内では足場が緩やかに分解・吸収され，細胞が産生する細胞外マトリックスと置き換わるため，生体に類似した組織構造が再生できるというものである[1]。

---

\* Hidekazu Sekine 東京女子医科大学 先端生命医科学研究所 講師

## 第4章　細胞シート工学を基盤とした立体臓器製造技術

　ティッシュエンジニアリング手法を用いることでの大きな利点は，細胞懸濁液注入療法で課題となっている注入細胞の目的部位以外への流出や細胞が接着するための足場がないことで起きる壊死による細胞の損失を克服できること，また細胞注入やサイトカイン投与療法では達成できない先天性疾患など欠損部位に対する治療を可能とし得ることである[2]。

　細胞を播種する足場材としてはゼラチン，アルギン酸あるいはポリ乳酸の多孔性スポンジなどを用いた研究が主流となっている[3~5]（図1A）。また，コラーゲン溶液と心筋細胞を混ぜ合わせ，モールド内で培養することにより任意形状の立体心筋組織の構築を可能とする研究も報告され，これについては in vitro での伸展負荷により心筋組織に配向性を持たせ，さらに心筋細胞を肥大・成熟させ高機能化できることが他にさきがけて示された[6]（図1B）。さらに溶液状のフィブリンまたはコラーゲン溶液と細胞を混ぜ合わせたのち，不全心筋部に注入するという細胞注入療法

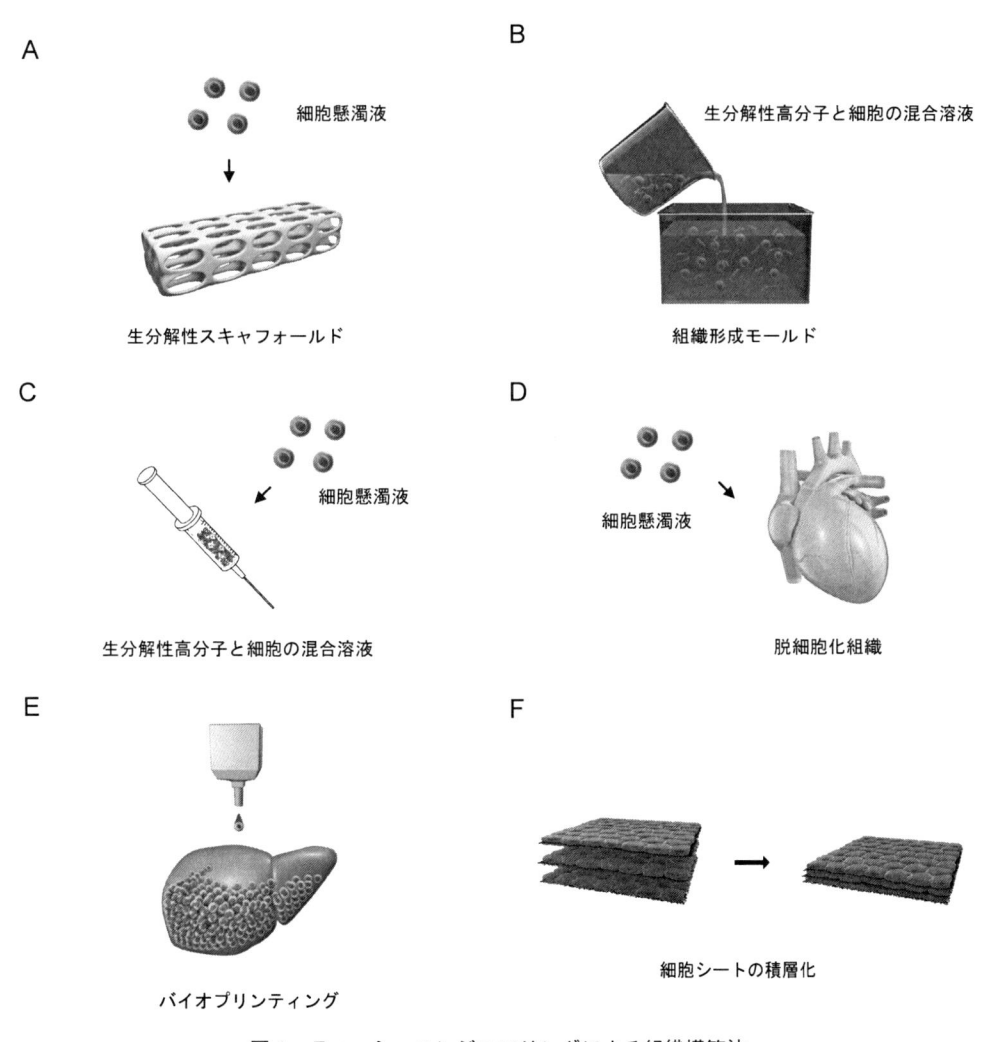

図1　ティッシュエンジニアリングによる組織構築法

と組織工学との中間のアプローチも報告されており[7]，これにより細胞懸濁液の移植で問題となっている細胞の損失を軽減できる可能性も示されている（図1C）。また近年では，対象臓器を脱細胞化した後に，細胞の還流播種により血管系を再構築し，目的組織の細胞懸濁液を血管系やその外側より播種することで臓器を丸ごと再構築させる方法も試みられている[8]（図1D）。さらにバイオ3Dプリンターにより細胞を精密に配置しボトムアップ的に3次元的組織を組上げる技術も開発されている[9]（図1E）。

　組織工学により構築した組織の治療効果を解析する研究では，Li らは生分解性のメッシュ状ゼラチンにラット胎児心筋細胞を播種し培養した後，これを移植片として心筋障害モデルへ移植を行ったところ，心筋細胞を播種していないゼラチンメッシュの移植に比べ左心室収縮期圧が改善されることを示した[3]。Leor らはアルギン酸を使った多孔性の足場へラット胎児心筋細胞を播種し，心筋梗塞モデルに移植した。その結果，左心室収縮能の改善は認められなかったものの心筋リモデリングによる左心室拡大を抑制できることを報告した[4]。Zimmermann らはコラーゲン溶液とラット新生仔心筋細胞を混和しシリコーンモールド内で培養することにより作製した3次元心筋組織を心筋梗塞モデルへ移植したところ，移植組織が不整脈を誘発することなく正常心筋と電気的に結合することを明らかにした。さらに左心室収縮能が改善し，左心室拡大も抑制されることを明らかにしている[6]。

## 2　細胞シートによる高密度組織の構築

　組織構築を行う際に細胞の足場を使用する手法は，実際には足場内部へ十分な量の細胞数を均一に播種することが難しく，結果として細胞成分が少なく大量の結合組織が多い組織ができあがってしまう。したがって心臓弁や軟骨など細胞が疎な組織の作製においては十分であるが，心臓や腎臓，肝臓，肺など細胞が密で複雑な構造と高い機能を持つ組織を作製するには次の新たな技術開発が必要となっている。そのような状況の中，我々は足場材なしで組織を構築する細胞シート工学と呼ぶナノテクノロジーを開発し，高機能な組織を構築する研究を進めてきた。

　細胞シート工学とは培養皿表面に加工を施し温度変化のみで細胞の接着・脱着を制御できるという技術で，表面に修飾されているポリ（N-イソプロピルアクリルアミド）は水中32℃に下限臨界溶液温度をもつ温度応答性高分子で，この高分子を電子線により共有結合的に固定すると，37℃では弱疎水性になり細胞が接着し，32℃以下に温度を下げると表面が親水性に変化し細胞が脱着する表面ができる（図2）。従来，培養細胞を回収するにはトリプシンなどのプロテアーゼを使用するが，この方法では細胞と培養皿表面を接着させている接着蛋白を分解するばかりか細胞膜表面の蛋白までも分解してしまう。しかし温度応答性培養皿を使用した場合，温度を降下させるだけで細胞‐細胞間接着や細胞外マトリックスの構造と機能を破壊することなく細胞をシートとして回収できる。さらにこの細胞シートを積層化することにより3次元組織を構築できる（図1F）。また積層化により再構築された組織は細胞とその細胞が産生する微量の細胞外マト

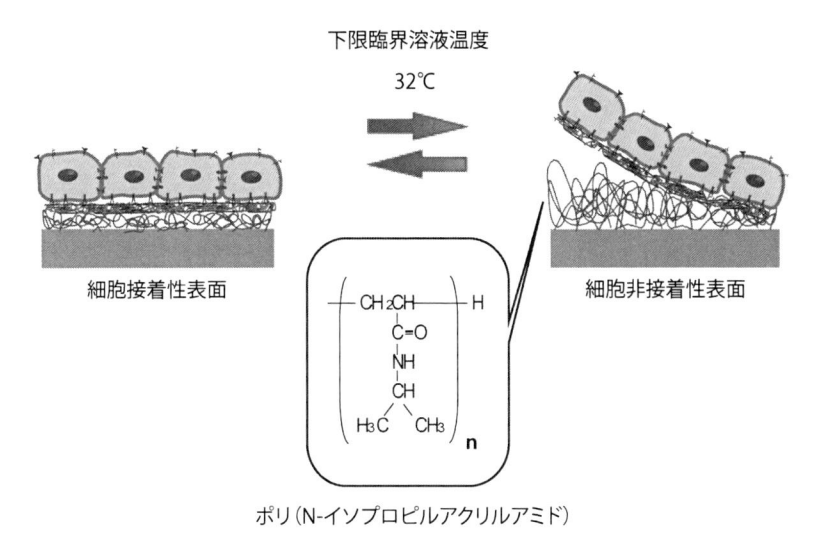

図2　細胞シート工学

リックスのみからなるため生分解性足場を使用する時に生じる問題を回避できる[9]。

　温度応答性培養皿を用いて新生仔ラットの心筋細胞シートを作製し in vitro で2枚積層化を行ったところ，積層化された心筋細胞シート間に数十分で形態的かつ電気的な結合が形成され，同期して自律拍動する組織が作製できることが示された[10,11]。またこの積層化心筋細胞シートをラットの背部皮下組織に移植を行ったところ，ホスト心臓の心電図とは異なる移植心筋グラフトに固有の電位が測定され，移植組織はマクロ観察でも拍動を確認できるレベルであった。移植組織内には毛細血管網が新生し，心筋組織は円柱状に伸びた筋節構造とギャップジャンクションによる結合やデスモソームなど生体心筋組織によく似た組織像であった[12]。さらにこの移植された心筋移植片は拍動を維持したままラットの寿命である約2年間の間，生着し続けることも示した[13]。

　積層化心筋細胞シートの心不全モデルへの移植実験においては，心筋グラフトとホストの正常心筋との間に心筋細胞同士の結合が起こるとともに，それらの細胞間にギャップジャンクションが形成され電気的な結合が確立されることを示した[14]。また細胞懸濁液移植に比べ細胞の生着率が圧倒的に良いことも明らかにした[15]。さらに血管内皮細胞と心筋細胞を共培養して細胞シートを作製すると血管内皮細胞の網目状のネットワークが構築され，その心筋グラフトを移植すると網目状の血管内皮細胞のネットワークが直接的に血管新生に寄与し，虚血心の機能回復を加速させることも明らかにした[16]。

# 3 立体組織・臓器構築のためのバイオリアクターの開発

　従来のティッシュエンジニアリングで再構築可能な組織には機能的な血管網がなく酸素・栄養の不足および老廃物の蓄積が生じるため，構築組織への血管網付与技術はティッシュエンジニアリングの研究領域において克服すべき世界的課題となっており，それを克服すべく様々な試みが行われている。広く行われているのが血管新生を促進する増殖因子を移植時に投与する，あるいは細胞の足場に結合させ徐放させる手法である[17]。しかし，この方法は移植初期の血管新生を促進することは可能であるが，十分な血管網新生には一定の時間を必要とするため結果的には虚血により組織内部が壊死してしまい，厚い組織の構築には不十分である。近年，血管構成細胞をあ

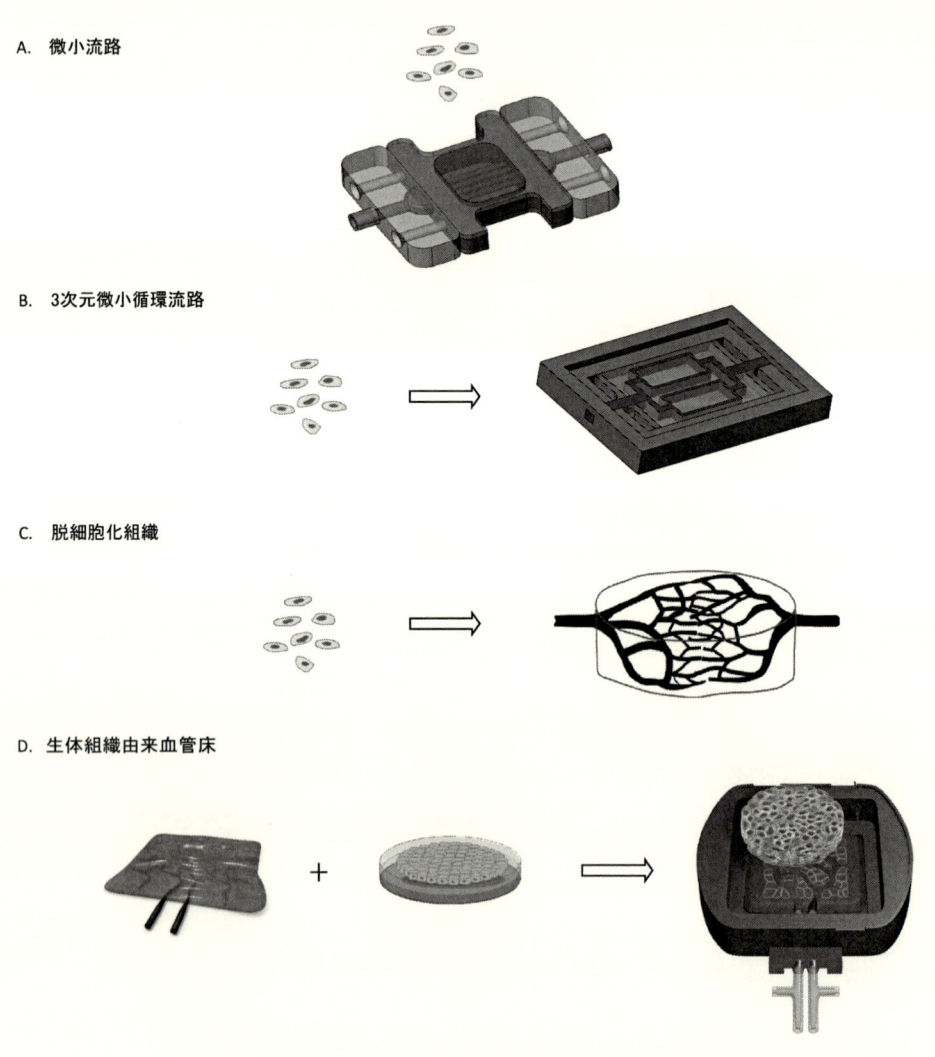

A. 微小流路

B. 3次元微小循環流路

C. 脱細胞化組織

D. 生体組織由来血管床

図3　バイオリアクターを用いた再生組織への血管網付与

らかじめ目的細胞と共培養しておくことで血管網の新生を促進する手法が注目されている。我々も血管内皮細胞との共培養細胞シート内に内皮細胞ネットワークが構成され，より早く血管網が再生されることを明らかにしている[18]。この手法では共培養した血管構成細胞が直接組織内の血管形成に貢献することでその効果を示すが，移植前は連続的な管腔構造は有しておらず，やはり移植後初期の虚血により再生される3次元組織の厚みに限界が生じる。そこで，生体外において血管様管腔構造を人工的に構築し，その管腔へ灌流液を流すことで毛細血管の導入を目指すためのバイオリアクターの開発が精力的に進められている。これは，微細加工技術を駆使し，あらかじめ足場内に微細な流路を作製しその流路に培養液を灌流する方法（図3A）[19]や，アンジオチップと呼ばれる3次元の微小循環構造を模した足場を作製し，内腔側から血管内皮細胞を播種後，灌流培養を行うことで血管網を構築させる方法（図3B）[20]，あるいは生体組織・臓器を脱細胞化した後に，元来の血管部に血管内皮細胞を播種後，灌流培養によって血管類似の管腔構造を再現するという組織の作製が試みられている（図3C）[21]。

## 4　血管網付与によるスケールアップ組織の構築

　我々は細胞シートを用いた再生組織内へ血管網を付与し，厚みのある心筋組織を構築するために，血管新生の場となる血管床と組織灌流用バイオリアクターを開発（図3D）し，血管床上へ積層した心筋細胞シートへの毛細血管新生の評価を行った（図4）。まず，血管床はラット大腿動静脈を含む筋組織のトリミングを行い，1週間生体内へ留置することにより毛細血管の動静脈短絡の誘導を行い，灌流液が動脈から組織さらに静脈へ戻るような組織を構築するインビボプリバスキュラリゼーション法を開発し作製した。次に，血管内皮-心筋共培養細胞シートを血管床上へ積層化し線維芽細胞増殖因子を添加した灌流液を用い組織灌流培養を行うことで，3日後には心筋組織内で再生された毛細血管と血管床の毛細血管との間に血管を介した繋がりができることを確認した。また毛細血管が細胞シートへ導入される3日後のタイミングで3層の細胞シートを段階的に4回積層化行うことで，12層で約200 µmのより厚みのある心筋組織を生体外で構築することを可能とした。さらに細胞シートの段階的積層により作製した血管付き心筋組織を生体へ吻合移植を行ったところ，移植された組織は移植2週間後において細胞の機能を保持したまま生着していることが確認できた[22]。これらの結果は，バイオリアクターを用いた生体外での組織灌流によって再生組織内へ機能的な血管網の付与を可能とし，細胞シートの段階的積層による組織スケールアップを実証するものであった。

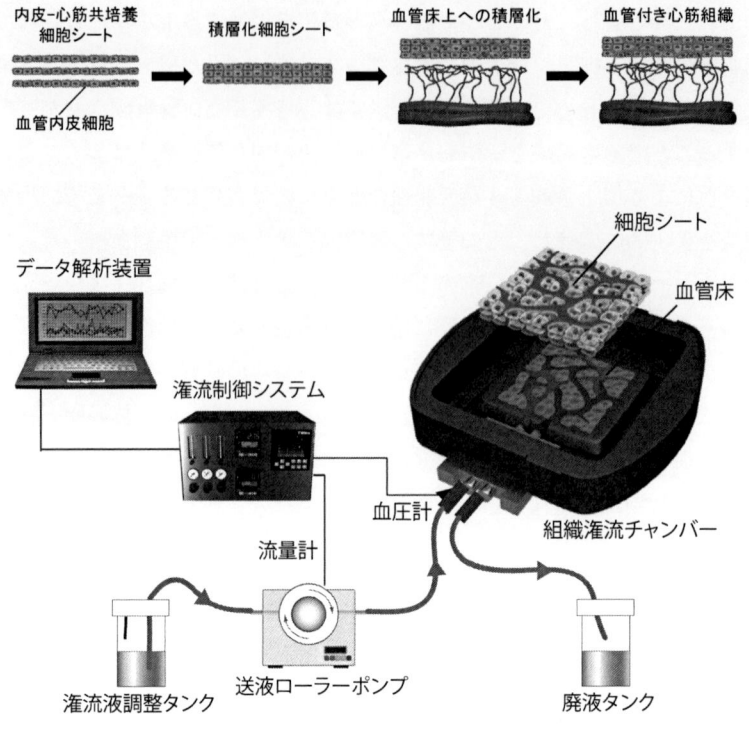

図4　バイオリアクターを用いた組織潅流と血管床上への細胞シートの積層化

## 5　補助ポンプ型立体心筋組織の構築

　さらに効果的な治療法の開発を目指し，細胞シート工学による新展開として補助ポンプとなりうる管状心筋組織の構築にも着手している。これまでの報告では Yost らは管状コラーゲンの管腔に心筋細胞を数回に分けて注入することで，生体外において自律拍動するチューブを作製できることを示した[23]。一方で我々は管状フィブリンゲル足場にしてその外周に新生仔ラット心筋細胞シートを巻きつけることによりチューブ状心筋組織を作製した。この管状心筋組織は肉眼レベルで拍動するとともに管腔内圧を生じた[24]。さらに心筋細胞シートを大動脈外周に巻きつけることで移植可能な管状心筋組織を作製し，異なる個体の大動脈との置換移植を行った（図5）。その結果，置換移植後4週間においてホストとは異なる管状心筋組織単独の自律拍動が肉眼および電位測定で確認でき，さらに内圧測定では最大で 8.1 mmHg の内圧較差が計測された。組織切片では動脈の外周に巻き付けた心筋組織の生着が認められ，規則正しい筋節構造，多くのミトコンドリアおよびデスモソームが確認された。また腹腔内移植群と大動脈置換移植群で比較したところ，その組織厚は腹腔内移植群，約 80 $\mu$m に対し大動脈置換移植群の場合では約 175 $\mu$m と有意に厚さが保たれ，BNP や MHC-$\alpha$，$\beta$ といった心筋細胞肥大のマーカー遺伝子の発現量も明らかに増大することが認められた。これらの結果より再生心筋チューブは生体に類似した組織構造

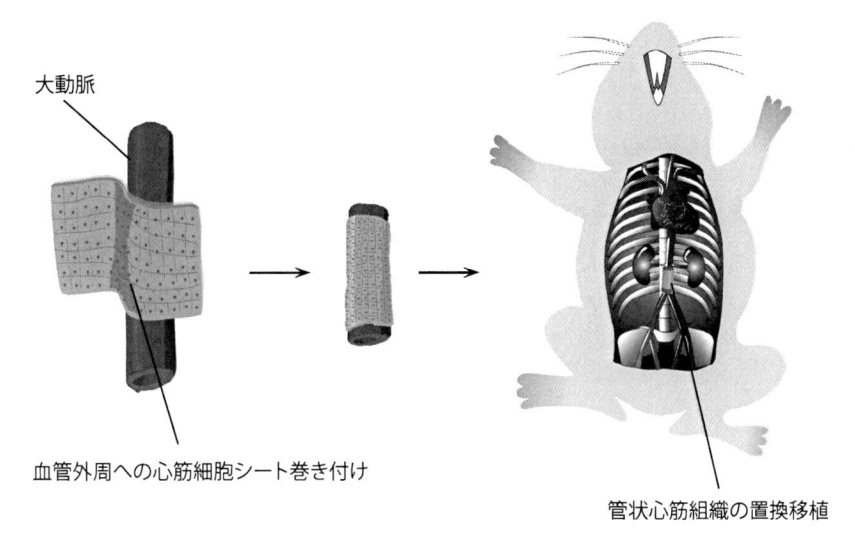

大動脈

血管外周への心筋細胞シート巻き付け

管状心筋組織の置換移植

**図5　補助ポンプ型管状心筋組織の構築**

を示し，さらに in vivo における動脈拍動条件の下で心筋組織が"筋肉トレーニング"されることにより再生心筋組織が成長・肥大し収縮力が増強されることが明らかとなった[25]。内圧測定により圧格差が生じたことはホストの血行動態を変化させ得る可能性を示しており，細胞シートを用いることで，それ単体で機能を持つ臓器が作製できる可能性を示唆する結果を得た。

　現在は，補助ポンプ型立体心筋組織を生体外にて構築するために，バイオリアクターシステムを発展させ，前述した生体外における組織スケールアップ技術を応用し，より厚く収縮力が増大した管状心筋組織の作製を進めている。


## おわりに

　本稿ではバイオ 3D プリント関連技術の応用としてティッシュエンジニアリング手法による立体組織・臓器構築技術の現状と臓器作製の可能性について，細胞シートを用いた再生心筋組織内への機能的血管網付与法を中心に概説した。今後，バイオリアクターの開発研究が発展することで，さまざまな高機能組織や臓器の構築にアプローチすることが可能となり，これまで治療困難であった難治性疾患に対する根本治療の実現が期待される。

# 文　　献

1) Langer R, Vacanti JP, *Science*, **260**, 920 (1993)

2) Zandonella C, *Nature*, **421**, 884 (2003)

3) Li RK, Jia ZQ *et al.*, *Circulation*, **100**, II63 (1999)

4) Leor J, Aboulafia-Etzion S *et al.*, *Circulation*, **102**, III56-61 (2000)

5) Bursac N, Papadaki M *et al.*, *Am. J. Physiol.*, **277**, H433 (1999)

6) Zimmermann WH, Melnychenko I *et al.*, *Nat. Med.*, **12**, 452 (2006)

7) Christman KL, Fok HH *et al.*, *Tissue Eng.*, **10**, 403 (2004)

8) Ott HC, Matthiesen TS *et al.*, *Nat. Med.*, **14**, 213 (2008)

9) Zhang YS, Armeri A, *et al.*, *Biomaterials*, **110**, 45 (2016)

10) Yang J, Yamato M *et al.*, *Biomaterials*, **26**, 6415 (2005)

11) Shimizu T *et al.*, *J. Biomed. Mater. Res.*, **60**, 110 (2002)

12) Haraguchi Y, Shimizu T *et al.*, *Biomaterials*, **27**, 4765 (2006)

13) Shimizu T, Yamato M *et al.*, *Circ. Res.*, **90**, e40 (2002)

14) Shimizu T, Sekine H *et al.*, *Tissue Eng.*, **12**, 499 (2006)

15) Sekine H, Shimizu T *et al.*, *J. Heart Lung Transplant.*, **25**, 324 (2006)

16) Sekine H, Shimizu T *et al.*, *Tissue Eng. Part A*, **17**, 2973 (2011)

17) Sekine H, Shimizu T *et al.*, *Circulation*, **30**, S145 (2008)

18) Richardson TP, Peters MC *et al.*, *Nat. Biotechnol.*, **19**, 1029-34 (2001)

19) Sekiya S, Shimizu T, Yamato M, *et al.*, *BBRC*, **341**, 573 (2006)

20) Chouinard JA, Gagnon S *et al.*, *Biotechnol. Bioeng.*, **104**, 1215 (2009)

21) Zhang B, Montgomery M *et al.*, *Nat. Mater.*, **15**, 669 (2016)

22) Groeber F, Kahlig A *et al.*, *Biotechnol. J.*, **8**, 308 (2013)

23) Sekine H, Shimizu T *et al.*, *Nat. Commun.*, **4**, 1399 (2013)

24) Yost MJ, Baicu CF *et al.*, *Tissue Eng.*, **10**, 273 (2004)

25) Kubo H, Shimizu T *et al.*, *Bioaterials*, **28**, 3508 (2007)

26) Sekine H, Shimizu T *et al.*, *Circulation*, **114**, I87 (2006)

# 第5章　金属積層造形技術を活用した歯科修復物の現状

樋口鎮央*

## 1　はじめに

　近年，歯科分野においては CAD/CAM システムの発展は著しく，特に歯科技工分野においては無くてはならない設備の一つになっており，既に多数のシステムが多くの臨床現場に活用されている。2014年4月に保険収載された CAD/CAM 冠（ハイブリッドレジン使用）の普及により，そのシステムの普及率は大きく加速された。2017年12月には条件付きではあるが大臼歯にも適用となって歯科医院の CAD/CAM 冠届出率は全国平均で65.5%，高い都道府県においては82%を超えており，更に拍車がかかっている。また，一方では RP（Rapid Prototyping）システムを用いた樹脂積層造形技術も精度の向上により，医科や歯科分野においても広く使われるようになっている。

　本年3月にドイツにて開催された IDS2019（38th International Dental Show）においても造形精度および，造形スピードの向上したシステムが多数出展されていた。

　弊社における積層造形技術の導入は2005年から始まっている。歯牙を失ったところへのインプラント埋入手術をするにあたっては CT 撮影した骨の状態を正確に審査診断する目的で FDM（現，Stratasys 社）装置（ABS 溶解積層造形装置）を導入し，頭蓋模型を実体物として作成したところからであった。そして，シミュレーション通りの正確な位置へのインプラント埋入のためのサージカルガイド（手術用ドリルガイド）もテスト製作をしていた。しかし，更なる造形精度の向上と生産性向上のために検討を重ねた結果，2007年に EDEN250（現，Stratasys 社）を導入し，現在では EDEN260V へと移行している。そして，活用範囲は矯正装置製作用歯列模型製作へと展開している。

　一方，金属積層造形技術においては2009年に EOSINT M270（EOS 社）を導入し[1]，それまで，貴金属合金を使用した差し歯（以下，クラウン）の一つである陶材焼き付け金属冠（Porcelain Fused Metal Crown）の骨格となる金属フレームの製作に昨今の貴金属の高騰により，Co-Cr-Mo 合金を使用した金属フレーム製作が増加し，現在も多く使用されている。昨今ではさらに進展して歯科用 CAD ソフトが改良され，同材料を使用して入れ歯（以下，デンチャー）の骨格となる金属フレームや矯正用保定装置へも使用されるように展開している。使用材料も他社においては純チタン，チタン合金なども使用されるようになってきており，使用用途の拡大と使用頻度

---

＊　Shizuo Higuchi　和田精密歯研㈱　顧問；大阪歯科大学　医療保健学部　講師

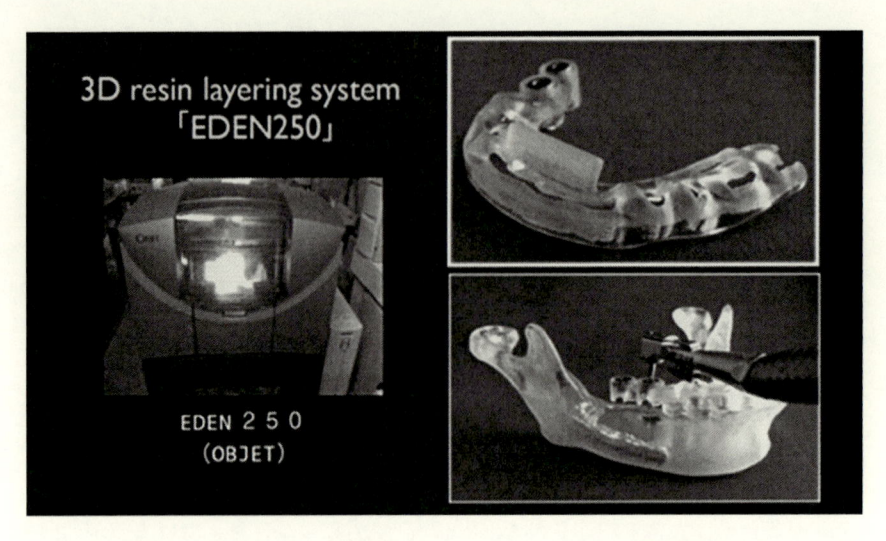

図1　EDEN250 と積層後のサージカルガイドおよび下顎骨模型

は増加し，非常に注目されているのが現状である[2]。

## 2　樹脂積層造形技術

　2005 年頃のインプラント埋入手術においては CT 撮影した骨状態の診査診断を行なってサージカルガイドを製作するためのインプラントシミュレーションソフトは海外製品が 1 社のみであり，精度的にも十分では無いところがあった。そこで，メーカーにも色々と改善を要求したが中々改善が見られなかったため，自社でシミュレーションソフトの開発を行なうこととなった。国（JST）の支援を受けながら，大阪大学との共同研究により，コンピュータ上で患者毎に最適なインプラント埋入位置をシミュレーションし，手術の際にドリルをシミュレーション位置に導くガイドを高精度に量産する「Made in Japan」の独自技術を開発することに成功した。その結果，特許を取得することが出来た[3]。

　従来は CT で得られた画像のみでサージカルガイドを製作すると口腔内に金属冠が入っている症例においては撮影時にアーチファクト（反射による画像のハレーション）が発生するため，正確な歯冠形状の再現が不可能であった。我々の新しい技術はその対策手法として歯冠部分は従来，歯科医院にて行われている口腔内より印象採得（印象材による型取り）した石膏模型を模型用スキャナーでスキャニングした画像と CT 画像を精度高く合成するために石膏マーカーをテンプレートとして介在させて合成する手法である。

　石膏模型をラボサイドで高精度光計測した歯列像データを用い，これを CT 像と位置合わせ後に置換しているが，その際に CT 骨像と光計測歯列像を直接位置合わせする方法はとらず，CT 撮影時および歯列光計測時に装着した共通のテンプレートを用いて，石膏歯列像を CT 歯列像に

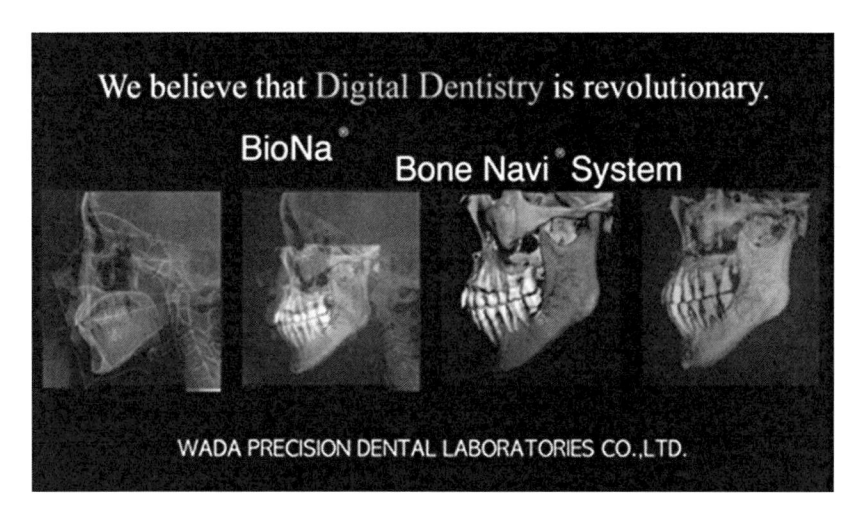

図2　BioNa®とBoneNavi®Systemの画像

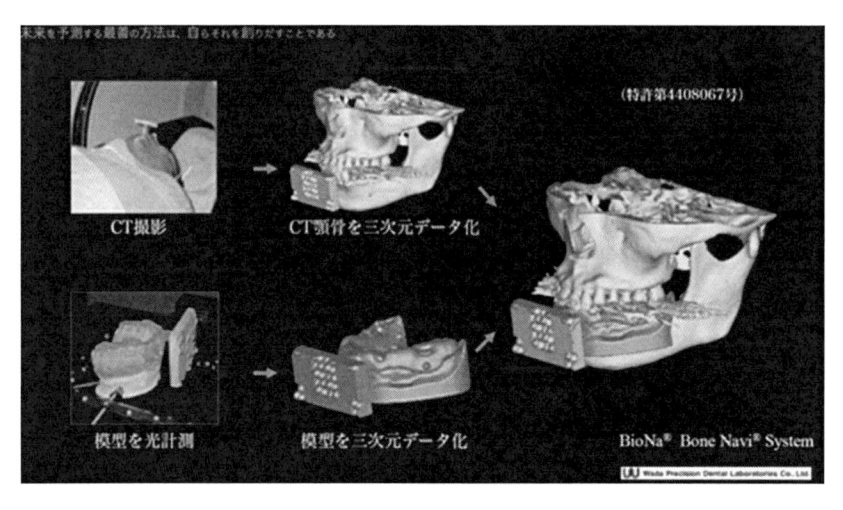

図3　CTデータと石膏模型データの合成

置きかえる方法を採用している。この方法は，少し手間はかかるが，アーチファクトやCT値などに影響されずに，より高い精度で模型歯列像をCT歯列像に置き換えることができる。また，石膏模型に記録された歯肉などの軟組織などCT画像では描画できない臨床上の非常に有用な情報も供給することができる。これらがサージカルガイドを製作するBoneNavi®SystemとインプラントシミュレーションソフトBioNa®が他社システムと一線を画すところであり，技術特許を取得している。

　弊社は高い合成精度を持つこれらのシステムを確立したことにより，クラウンやブリッジなどの高精度の歯科修復物のCAD/CAM製作法を応用して現在CAD/CAMデンチャーの作製も試

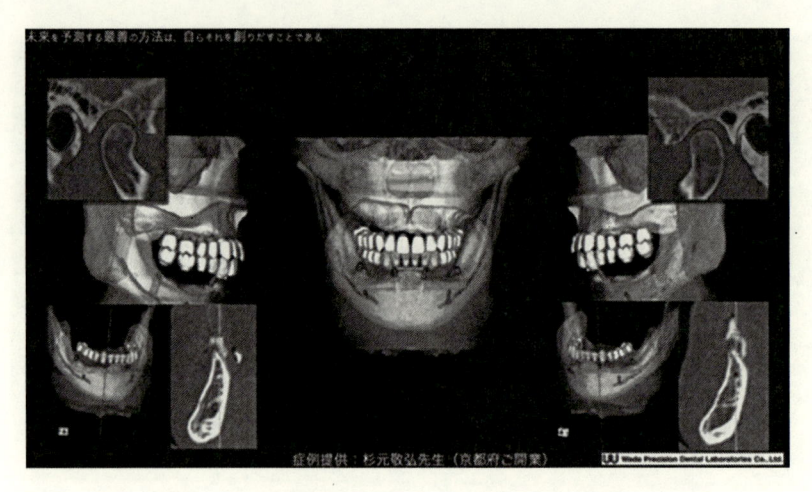

図4 各データを合成することにより全体の可視化が可能となり，
診査診断から最終設計まで行なえる

みている。海外では，より簡素化したシステムとしてすでに事業化されている。我々は，CT が持つ情報を参考にし，顎位の決定とデザイン，加工のプロセスについて，新しいシステム構築を目指した。この高い精度の合成により，従来見えなかったところの可視化が可能となり，従来石膏模型から咬合高径や排列基準を算出してきたが，CT の骨などの情報を参考にすることで，従来のプロセスとは全く異なるより正確な設計が可能となった[4]。

　すなわち，顎位の診断，インプラント埋入位置，デンチャー設計（人工歯配列，バーの位置，床縁設計等），歯列矯正等のセットアップ（個別歯牙移動）シミュレーションまでが全て画像上で同時に出来るようになった。そして，今ではそのデータを活用することにより，一気に CAD/CAM を利用し，金属光造形フレーム，CAD/CAM デンチャーを製作することが可能となっている。

## 3　金属積層造形技術[5]

　欧米においては 2003 年位から歯科でも数社より紹介され使用されていたが現在では非常に多くのメーカーが参入している。弊社は 2009 年に EOS 社製(独)EOSINT M270 For Dental（Co-Cr 合金 SP2 専用）を使用しており，金属積層造形システムとしては唯一，歯科薬事を取得している装置である。国内で歯科分野において装置を早くより保有して製造しているのは弊社のみであり，数社は中国やヨーロッパへ送って製造している。

　導入直後，数年は各歯科大学様や金属製造会社様にもご協力頂き，各種試験（金属イオン溶出，生体親和性，断面組織，陶材焼き付け強度，レジン材料との結合強度等）に費やしたがそれらの結果については「ツールエンジニアリング（平成 21 年 1 月発行）」に掲載させて頂いているので

**金属粉末積層造形法にて製造できる歯科補綴装置**

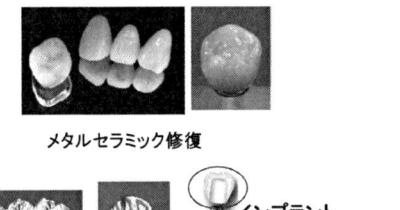

メタルセラミック修復

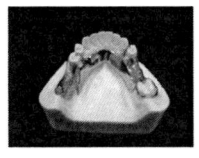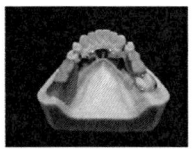

パーシャルデンチャー

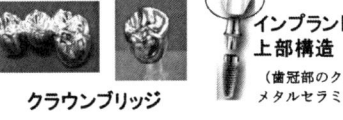

インプラント
上部構造
（歯冠部のクラウン又は
メタルセラミック修復）

クラウンブリッジ

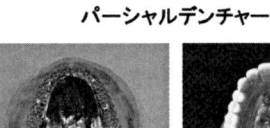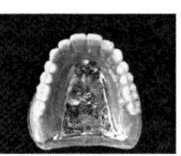

図 5　金属積層造形法による適応製品

今回詳細については割愛させて頂く。

　従来，補綴装置を作製する上においては，ロスト WAX 法を使用しているため，印象材，石膏，WAX，埋没材，金属，樹脂，セラミックスと絶えず膨張，収縮する不安定な材料を制御しながら補綴装置を作製していたが，CAD/CAM や AM 技術を使用することにより，それらに影響されることなく，精度的にも材料的にも安全安心で安定した補綴装置の提供ができるようになってきている。

　弊社では当初はクラウンブリッジのみの臨床に活用していたが後にはインプラント関係パーツの製造にも活用するなど適用範囲を徐々に拡大していった。造形するためには CAD ソフトを使用してデザインをしなければ造形出来ないのは当然であるが従来，歯科用 CAD ソフトはクラウン＆ブリッジが先行しており，随分と使い易くなってきている。そのため，クラウンブリッジに使用される頻度が非常に高いのが現状である。

　しかし，デンチャーの骨格である金属床やパーシャルフレーム（部分入れ歯の金属部分）の設計用 CAD ソフトはこれまでは非常に扱い難く，従来法で作製する方が綺麗で正確な製品が製作できたので臨床には活用し難いところがあった。なので，そこからいきなり高価な積層造形機を導入して造形するところまではいかなかったのが現状である。

　一般名称，歯科三次元積層造形用材料として「SP2」コバルトクロム（Co-Cr-Mo-W）合金粉末が平成 30 年 4 月 27 日，新たに厚生労働大臣から医療機器として製造販売承認（承認番号：23000BZX00121000）された。これにより，これまでのクラウンブリッジ，デンチャー用フレーム，インプラント上部構造，矯正用保定装置等に出来る様に一つに統合されたことにより，使用し易くなった[6]。

## 3.1　材料の機械的性質

　三次元積層造形材の機械的性質の 0.2%耐力は JIS T 6115 及び JIS T 6121 に規定されている

500 MPa 以上を満足している。ヤング率は同等で，破断伸びは，本申請粉末を用いた三次元積層造形材の方が高くなった（表 1，表 2）。

　図 6～9 に示したように，0.2％耐力においては，繰り返し回数 1 回目と 20 回目の間で僅かに強度が増加し有意差が見られたが，最大引張強さ，破断伸びおよびヤング率には，有意差はなく，本申請品の合金粉末を 20 回繰り返し使用しても JIS T 6115 及び JIS T 6121 の規定値を満足することがわかった。

表 1　本申請品及び類似医療機器（アイクローム及びアイクローム MB）の引張試験結果の比較

| | 0.2％耐力 /MPa | 最大引っ張り強さ /MPa | 伸び（％） | ヤング率 /GPa |
|---|---|---|---|---|
| 本申請粉末を用いた三次元積層造形品（1 回目造形） | 585 | 1167 | 6.0 | 229 |
| 既存の歯科鋳造品（アイクローム） | 645 | – | 3.5 | 220 |
| 既存の歯科鋳造品（アイクローム MB） | 570 | – | 6.0 | 200 |

表 2　本申請粉末を繰り返し使用した場合の三次元積層造形材の 0.2％耐力，
最大引っ張り強さ，伸び，ヤング率の測定結果

| 繰り返し回数 | 0.2％耐力 /MPa | 最大引っ張り強さ /MPa | 伸び（％） | ヤング率 /GPa |
|---|---|---|---|---|
| 1 | 585 ± 10 | 1167 ± 19 | 6.0 ± 1 | 229 ± 16 |
| 5 | 645 ± 11 | 1138 ± 31 | 5.8 ± 1 | 231 ± 12 |
| 10 | 599 ± 20 | 1153 ± 45 | 6.0 ± 2 | 229 ± 26 |
| 20 | 612 ± 16 | 1162 ± 66 | 5.0 ± 1 | 241 ± 18 |

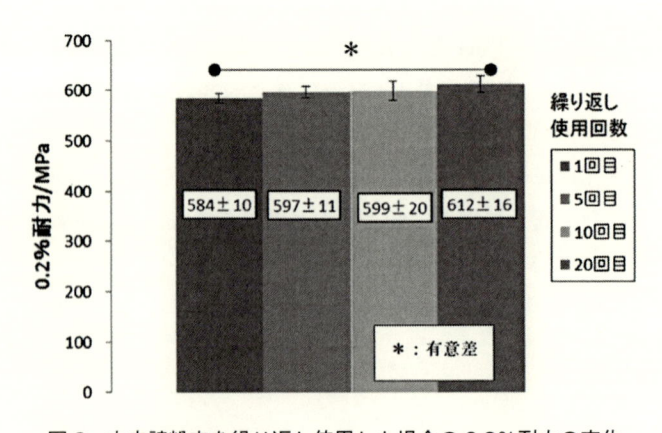

図 6　本申請粉末を繰り返し使用した場合の 0.2％耐力の変化

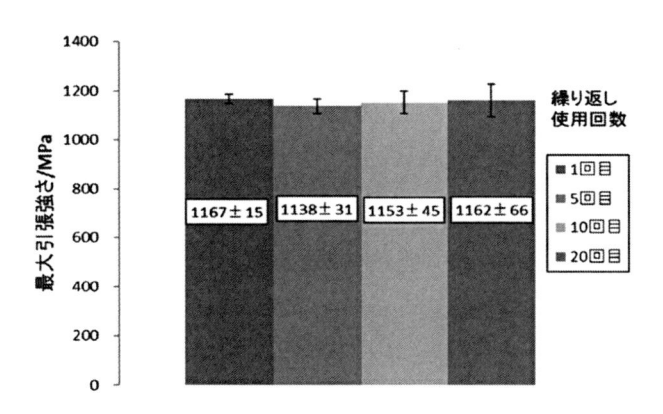

図7　本申請粉末を繰り返し使用した場合の最大引張強さの変化

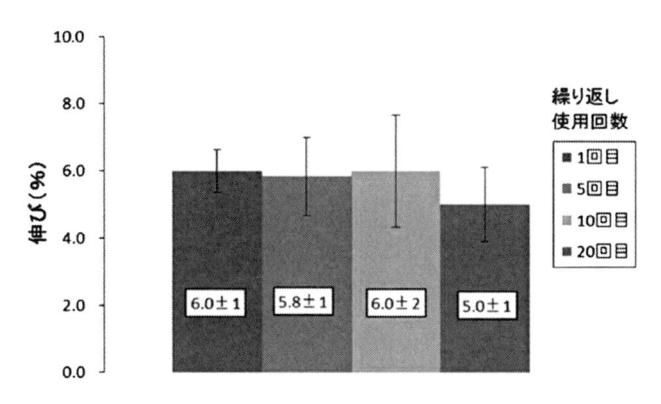

図8　本申請粉末を繰り返し使用した場合の伸びの変化

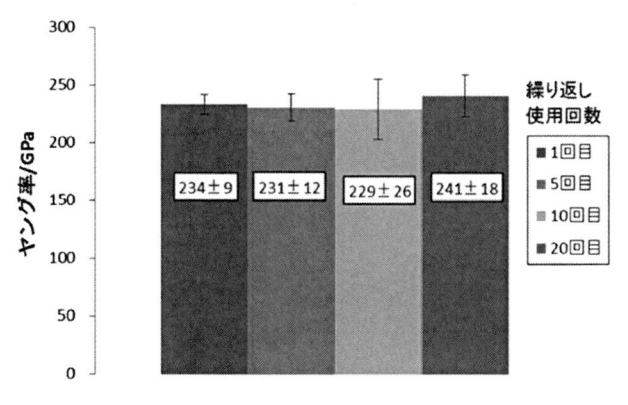

図9　本申請粉末を繰り返し使用した場合のヤング率の変化

表3　本申請粉末と造形材及び類似医療機器（アイクローム
及びアイクローム MB）の溶出イオン量

|  | 溶出イオン量 / $\mu$g・cm-2/week |
| --- | --- |
| 本申請品（20 回目造形） | 0.41 |
| 既存の歯科鋳造品（アイクローム） | 溶出するイオンの量が，7 日間あたり 200 を超えない |
| 既存の歯科鋳造品（アイクローム MB） | 溶出するイオンの量が，7 日間あたり 200 を超えない |

表4　本申請粉末及び類似医療機器（アイクローム
及びアイクローム MB）の密度比較

|  | 密度 /g・cm-3 |
| --- | --- |
| 本申請品（20 回目造形） | 8.8 |
| 既存の歯科鋳造品（アイクローム） | 8.2 |
| 既存の歯科鋳造品（アイクローム MB） | 8.5 |

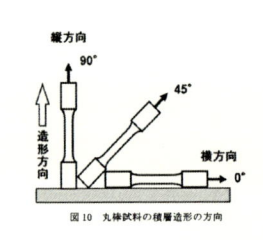

図 10　丸棒試料の積層造形の方向

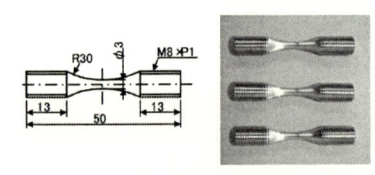

図 10　疲労試験片の形状

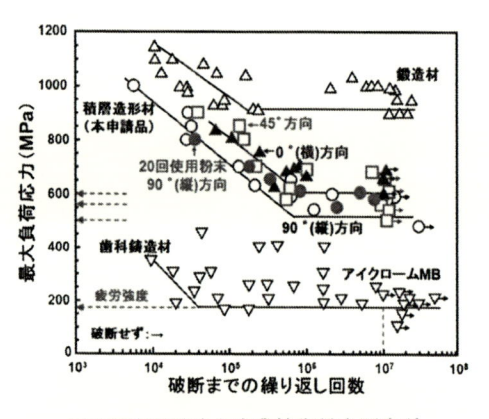

国立研究開発法人産業技術総合研究所

図 11　三次元積層造形材と歯科鋳造材の比較

## 3.2　耐食性

本申請粉末の溶出量は 0.41 $\mu$g/cm2/week だった。基準の 200 $\mu$g/cm2/week と比較して十分に低く，非常に優れた耐食性を有している（表3）。

## 3.3　密度

本申請粉末とアイクローム MB の密度は，ほぼ同じ値を示した（表4）。

## 3.4　疲労強度

疲労試験，JIS T 0309 金属系生体材料の疲労試験法に準じて行った。疲労強度は，S-N 曲線

表5　本申請粉末及び類似医療機器（アイクローム MB）の
10^7 回の疲労強度

| | | 疲労強度／MPa |
|---|---|---|
| 本申請品 | 0° 造形 | 600 |
| | 45° 造形 | 560 |
| | 90° 造形（初回粉末使用） | 500 |
| | 90° 造形（20 回粉末使用） | 500 |
| 既存の歯科鋳造品（アイクローム MB） | | 160 |

表6　本申請品の機械的性質の異方性

| | 耐力 /MPa | 引っ張り強さ /MPa | 伸び（%） |
|---|---|---|---|
| 0° 造形 | 739 | 1281 | 16 |
| 90° 造形 | 616 | 1167 | 27 |
| 90° 造形／0° 造形 | 0.83 | 0.91 | 1.64 |

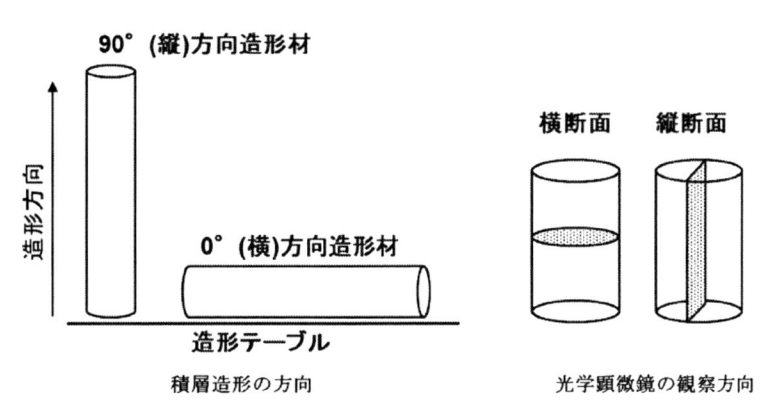

図 12　金属組織観察の造形方向と観察方向

において，横軸に水平となる場合の最大負荷応力の値か，或いは 10^7 回繰り返し数における最大負荷応力とした。

　本申請粉末である積層造形材は，既存の歯科鋳造材と比較して，横軸に示した 10^7 回繰り返し数での最大負荷応力（10^7 回の疲労強度）が高くなることがわかった（表5）。

### 3.5　異方性

　耐力，引張強さ，伸びとも「性能及び安全性に関する規格」で定められた最低値（それぞれ，526 MPa，1053 MPa，4.2%）を満たしており，特に伸びは，「性能及び安全性に関する規格」の 6.0% の 70% である 4.2% を十分に超える値であった（表6）。

### 3.6　金属組織

　本申請粉末を使い，造形テーブルに対して90°（縦）方向及び0°（横）方向で直径6 mm，長さ50 mmの丸棒試料を造形した。電解腐食後，光学顕微鏡観察を50倍と500倍で行った。0°造形と90°造形の縦断面と横断面を光学顕微鏡で観察した（図12）。

　全体が均一には溶解されず，金属粉末が溶融焼結した溶接に類似した金属組織が見られるが，造形方向により異なる形状の組織が観察された（図13，図14）。

　国立研究開発法人産業技術総合研究所において横断面組織の透過電子顕微鏡組織を10,000倍および40,000倍の観察倍率で行った。透過型電子顕微鏡観察により，積層造形材の組織は鍛造材で見られる組織と同様で，円に近い微細な粒状組織となり，組織異方性の影響は少ないと考えられた（図15）。

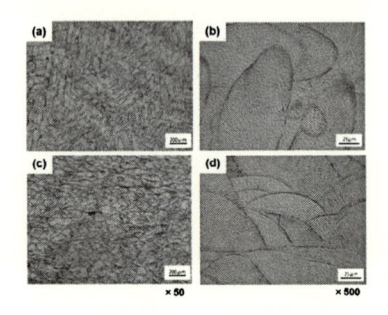 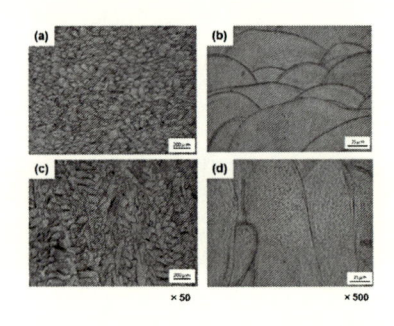

図13　90°（縦）方向造形材の光学顕微鏡組織，(a), (b)：横断面, (c), (d)：縦断面

図14　0°（横）方向造形材の光学顕微鏡組織，(a), (b)：横断面, (c), (d)：縦断面

国立研究開発法人産業技術総合研究所

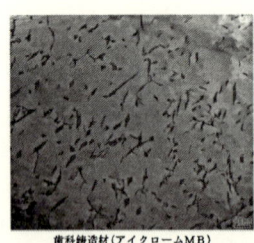 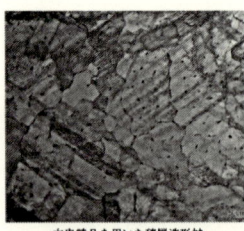 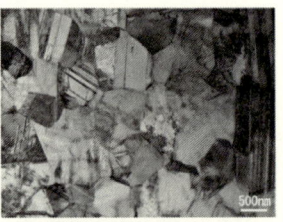

歯科鋳造材(アイクロームMB)　　　本申請品を用いた積層造形材　　　鍛造材(人工股関節セメントステム)

図15　横断面の透過電子顕微鏡組織

透過型電子顕微鏡観察により，積層造形材の組織は，鍛造材で見られる組織と同様で，円に近い微細な粒状組織となり，組織異方性の影響は少ないと考えられた。

国立研究開発法人産業技術総合研究所

## 4　適合精度

　単冠および三本ブリッジは，咬合面において両形状データ間に僅かな差（約 0.2 mm～約 0.3 mm）が見られるが，この部分はサポート付着部分を研磨時に除去したために生じたと考えられる。また，冠内面にも僅かの差（±0.5 mm）が見られた。このような差は，歯科技工士による研磨における調整範囲の量であり，歯科鋳造品においても通常行われている作業なので，三次元積層造形だけで特別に生じる工程ではない（図 16，17）。

　クラスプ先端近傍には，約 +0.5 mm の差が見られた。この部分は，クラスプ先端を繋ぐアーチ状の部分（図 18 白及び黒い部分）を手作業で取り除いたために差が生じたが，特に適合性に影響する部分では無い。歯面と接する部分は ±0.1 mm 以下の精度で作製されていることが確認

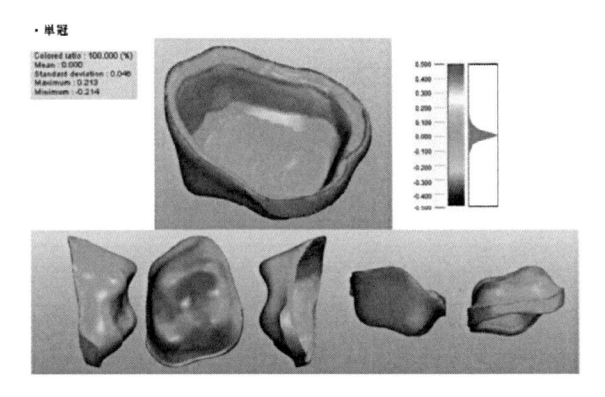

図 16　単冠の 3DCAD データと 3D スキャナーデータの
　　　　重ね合わせ画像と差異の度合い

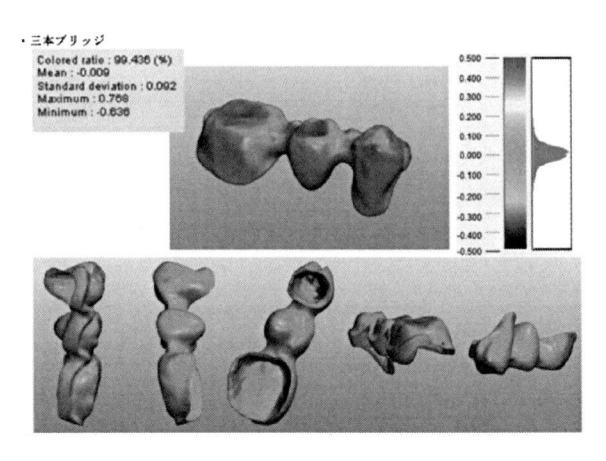

図 17　三本ブリッジの 3DCAD データと 3D スキャナーデータの
　　　　重ね合わせ画像と差異の度合い

できた。

　昨今では，以前より使い易くなった CAD ソフトが数社より販売されるようになり，金属床やパーシャルフレームの製作にも応用し易くなっている。これにより，適用範囲は大きく拡大され，中でもこれからも高齢患者の多くなるデンチャー部分への適用が期待されている。材料の薬事も2018 年 4 月末に拡大統合取得でき，現状は自費のみ適用であるがデンチャーフレーム，矯正用保定装置にも使用できるようになっている。デンチャーでは最も多い，保険デンチャーであるが今後は保健適用材料としても薬事取得を目指している。

　昨今では，インプラントシミュレーションソフト BioNa® を活用して下顎インプラントオーバーデンチャーへの強固な補強バーの使用が他の義歯と比較して臼歯部の顎堤吸収が軽減すると

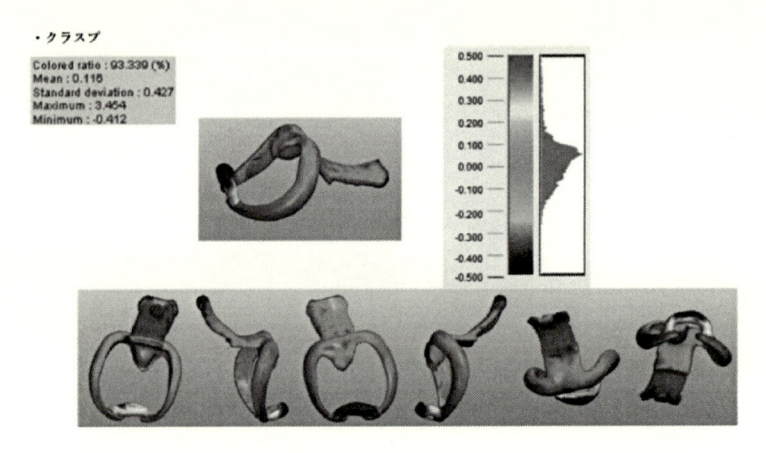

図 18　クラスプの 3DCAD データと 3D スキャナーデータの
　　　　重ね合わせ画像と差異の度合い

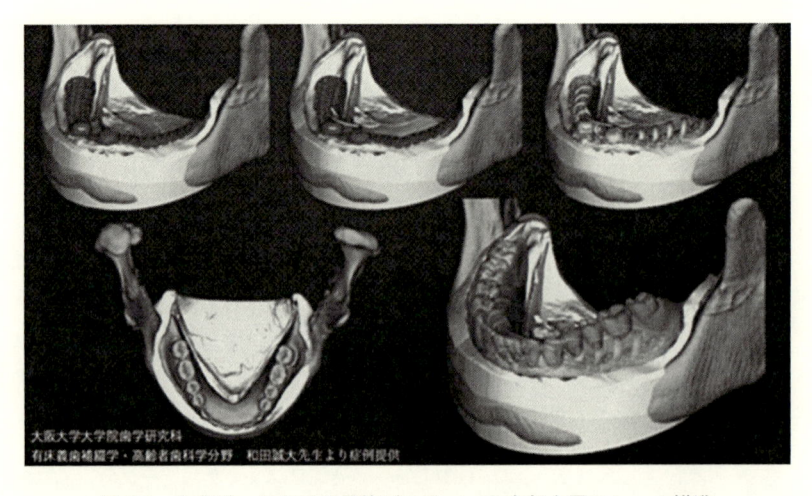

図 19　合成データ上での最終デンチャーと内部金属フレーム構造

言う大阪大学での研究報告も有り，症例毎に適したシミュレーションを設計上で行ない，その
データをそのまま転送し，金属積層造形技術にて三次元構造の補強設計をして製作する症例も増
えている。

　また，現在では，これまでの歯科医院での印象材を用いた印象採得法から，口腔内スキャナー
による光学印象法が使われ始めている。最新のシステムでは従来の印象材を準備する時間で光学
印象が終わる位，撮影時間が早くなっている事と何より患者の負担が大きく軽減できるところが
大きい。保険適用されれば，さらに使用頻度は急速に拡大されると思われる。そうすると口腔内
スキャナーからデータが転送されてきたものを PC 画像上でそのまま，CAD 設計を行ない，金

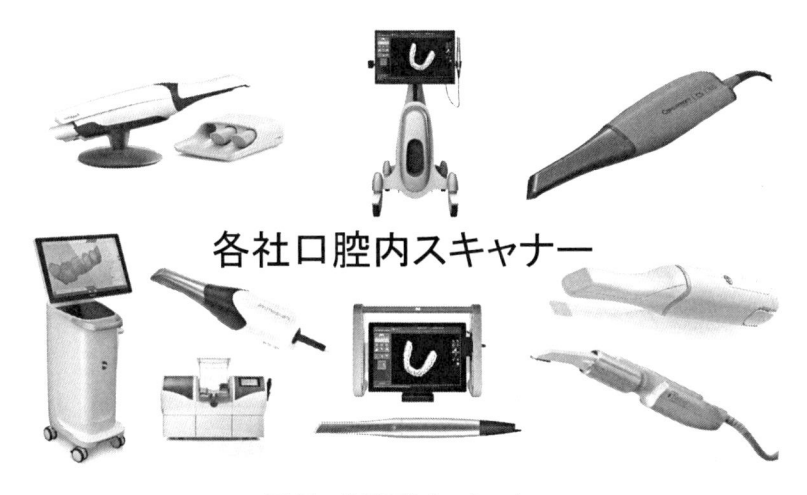

図20　各種口腔内スキャナー

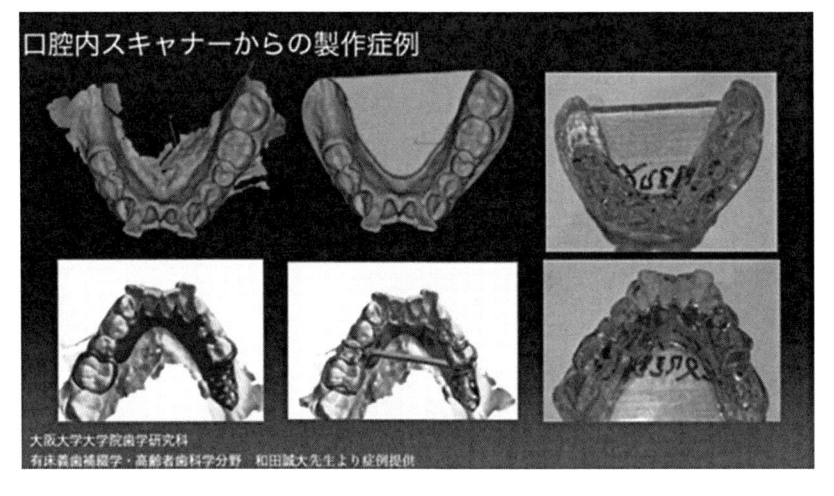

図21　口腔内スキャナーデータより製作した樹脂模型と金属フレーム

属光積層造形技術にて製作出来るようになるので製作時間の短縮と材料節約，患者の来院回数短縮に繋がるため，大きく期待されている。

　デンチャー用フレーム等，大型装置になるとまだ，応力ひずみの開放が十分でない部分があり，適合性への課題はまだまだ残るものの，利点も多く，今後も多くの症例に活用できるように努めていきたい。

　我々はこれらのスキャナー（技工用・口腔内用），CT，BioNa®，CAD ソフト，CAM ソフト，解析ソフト，積層造形技術（金属・樹脂），切削加工と併用したハイブリッド加工などの Digital dentistry 技術を活用し，診断の精度や治療の完成度を更に上げ，多くの患者様の「口福」を目指したい。

# 文　　　献

1)　蜂須賀正行，戸田沢浩昭，大西浩二「レーザー粉末焼結ラピッド・プロト・タイピング」MAE テクニカルレポート；**13**，90-94（2004）
2)　早野誠治，歯産学誌；**25**（2）（2011）
3)　荘村泰治，歯科インプラント手術支援システム"BoneNavi"—より安全で正確なインプラント手術を目指した大学発ベンチャーとの取り組み—，DE，167，28（2008）
4)　Sohmura T., Kumazawa Y., Original Computer aided support system for safe and accurate implantplacement-Collaboration with an university originated venture company, *Jpn Dent Sci Rev*, **46**（2010）
5)　樋口鎮央，森島正治，和田主実「レーザー加工による修復装置の加工」日本歯科レーザー学会誌；01；56（2010）
6)　積層造形医療機器ガイドライン解説　解説資料集，10（2018）

# 第6章　金属3Dプリンタの医療デバイスへの応用

石本卓也[*1]，中野貴由[*2]

## 1　はじめに

近年の金属3Dプリンタ技術の目覚ましい進展により，金属3Dプリンタ製部材の医療デバイスとしての適用が加速的に進められており，臨床応用化も一部では既に実現している。金属3Dプリンタによる医療デバイスの製造には主に，粉末化した金属原料を用いる粉末床溶融結合（powder bed fusion：PBF）法が用いられる。PBF法は，粉末溶融のための熱源種に基づき，電子ビーム積層造形（electron beam melting：EBM）法とレーザ積層造形（selective laser melting：SLM）法に大別される。こうした手法は，複雑形状を有する部材を短いリードタイムで製造可能，異なる設計の部材を同時に製造可能，高い歩留まり率，高コストの後加工が削減可能，といった利点から，患者毎の骨格形状にカスタマイズされた高付加価値デバイスを低コストかつ短リードタイムで提供可能といった，近年のインプラントデバイスのニーズに適うテクノロジーとしての期待が大きい[1,2]。

金属3Dプリンタ製品の主な適用先としては整形外科や歯科，つまり，骨や歯といった荷重を支える硬組織を扱う医療分野が多く，手術器具，骨代替インプラント，歯科インプラントなどが想定される。中でもインプラントは，患者自身の組織と有機的に機能融合することが期待されるとともに体内に長期間埋植されることから，患者の骨格形状に合致した高い形状精度と力学的信頼性，耐久性ならびに生体適合性が求められる[1,2]。

本章では，金属3Dプリンタ製品の医療デバイスへの適用に関して，種々の安全性の評価から実際の適用例，最新の高機能化部材の創製について具体例を含めて解説する。

## 2　金属3Dプリンタ製部材の安全性～力学特性～

金属3Dプリンタ製品を医療デバイスとして適用する場合に最も重要となる安全性項目の1つが，力学的信頼性である。表1に，代表的な医療用金属材料である，Ti-6Al-4V（mass％）合金，SUS316Lステンレス，Co-Cr-Mo合金における相対密度ならびに引張試験における最大応力，

---

＊1　Takuya Ishimoto　大阪大学　大学院工学研究科　マテリアル生産科学専攻　准教授

＊2　Takayoshi Nakano　大阪大学　大学院工学研究科　マテリアル生産科学専攻　教授；
　　　　　　　　　　　　大阪大学　異方性カスタム設計・AM研究開発センター
　　　　　　　　　　　　副センター長

表1 EBMならびにSLMにより造形したTi-6Al-4V合金，SUS316L，
Co-Cr-Mo合金構造体の相対密度の最高値と，引張特性
文献3）と4～6）のデータに基づき作成。

| | | EBM材 | SLM材 | 鋳造／鍛造材 |
|---|---|---|---|---|
| Ti-6Al-4V | 相対密度 [%] | Fully dense* | 99.80 | – |
| | 最大引張応力 [MPa] | 915-1200 | 1250-1267 | 934-1173 |
| | 降伏応力 [MPa] | 830-1150 | 1110-1125 | 862-999 |
| | 伸び [%] | 13-25 | 6-7 | 6-7 |
| SUS316L | 相対密度 [%] | 99.8 | 99.90 | – |
| | 最大引張応力 [MPa] | 440-800 | 480-760 | 450-818 |
| | 降伏応力 [MPa] | 315-395 | 350-640 | 150-230 |
| | 伸び [%] | 10-60 | 10-30 | 50-62 |
| Co-Cr-Mo | 相対密度 [%] | Fully dense* | 99.94 | – |
| | 最大引張応力 [MPa] | 960** | 951-1308 | 591 |
| | 降伏応力 [MPa] | 560** | 562-884 | 296-568 |
| | 伸び [%] | 20** | 10.2-16.4 | 8.0-10.7 |

\*：Arcam社（発表当時）による，\*\*：熱処理材の数値

降伏応力，伸びを，鍛造材もしくは鋳造材と比較して示す[3~6]。いずれの合金においても，EBM，SLMにてほぼ緻密な部材が得られている。さらに，鋳造材や鍛造材と同等もしくはそれらを上回る引張特性が得られている。特にSLM法では，特有の急冷凝固プロセスによるセル組織の形成や組織微細化により引張強度が向上する傾向がある。一方で，EBM材と比較し延性が低下する傾向があることから，造形後の熱処理が必要な場合がある。

さらに，疲労特性も極めて重要な力学的な安全性指標となる。造型まま材では，鋳造材や鍛造材と比較して疲労寿命が短く応力値が低い。造形物中のポアは疲労亀裂の生成サイトとなるため，金属3Dプリンタ製品の低疲労特性の代表的な要因の1つである。EBM材，SLM材いずれも高い相対密度が得られているものの，比表面積の大きな粉末を原料として用いることや雰囲気にヘリウム（EBM），アルゴンや窒素（SLM）ガスを用いることにより，ポアが導入される。造形後のHIP（hot isostatic pressing）処理によってポアを消失したりポアサイズを低減することで，鍛造材に匹敵する疲労特性を獲得することが可能となっている[7]。

## 3 金属3Dプリンタ製部材の安全性～生体適合性～

金属3Dプリンタ製品の生体適合性評価は，細胞実験，動物への埋入試験によって行われる。表2に示すように，造形体の良好な生体適合性を示す多数の報告例がある[8~16]。生体適合性の向上を目的とした表面処理（電着法[17]やプラズマスプレー法[18]によるリン酸カルシウム被覆や，アルカリ熱処理によるチタン酸ナトリウム層形成[19]など）が施される場合があるが，造型まま材であっても，市販のインプラントと同等，もしくはそれを上回る生体適合性を示すことが多い。こうした金属3Dプリンタ製品の良好な生体適合性の一因は，表面粗度の高さ[8]やイオン溶出挙動[9]

表 2　EBM ならびに SLM により作製した造形体の，細胞実験，動物への埋入試験による
生体適合性評価

| 細胞／動物 | EBM／SLM | 材料 | 主な知見 | 考察・備考 | 引用文献 |
|---|---|---|---|---|---|
| 細胞 | EBM SLM | Ti-6Al-4V | L-929 細胞の増殖性は EBM 材，SLM 材の造型まま表面と研磨面で同等かつ，市販インプラントと同等。 | 造型ままでの表面粗さ Ra は，EBM 材：$30\,\mu m$，SLM 材：$8\,\mu m$，市販インプラント：$0.5\,\mu m$。 | 8) |
| 細胞 | SLM | SUS316L | L-929 細胞の増殖は，レーザ走査速度に依存して変化。 | 走査速度に依存して異なる欠陥形成とイオン溶出挙動が要因の可能性。 | 9) |
| 細胞 | EBM | Ti-6Al-4V | Saos-2 細胞の活性は，市販インプラントと比較して造型材で顕著に高い。 | 表面粗さ Ra は，EBM 材：$19\,\mu m$，市販インプラント：$0.4\,\mu m$。 | 10) |
| 細胞 | EBM | Ti-6Al-4V | hMSC 細胞の良好な接着と増殖，炎症性サイトカインの発現増加なし。 | ラティス構造。 | 11) |
| 動物 | EBM | Ti | 市販のチタンプレートと同等の骨形成，異物反応なし。長期の生体適合性を確認。 | 下顎骨再建インプラントのヤギへの 24 週間の埋入。 | 12) |
| 動物 | EBM | Ti-6Al-4V | 内部まで骨形成，正常骨類似のアパタイト配向性の形成。 | ウサギ尺骨に 12, 24 週間埋入，一方向性貫通孔構造。 | 13) |
| 動物 | EBM | Co-Cr Ti-6Al-4V | Ti-6Al-4V の方が高い骨-インプラントコンタクト，オステオサイトの密度と分布はほぼ同等。 | ヒツジ大腿骨に 26 週間の埋入，ラティス構造。 | 14) |
| 動物 | SLM | Ti-6Al-4V | 気孔径 300, 600, $900\,\mu m$ のうち $600\,\mu m$ が強固な固定性。 | ウサギ大腿骨海綿骨部に最大 8 週間埋入，ダイヤモンドラティス構造。 | 15) |
| 動物 | SLM | Ta | 十分な骨進入，高骨質な再生骨，強固な骨-インプラント結合。 | ラット大腿骨への多孔質材の 12 週間の埋入，ラティス構造。 | 16) |

に基づくと考察されている。

## 4　患者毎の骨格形状に合わせたカスタム形状インプラント

　金属 3D プリンタは，個々に異なる患者の骨格形状に適合する形状カスタマイズインプラントの作製に最適なテクノロジーである。患者骨格へのインプラントの形状適合性は極めて重要で，インプラント形状の不適合は，例えば人工股関節置換術の場合，初期固定性が悪くなりステムの緩みや局所接触が生じ，骨への応力伝達が著しく妨げられ，最終的には骨溶解に至る。現状の人工股関節は患者の平均骨格形状に合わせた既製品であることから，インプラント形状に合うように患者の骨を削合し，骨側でサイズを調整する必要がある。患者の骨をできるだけ健全な状態に保ちつつ，緩みの生じないインプラントを供給するために，金属 3D プリンタの活用は極めて有効である。

　カスタム形状インプラントは，X 線 CT（computed tomography）や MRI（magnetic resonance imaging）により撮影した患者骨格の三次元形状データに基づき，CAD（computer-aided design）を用いて設計する[20]。大腿骨や脛骨の骨髄腔形状に基づき人工股関節ステムや人工膝関節が，寛骨臼形状に基づき臼蓋カップが設計される。さらに，骨折の際に用いる骨折プレートは，反対側の非骨折骨の骨格データに基づき設計される。3D プリンタ製の臼蓋カップは，FDA（US Food and Drug Administration）での認可[20]，欧州の CE 認証[21]，日本では厚生労働省の薬事承認を得ており，既に Ti-6Al-4V 製の臼蓋カップが使用されている。一方，大荷重が負荷するステムについては，認可までにはさらなる力学的安全性の検証が課題である。

　さらに，頭蓋顎顔面の骨再建においても 3D プリンタによるカスタムインプラントの開発が進められている。Ti-6Al-4V 製の下顎骨置換インプラント[22]や，頭蓋骨用インプラント[23]はヒトに適用例があり，後者は日本での薬事承認を得ている。金属 3D プリンタ製カスタムインプラントは，非荷重部を中心として適用用途が拡大している。


## 5　多孔体構造設計による低ヤング率化骨代替材料の創製

　金属製インプラント使用の最大の問題点の 1 つに，金属材料と骨のヤング率の差異による骨への応力遮蔽[24,25]が挙げられる。生体用金属材料の中でも比較的低ヤング率のチタン合金でさえ，骨のヤング率の 5 倍程度の高ヤング率を示す。応力遮蔽を抑制するため，種々の手法で骨代替材料の多孔質化による低ヤング率化が試みられている。しかしながら，従来型の方法では，ほとんどが自己組織化的な反応を用いた多孔質化であるため，ランダムな気孔を導入することしかできず，自在な気孔の形状設計や配置は不可能である。

　一方，金属 3D プリンタの高自由度での形状設計能は，任意の多孔体の作製が可能であり，構造計算に基づき力学機能の自在な制御が可能である。骨類似の 20 GPa 程度の低ヤング率化が Ti-6Al-4V 合金製構造体において達成されている[26]。さらに，骨の微細組織，力学機能が異方的である[27]ことに着目し，低ヤング率かつその異方性を発現する造形体を，一方向性孔の導入により実現している[28]。しかしながら，低ヤング率化の一方で，多孔質化は造形体の疲労特性の低下をもたらす。EBM 法，SLM 法で作製した Ti-6Al-4V 合金製構造体の圧縮での見かけの疲労限度は，降伏応力 $\sigma_y$ に対してそれぞれ 0.15-0.25 $\sigma_y$[29]，0.12 $\sigma_y$[30]であり，緻密体と比較して著しく低い。一方，タンタルの多孔質体においては，その優れた延性のため 0.58 $\sigma_y$ と高い疲労限度を示す[16]。タンタルの骨適合性，細胞適合性はチタン合金に匹敵する[31]ことから，3D プリンタで作製された多孔質タンタルの医療デバイス用素材としての有用性は高い。

　さらに，気孔率，ポアサイズ，ポア形状，梁の太さなどの設計パラメータを連続的もしくは段階的に変化させることで，種々の力学特性の傾斜化が可能となる[32,33]。生体内での，皮質骨／海綿骨や海綿骨梁形態，骨基質配向性分布といった骨の有する部位に応じた力学機能やその異方性に対して，その特性を緻密に対応させることすら，可能となる。

## 6　結晶集合組織制御による生体材料の高機能化

　金属3Dプリンタは，上述のような形状の任意制御がもっぱら注目されがちである一方で，結晶集合組織（原子配列）を含む材質の制御が近年注目を集めている[34〜40]。医療デバイスにおいて，材質制御の意義は極めて大きい。例えば，ISO認可を受けているbcc（body centered cubic）構造を有する$\beta$型 Ti-15Mo-5Zr-3Al（mass%）合金は，単結晶化により<001>にて約44 GPaという低ヤング率を示す[41]。この低ヤング率値は，薬事認可を受けた金属材料で達成し得る現状での最低値であり，すなわち，Ti-15Mo-5Zr-3Al合金単結晶は最も応力遮蔽低減効果が期待できる素材と言える。

　SLMにて特定のレーザ照射条件下で，スキャンストラテジー（層毎のレーザ走査方向の組合せ）に依存して，造型方向に<001>や<011>が優先配向化した単結晶様の造型体を作製することが可能となっている（図1）[34]。その結果，ヤング率は異方性を示し，<001>が優先配向した方位にて Ti-6Al-4V のヤング率（110 GPa）の6割程度の69 GPaという低値を示す。さらに，レーザの出力や走査速度の制御により結晶集合組織の強度（結果としてのヤング率の異方性）が可変であり[39]，必要とされるヤング率値を任意に引き出すことができる。

　さらには，SLM法における急冷凝固は，ステンレス中の介在物の形成を抑制することで，介在物の存在に起因する孔食の発生を著しく抑制することが明らかになってきた。医療用のオース

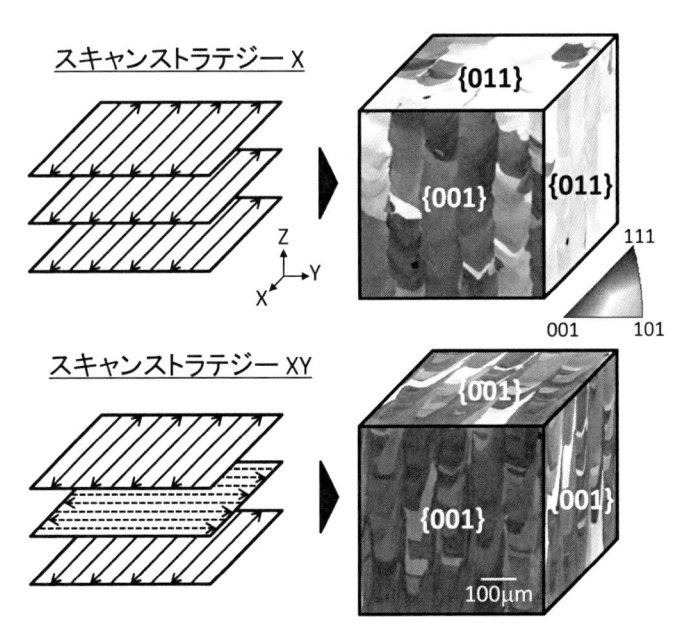

図1　SLMにおける2種の異なるスキャンストラテジーの模式図と，
　　　結果として形成される Ti-15Mo-5Zr-3Al の結晶集合組織[34]
　　　{001} に垂直に応力負荷した場合に低ヤング率を示す。

テナイト系ステンレス SUS316L において，生体模擬環境下にて孔食発生電位を約 1.2 V まで上昇させた[37]。この電位は，酸化クロム被膜が熱力学的に不安定化する電位であり，すなわち，SLM プロセスが本素材の耐孔食性を最大まで引き上げたことを意味する。

　こうした材質特性の制御機構を明らかにするべく研究が進められており，最終的には用途に応じた種々の材質特性の緻密な設計とそれらの複合化が可能となると期待される。

## 7　おわりに

　医療デバイスの設計の自由度は，金属 3D プリンタの適用により飛躍的に拡大する可能性がある。「カスタムインプラント」は今や，患者の骨格形状にフィットさせるための外形状の設計のみならず，内部構造（多孔質化）設計による見かけの低ヤング率化，結晶集合組織による異方性形成に基づく素材そのものの低ヤング率化，高耐食性化，イオン溶出挙動調整，といった多様な機能性のカスタム化を包含したものとしてとらえることが可能になってきている。さらに，生体内分解性[42,43]や形状記憶特性[44,45]といった新たな機能性を有する素材への 3D プリンタの適用の試みも始まっており，金属製医療デバイスの設計・製造における 3D プリンタの重要性はますます高まっていくものと確信する。今後は，計算科学との連携により，上記機能性の発現機構の解明，ならびにその予測と任意設計が課題となるであろう。

## 文　　　献

1)　T. Nakano, Chapter I：Bone Tissue and Biomaterials Design Based on the Anisotropic Microstructure, Advances in Metallic Biomaterials：Tissues, Materials and Biological Reactions (edited by M. Niinomi *et al.*), Springer, 3 (2015)
2)　中野貴由ほか，機能材料，**36**，40 (2016)
3)　S. L. Sing *et al.*, *J. Orthop. Res.*, **34**, 369 (2016)
4)　Y. Zhong *et al.*, *J. Nucl. Mater.*, **486**, 234 (2017)
5)　I. A. Segura *et al.*, *J. Nucl. Mater.*, **507**, 164 (2018)
6)　C. Wang *et al.*, *Mater. Design*, **147**, 157 (2018)
7)　E. Charkaluk *et al.*, *Proceedings*, **2**, 474 (2018)
8)　J. T. Tuomi *et al.*, *J. Mater. Sci. Mater. Med.*, **28**, 53 (2017)
9)　Y. Shang *et al.*, *Int. J. Adv. Manuf. Technol.*, **92**, 4379 (2017)
10)　A. A. Al-Tamimi *et al.*, *Int. J. Adv. Manuf. Technol.*, in press (2019)
11)　J. Lv *et al.*, *Adv. Eng. Mater.*, **17**, 1391 (2015)
12)　A. Mohammed *et al.*, *J. Biomater. Tissue Eng.*, **8**, 1642 (2018)
13)　T. Nakano *et al.*, *ISIJ Int.*, **51**, 262 (2011)

14) F. Shah *et al., Acta Biomater.*, **36**, 296 (2016)

15) N. Taniguchi *et al., Mater. Sci. Eng. C*, **59**, 690 (2016)

16) R. Wauthle *et al., Acta Biomater.*, **14**, 217 (2015)

17) Y. C. Chai *et al., Acta Biomater.*, **7**, 2310 (2011)

18) X. Li *et al., PLos ONE*, **7**, e52049 (2012)

19) D. K. Pattanayak *et al., Acta Biomater.*, **7**, 1398 (2011)

20) G. Pasquier *et al., Orthop. Traumatol. Surg. Res.*, **96**, 367 (2010)

21) T. Wohlers, Wohlers Report 2012：Additive Manufacturing and 3D Printing State of the Industry Annual Worldwide Progress Report, Fort Collins, USA (2012)

22) L. Nickels, *Metal Powder Report*, **67**, 12 (2012)

23) A. L. Jardini *et al., J. Cranio-Maxillo-Facial Surg.*, **42**, 1877 (2014)

24) R. Huiskes *et al., Clin. Orthop. Rel Res.*, **274**, 124 (1992)

25) Y. Noyama *et al., Mater. Trans.*, **53**, 565 (2012)

26) V. Weißmann *et al., Metals*, **6**, 166 (2016)

27) T. Nakano *et al., Bone*, **31**, 479 (2002)

28) N. Ikeo *et al., Metal. Mater. Trans. A*, **45**, 4293 (2014)

29) N. W. Hrabe *et al., J. Biomed. Mater. Res. B*, **99B**, 313 (2011)

30) S. A. Yavari *et al., Mater. Sci. Eng. C*, **33**, 4849 (2013)

31) D. M. Findlay *et al., Biomaterials*, **25**, 2215 (2004)

32) J. Parthasarathy *et al., J. Manufact Process.*, **13**, 160 (2011)

33) S. A. Khanoki *et al., J. Biomech. Eng.*, **134**, 031004 (2012)

34) T. Ishimoto *et al., Scripta Mater.*, **132**, 34 (2017)

35) K. Hagihara *et al., J. Alloys Compd.*, **696**, 67 (2017)

36) M. Todai *et al., Addit. Manufact.*, **13**, 61 (2017)

37) S.-H. Sun *et al., Scripta Mater.*, **159**, 89 (2018)

38) S.-H. Sun *et al., Mater. Design*, **140**, 307 (2018)

39) 石本卓也ほか，スマートプロセス学会誌，**7**，229 (2018)

40) T. Nagase *et al., Mater. Design*, **173**, 107771 (2019)

41) S.-H. Lee *et al., J. Mech. Behav. Biomed. Mater.*, **14**, 48 (2012)

42) K. Wei *et al., Mater. Sci. Eng. A*, **611**, 212 (2014)

43) M. Montani *et al., Rapid Prototyping J.*, **23**, 514 (2017)

44) W. Hoffmann *et al., J. Tissue Eng.*, **5**, 2041731414540674 (2014)

45) M. Taheri Andani *et al., J. Mech. Behav. Biomed. Mater.*, **68**, 224 (2017)

# 第7章　IT による義歯製作と 3D プリンター利用の可能性

羽田多麻木[*1]，金澤　学[*2]，水口俊介[*3]

## 1　はじめに

　CAD/CAM 技術の導入は，修復治療や欠損補綴の分野を中心に歯科医療に飛躍的な進歩をもたらした。特に，テクニックセンシティブな全部床義歯治療に CAD/CAM 技術を導入することによって，従来法で製作された義歯と同様の治療効果を複雑な治療・技工工程の簡略化により少ない労力・時間・コストで得ることが可能となる。それに伴い，臨床の現場でも口腔内スキャナーや 3D プリンターなどのデジタル機器の需要が増加傾向にある。しかしながら，口腔内スキャナーに関しては，機能時における義歯周囲軟組織挙動の再現や光学印象精度にまだまだ開発の余地があり，3D プリンター材料に関しても国内で最終補綴装置として使用可能な材料が未だないのが現状である。本章では，近年目覚ましい進歩を遂げている口腔内スキャナーを用いた最新の CAD/CAM 全部床義歯製作のワークフローや，義歯製作における 3D プリンターの問題点および将来展望について言及する。

## 2　CAD/CAM 全部床義歯製作の基本的なデジタルワークフロー

　概形印象採得・簡易咬合採得では，口腔内スキャナーを用いて上下の顎堤，および咬合関係をそれぞれ光学印象し STL データ化する。その STL データをもとに CAD ソフトウェアにて試適用義歯をデザイン後，3D プリンターにて出力する[1]。この試適用義歯を用いて上下顎の精密印象採得・咬合採得・前歯部の排列試適を行い，採得した印象体を STL データ化する。得られた上下の最終印象および顎間関係のデータを CAD ソフトウェアにインポートし，PC 上で人工歯排列，歯肉形成等を行い最終義歯の設計を完成させる。

　その後，完成した義歯の設計データから人工歯部分のデータを取り除き，義歯床部分（レジン

＊1　Tamaki Hada　東京医科歯科大学大学院　医歯学総合研究科　老化制御学講座
　　　　高齢者歯科学分野（TMDU）

＊2　Manabu Kanazawa　東京医科歯科大学大学院　医歯学総合研究科　老化制御学講座
　　　　高齢者歯科学分野（TMDU）　助教

＊3　Shunsuke Minakuchi　東京医科歯科大学大学院　医歯学総合研究科　老化制御学講座
　　　　高齢者歯科学分野（TMDU）　教授

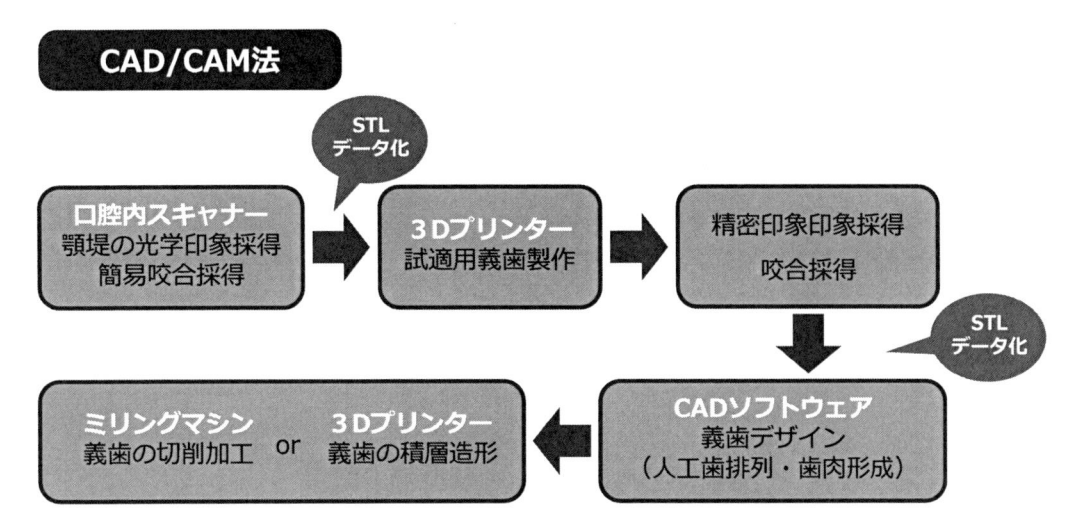

図 1　CAD/CAM 全部床義歯のデジタルワークフロー

ディスクで形成される部分）のみのデータとする。現在はこの義歯床部分をミリングマシンで切削加工を行う方法と，3D プリンターを用いて義歯を積層造形する方法がある。前者は，加工後の義歯床に人工歯を接着し完成させる。しかし，この方法は義歯床と人工歯との接着強さが弱いことや，設計したデータの位置に人工歯が確実に戻らないという戻り精度が問題となる。この問題を解決すべく，我々は新たに患者毎に人工歯が埋没されたディスクを製作するカスタマイズドディスク法を開発したので後述する。

## 2.1　口腔内スキャナーを用いた概形印象採得・簡易咬合採得

　元々口腔内スキャナーは歯をスキャンするようにアルゴリズムが組まれているため，顎堤粘膜を認識しづらく，無歯顎顎堤の粘膜をスキャンするのには適さなかった。しかし，近年，口腔内スキャナーは急激に進歩し，粘膜のスキャンを正確に取得するためのセンサの改良やその小型化，また画像処理のアルゴリズムの改変が行われ，最近では粘膜に対しても問題なく適応できるようになってきた。また，印象，咬合採得で使用する口腔内スキャナーは薬機法で承認されていれば国内使用が可能であり，現在多種に及ぶ。

　口腔内スキャナーを用いた概形印象採得では，口角鉤を用いて口唇を圧排し，無歯顎顎堤に光学印象採得時の光の乱反射を防止するスキャニングパウダーを必要に応じて噴霧する。そして，口腔内スキャナーを用いて上下顎堤をそれぞれ光学印象する（図 2）。光学印象法は，もともと一人で操作することを想定されているが，今回のような無歯顎顎堤の印象では，特に下顎の場合はスキャンを行う術者の他に舌を圧排するアシスタントが必要である。光学印象に要する時間は上下合わせて約 10 分程であり，デジタル操作に慣れるとさらにスピードアップすると思われる。

　簡易咬合採得には，シリコーンパテで製作した咬合採得用のジグと上下顎堤粘膜の一部を同時

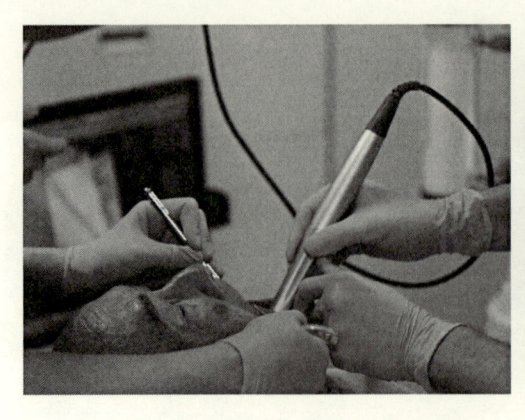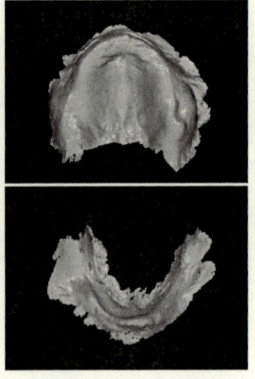

**図2　光学印象術式**
a：術者とアシスタントの2人による下顎の光学印象例。
b：得られた上下無歯顎症例の光学印象データ。

に光学印象するデジタル咬合採得[2]を用い，このSTLデータと上下顎堤のSTLデータをCADソフトウェア上で重ね合わせを行うことにより，上下の顎間関係をCADソフトウェア上に再現することが可能である。

### 2.2　試適用義歯を用いた精密印象採得・咬合採得

　全部床義歯の印象採得では，義歯外形に軟組織の挙動を反映させる必要があるため，現在の口腔内スキャナーで得られたデータをそのまま精密印象として使用することは難しい。そこで，概形印象採得・簡易咬合採得においてCADソフト上に再現された上下顎堤モデル上にて試適用義歯の設計を行う。3Dプリンターを用いて光硬化型樹脂による試適用義歯を造形し，この試適用義歯を用いて上顎，下顎の精密印象採得を行う（図3）。この時使用する光硬化型樹脂は，安全性を考慮し，口腔内で一時的な使用のみ可能な歯科用（サージカルガイド用）の光硬化型樹脂などを用いる必要がある。

　精密印象採得後は，咬合採得・前歯部の排列試適を行う。この試適用義歯は，臼歯部分が取り外し可能となっているため，光学印象を用いた簡易咬合採得での咬合関係がずれていた場合でも修正が容易にできる。

### 2.3　義歯のデザイン

　採得した上下の最終印象は卓上型の三次元光学スキャナー（ラボスキャナー）によって3次元データ化する。以前は普及度の点で歯科用コーンビームCT（CBCT）を用いることが多かったが，近年，価格低下や小型化により，ラボスキャナーを所有する歯科技工所が増えた。ラボスキャナーは，内蔵された多数のカメラやセンサによって複雑な形態のシリコーン印象や石膏模型を死角がないように自ら方向を変え，短時間で光学印象することができ，その精度も向上してきた。

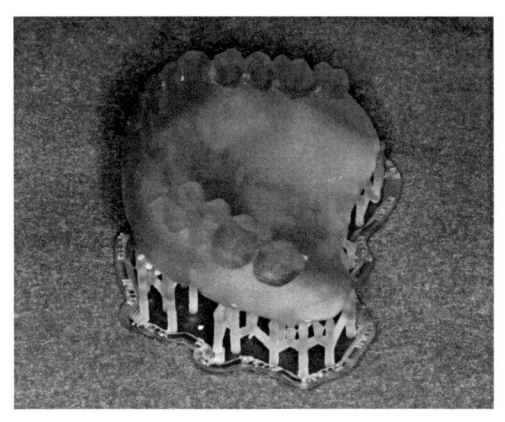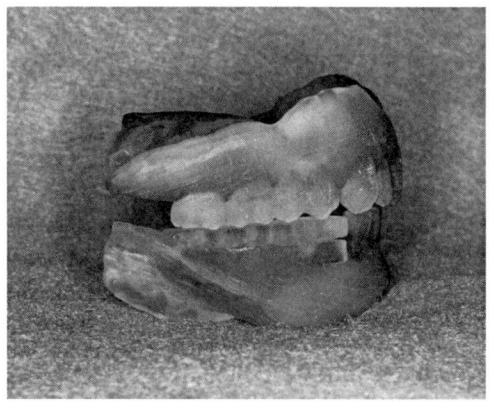

図3　3Dプリンターにて製作した光硬化型樹脂による試適用義歯
a：サポート材切断前。　b：サポート材切断後の上下顎の試適用義歯。

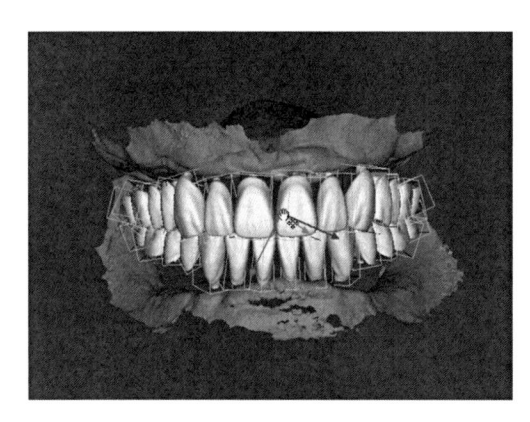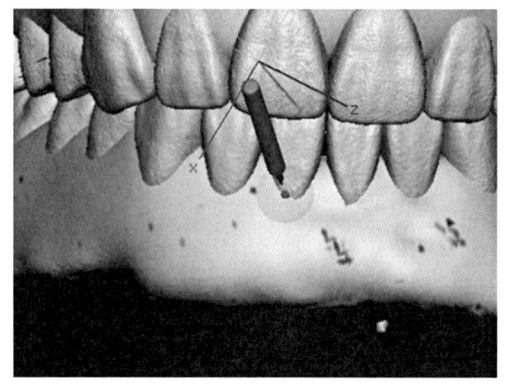

図4　CADソフトウェアを用いた義歯のデザイン
a：人工歯配列。　b：歯肉形成。

　上下の最終印象および顎間関係のデータをCADソフトウェアにインポートし，人工歯排列，歯肉形成を行う（図4）。CADソフトウェア上で排列するのは誰でもが出来るわけではなく，人工歯排列の能力を有する歯科技工士や歯科医でなければかなり手間がかかるものである。近い将来，AI技術を導入し，顎堤・顔貌・歯列をデータベース化することによって，それまでの臨床経験の蓄積を数値として活用できれば，排列の手間やスピードは改善されると考えられる。

## 3　世界のCAD/CAM全部床義歯

　海外では，すでにいくつかのCAD/CAM全部床義歯システムが商品化されている（図5）。加工法には，義歯床部分をミリングマシンで切削加工を行う方法（ミリング法）と，3Dプリンター

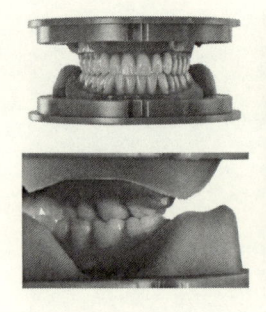 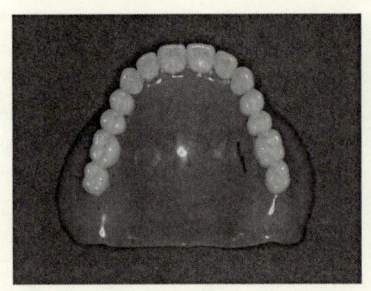 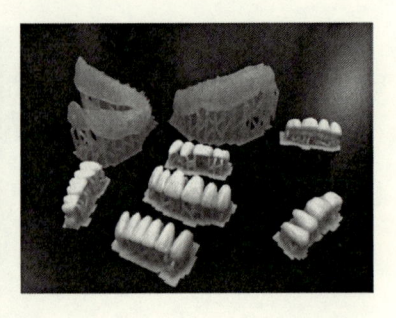

**図5　世界の様々な CAD/CAM 全部床義歯システム**
a：Baltic Denture System（Merz Dental 社）。前歯部以外は人工歯がディスクにあらかじめ固定されている。（Merz Dental 社 HP より引用）　b：XCL System（AvaDent 社）。人工歯部と義歯床部が一体化されたディスクを切削加工する。　c：DENTCA システム（DENTCA 社）。3D プリンターにて人工歯と義歯床を製作する。

を用いて義歯を積層造形する方法（3D プリンティング法）がある。

　前者にあたるドイツ Merz Denta 社の「Baltic Denture System」（BDS）はレジンブロックの外部に数種類の歯列弓が既に重合固定されている特殊な既製ディスクから，審美的要求を満たす人工歯列を選択し，義歯を切削加工する。この方法では，排列された歯列弓のタイプが数種類しかないため，必ずしも患者それぞれに合ったものを選択できるとは限らない。

　また，米国 AvaDent 社の「XCL System」（XCL）では，既製のレジンディスクを用いるのではなく，義歯データ作成後，患者毎に個別のディスクの製作・加工から行う。このディスクは，義歯床部に単色もしくは二層（エナメル質層・象牙質層）色の切削加工済みの人工歯部分とが一体となった PMMA ディスクであるため，従来の CAD/CAM 全部床義歯の問題点である，人工歯と義歯床の戻り精度と接着の問題を改善していると考えらえる。しかしながら，XCL はディスク内の人工歯部の審美性が既製人工歯と比較して劣っており，またその機械的物性についても明らかになっていない。

　後者にあたる米国 DENTCA 社では，光硬化型樹脂を用いて人工歯と義歯床を 3D プリンターにて別々に製作し，接着を行っている。3D プリンターの性能上，人工歯は単色であるため審美性には劣る。しかしながら人工歯と義歯床の接着には同じ光硬化型樹脂を用いているため，審美性と接着性は良好である。


## 4　新たに考案したカスタマイズドディスク法

　現在最も主流となる CAD/CAM 全部床義歯の製作方法はミリング法で，加工後の義歯床に既製人工歯を接着し，完成させるというものである。この方法は，接着性の弱さと，設計したデータの位置に人工歯が確実に戻らないという人工歯の戻り精度が問題[3,4]となるため，様々な基底面のデザインとオフセット値（遊びの値）が検討されている。また，前述した AvaDent 社の

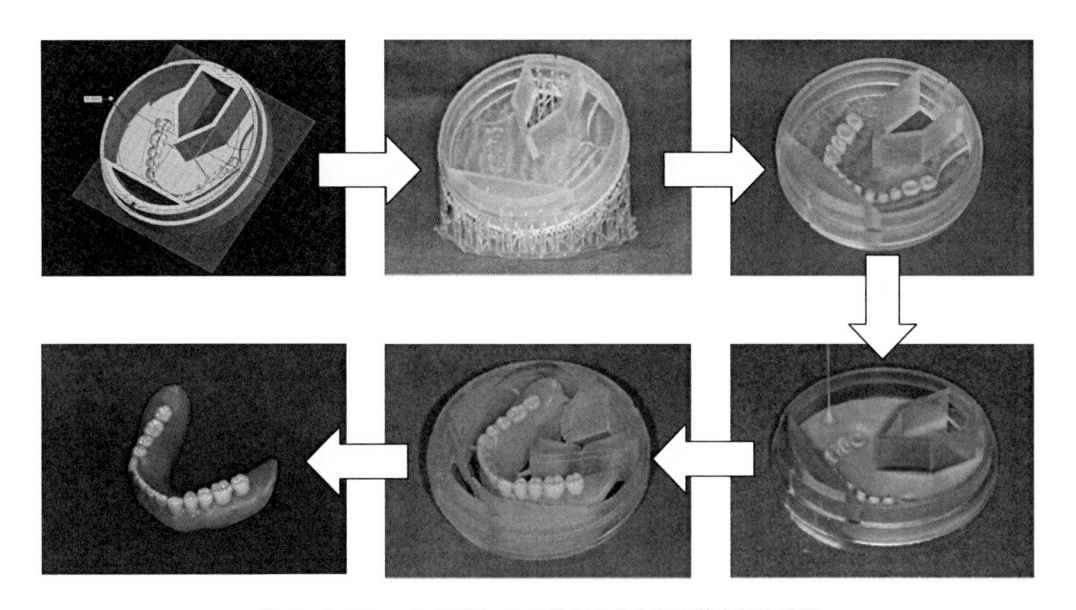

**図 6　カスタマイズドディスク法による全部床義歯製作手順**
a：CAD ソフトウェアによるディスクの外枠の設計。　b：3D プリンターにて外枠部分を製作。
c：既成人工歯をディスクに固定。　d：常温重合レジンをディスク内部に流し込む。　e：ミリン
グマシンにて切削加工。　f：研磨後完成。

XCL のように，義歯床部と人工歯部分とが一体となった PMMA ディスクを切削加工する方法
は，人工歯の戻り精度と接着の問題を改善したものの，人工歯部の審美性や機械的物性が既製人
工歯と比較して劣るとの課題がある。現在までにこれらの問題を解決する有効な方法は報告され
ていない。

　そこで，我々は新たな方法として，既製のディスクではなく患者毎に既製人工歯が埋入された
ディスクを製作するカスタマイズディスク法を開発した。カスタマイズディスク法を用いた義歯
製作手順を図 6 に示す。この方法はまず，CAD ソフトウェアでディスクの外枠をデザインし，
3D プリンターを用いて外枠を造形する。その後，予め人工歯の咬合面形態を CAD ソフトウェ
ア上で印記させておいた外枠の基底面に人工歯を接着し，ディスク内部に常温重合レジンを流し
込み，加圧重合を行う。重合後のディスクをミリングマシンにて切削加工を行い，完成義歯とな
る。これにより，切削加工された義歯床の適合精度の改善および，これまで問題となっていた人
工歯の接着や位置ずれの問題も解決することが可能となった。さらに，CAD ソフトウェア上で
義歯の形態を決定できるため，ディスクの外枠をデザインする段階で義歯床製作に必要最低限の
常温重合レジン量を把握することができ，材料の無駄や切削加工時間の長さを解決できる。

## 5　CAD/CAM 全部床義歯における 3D プリンターの問題点

　光造形 3D プリンターは数ある 3D プリント技術の中でも，最も広く普及している技術の一つである。また，特許の失効によって性能だけではなく材料開発も進歩している。特に光造形 3D プリンターの安価なデスクトップモデルとして最も代表的なメーカーである米国の Formlabs 社では，材料の種類も豊富で，通常の光硬化型樹脂以外に歯科専用樹脂として，サージカルガイド用の「Dental SG」，模型用の「Dental Model」，さらにスプリント用の「Dental LT Clear」を発売している。他にも，独自で歯科用 3D プリンターを開発する歯科企業が増え，3D プリンターはますます安価かつ小型になる傾向にあり，模型製作や鋳造用ワックスパターンの製作のため導入する技工所も増えたと聞く。

　3D プリンターで義歯を製作するメリットは，一度に複数の義歯を製作することが可能であることである。これはもちろんプラットフォームの大きさや造形物の積層方向にも依存するが，切削加工と比較して材料に無駄がない分，大幅なコスト削減に繋がるだろう。しかしながら，対応している素材がエポキシ樹脂ベースの光硬化性樹脂であることから，直射日光に非常に弱く，最終補綴装置として使用するには十分な物性を持っていない。さらに，歯科で普及している SLA 式および DLP 式の 3D プリンターには未だ積層方向による機械的物性の問題があり，いくつかの文献[5,6]では製作物の積層方向を変化させ，その物性を評価しているものの，物性改善の根本的な解決策には至っていない。

　また，3D プリンターでの造形後には後硬化処理（ポストキュア）が非常に重要となる。これは，選択したプリント材料によってメーカー指定の推奨ポストキュア時間が異なるため，メーカー指示を確実に遵守し，未重合による樹脂の未硬化を防ぐ必要がある。しかしながら，ポストキュア後の造形物の重合収縮もまた，精密な生体適合補綴装置を製作する我々にとって避けては通れない大きな課題である。

　以上により，CAD/CAM 全部床義歯を 3D プリンターで製作する場合はコストを低く抑えることが可能ではあるが，機械的物性や長期耐久性，重合収縮による適合精度に留意する必要がある。一方，切削加工で製作する場合は義歯床の機械的物性や適合精度に関しては非常に優れているが，一床削り出すのにミリングマシンを長時間占有してしまうため，高コストになるという問題点がある。よって，我々は，それぞれの方法の特性を理解し，症例に応じて適切な方法を選択する必要がある。

## 6　歯科用 3D プリンター材料に望まれる性質

　先述したように，3D プリンターによる義歯の造形は簡便であり，技工時間の短縮という面では非常に優れているが，義歯を造形する積層方向によって機械的物性が異なる恐れがあるため，サポート材の幅，植立方向さらにその位置にも留意する必要がある。全部床義歯はその形状や使

用頻度により，義歯正中部での破折が多くみられ，これは古くから問題とされてきた。そのため，義歯の正中破折を防止できるような方向による造形法の検討はもちろん，機械的物性や長期耐久性の改善，さらにポストキュアで変形しないような光硬化性樹脂の開発が望まれる。

　また，現在の 3D プリンティング法による CAD/CAM 全部床義歯は，光硬化性樹脂を用いて人工歯部分と義歯床部分を別々に製作後接着するのが一般的である。しかしながら，今後はアナログ的な接着操作を無くし，一回のプリントで義歯床から人工歯まで連続的に積層造形できる技術が望まれる。特に，人工歯部分は二層（エナメル質層・象牙質層）色で既製人工歯と同様の審美性と耐摩耗性を達成できるような材料であればなお良い。

## 7　CAD/CAM 全部床義歯の将来展望

　高齢社会に伴い，無歯顎患者のための全部床義歯の需要が高まることが予測されている。また，日常生活に制約を受けることの多い高齢患者にとって，幾度も歯科医院に出向くことは大きな負担となるため，低負担でクオリティーコントロールのなされた補綴装置を製作することが求められる。しかしながら，経験則や術者の勘を頼りとするアナログ技術は，術者の知識や技能によって製作物の完成度にばらつきが非常に大きい上に，製作物の均質化や使用材料の制限という面でも問題であった。

　対して，近年導入されてきたデジタル技術による補綴治療は，今までの印象採得から設計，補綴装置製作の流れが一気にパソコン上のデータ間で行われる。このようにデジタル化は，人手不足に貢献するだけではなく，材料の削減や時間の短縮，作業環境の改善，製作物の均質化など，従来から行われてきた人の手でしかできなかった補綴装置製作を大きく変革することになる。

　現在，欧米諸国では歯科医療分野のデジタル化が着実に進み，研究だけではなく大学教育の形態も変化してきている。全部床義歯分野においてはここ数年で，コンピューター上で人工歯排列の基礎を学ぶデジタル教育ソフトが開発され，導入されつつある。現段階では人工歯排列のみであるが，さらに応用させたシミュレーション技術を教育に取り入れることで，新たな義歯製作支援システムが確立し，義歯の品質のボトムアップが期待できるだろう。このように，日本の歯科教育もデジタル化の波に乗ることで，今までとは違う，現代のニーズに適応した歯科臨床技術を目指し，次世代に繋げていくべきではないだろうか。

## 文　　　献

1)　Kanazawa M, Inokoshi M, Minakuchi S, and Ohbayashi N. Trial of a CAD/CAM system for fabricating complete dentures. *Dent Mater J*. 2011；**30**（1）：93-96

2) Kanazawa M, Iwaki M, Arakida T, Minakuchi S. Digital impression and jaw relation record for the fabrication of CAD/CAM custom tray. *J Prosthodont Res.* 2018 ; 62 (4) : 509-513

3) Yamamoto, S., Kanazawa, M., Iwaki, M., Jokanovic, A., & Minakuchi, S. Effects of offset values for artificial teeth positions in CAD/CAM complete denture. *Computers in Biology and Medicine.* 2014 ; 52 : 1-7

4) Yamamoto, S., Kanazawa, M., Hirayama, D., Nakamura, T., Arakida, T., & Minakuchi, S. In vitro evaluation of basal shapes and offset values of artificial teeth for CAD/CAM complete dentures. *Computers in Biology and Medicine.* 2016 ; 68 : 84-89

5) Alharbi N, Osman R, Wismeijer D. Effects of build direction on the mechanical properties of 3D-printed complete coverage interim dental restorations. *J Prosthet Dent.* 2016 ; 115 (6) : 760-767

6) Väyrynen VO, Tanner J, Vallittu PK. The anisotropicity of the flexural properties of an occlusal device material processed by stereolithography. *J Prosthet Dent.* 2016 ; 116 (5) : 811-817

# 第8章　粉体の焼結プロセスによる 3D プリンティング技術

清水　透*

## 1　はじめに

　2012 年から始まる第3次3D プリンティングブームのなか，金属の造形が可能な 3D プリンティング技術も成熟した技術になりつつある。このような，金属の造形が可能な技術として，PBF：Powder Bed Fusion タイプ（金属床溶融結合法）と呼ばれるタイプと，溶融プールの中へ金属粉末を吹きこんで溶解積層していくタイプ（DED：Directed Energy Deposition）の2タイプがよく知られている。しかし，最近になり，この2つの直接溶融のタイプだけではなく，表1のように従来の樹脂を中心と積層造形技術を利用して，金属粉，セラミックス粉を積層造形し，焼結により製品を完成する方法も注目されつつある。この方法は，焼結という一手間がかかり造形の迅速性が阻害されること，焼結時に収縮することなどの問題がある。その一方，高出力レーザーや電子ビームという高価な装置が不要であり，金属からセラミックスまでの造形が可能であるという長所を持っている。この造形技術は，VP（Vat Photopolymerization，液相光重合）

表1　焼結による金属等の AM（Additive Manufacturing）手法の分類

| 造形手法名<br>（ASTM による） | 従来の呼称 | 手法の概要 | 装置製造販売企業 |
| --- | --- | --- | --- |
| VP（Vat Photopolymerization）液相光重合法 | ステレオリソグラフィ，光造形 | 粉末を，VP 法で造形し，バインダー成分の除去，焼結を行う方法 | 3DCeram（仏） |
| ME（Material Extrusion）材料押出積層法 | FDM | 粉末を ME，B 法で造形しバインダー成分の除去，焼結を行う方法 | Desktop Metal（米）Mark Forged（米） |
| BJ（Binder Jetting）結合剤噴射法 | インクジェット 3D プリンティング | 粉末を BJ 法で造形し，バインダー成分の除去，焼結を行う方法 | Heganess（スウェーデン），ExOne，HP（米） |
| グリーンマシニング法 | | 粉末を固めたグリーン体を切削加工し，バインダー成分の除去，焼結を行う方法 | 3M（米）Roland（日本）モリタ（日本） |

＊　Toru Shimizu　東京電機大学　理工学部　理工学研究科　特別選任教授

法，ME（Material Extrusion，材料押出）法，BJ（Binder Jetting，結合剤噴射）法などを利用した方法がある。その他，除去加工に相当し本来の 3D プリンティングや AM（Additive Manufacturing）法とは異なるが，粉末の仮焼結体や樹脂バインダによる凝結体を切削加工により任意形状を削り出し，その後焼結する方法（グリーンマシニング法）も存在する。ここでは 3D プリンティングング技術を迅速に複雑形状製品を製造する手法と幅広に捉え，これらの方法も含めて紹介する。

## 2　VP 法による 3D プリンティング

　VP 法はステレオリソグラフや光造形ともよばれ，は 3D プリンティングとして最初に開発された手法である。レーザー等の光で光硬化性樹脂を硬化させて積層していくことによって任意の形状を作り出すことができる。この手法によって，金属，あるいはセラミックスの成型を試みる場合，光硬化樹脂の中に粉末を分散しなければならない。そのため，硬化樹脂溶液中に粒子を分散させるためには粘度の高い溶液を用いる。従来の VP 法では硬化樹脂溶液は自然に流動する液面により造形面の平面を形成する。しかし，粘度が高くなった場合，液面を平面にするスキージング操作，あるいはリコーティングの操作が必要である。また，光の透過性も極端に悪くなるため，積層厚さも極めて薄く設定する必要がある。このような困難があるが 1990 年代よりいくつかの実施事例の報告があり[1]，セラミックスによる造形が試みられている。また，セラミックス製のフォトニックス結晶を造形する目的で，宮本，桐原らによる継続的な研究開発が行われている[2]。このような，ステレオリソグラフによる造形装置を商用化し，焼結による製品製造を行っている例としては，フランス 3dceram 社で開発されている CERAMAKER の例がある。アルミナ，ジルコニア，ハイドロキシアパタイトの造形が可能であり，生体医療分野への応用が期待される[3]。最近，桐原らは株式会社エスケーファインより開発装置の商用化を開始した[4]。

## 3　ME 法による 3D プリンティング

　ME 法は FDM とも呼ばれ，ノズルから樹脂を吐出しながら積み上げる 3D プリンティングの手法である。この方法によりコンパウンド（金属粉と樹脂を混ぜ合わせたもの）を造形し，MIM のように脱脂・焼結して金属製品を造形の例を紹介する。1987 年に山梨県工業技術センターより，ストラタシス社の FDM 法に近い手法の特許が申請されている[5]。山梨県工業技術センターと工業技術院機械技術研究所（現産業技術総合研究所）では，共同で ME 法による金属積層造形の手法を開発し[6]，以下の研究を行っている。また，Fraunhofer の IFAM でも同時期に同様な手法を提案し，論文報告を行っている[7]。最近になりこの方法が再び注目を集めるようになった，Desktop Metal 社から ME 法と脱脂・焼結を合わせたシステムが開発されている。このシステムでは，社名からもわかるように，造形装置だけではなく脱脂・焼結装置もオフィスに

持ちこめる装置の開発を目論んでいる。また，Markforgd 社でも ME による金属コンパウンド造形装置を開発している。Desktop Metal 社の装置開発には Stratasys 社だけでは無く，GE 社や BMW 社も出資しており，積層造形業界の注目も大きい。

### 3.1　ME 法よる金属 3D プリンティング装置[8]

　ME 法の装置は山梨県工業技術センターの特許に基づきメイコー㈱が作製した装置である。この装置はメイコーが製造販売していたステレオリソグラフ装置を改造して作製した装置で，造形プログラムも光造形を基本としている。この装置が Stratasys のシステムや他の FDM 装置と異なるのは溶融したコンパウンドの供給方である。加熱ポットの中で素材を溶融しそれを空気圧でノズルから供給する形式を採用している。吐出のコントロールはノズルに取り付けられたニードルバルブで行う。一方，Stratasys の形式は，リールから繰り出す素材を加熱したノズルで溶融する形式である。吐出のコントロールはリールの繰り出しで調節する。ここでは前者の吐出機構を空圧法，後者をリール法と呼ぶ事にする（図 1）。樹脂成型にはリール法の方が優れている。しかし，コンパウンドの成型では，リール法の場合，ワイヤー状に成型したコンパウンドが必要となる。しかも，そのコンパウンドワイヤーは常温でもしなやかで，丈夫でなければならない。しかし，コンパウンドは金属粉末成分を 50 vol%ほど含んでいなければならないので固く脆くなる。実際にリール法による造形を金属造形に適用するには使用する樹脂成分，粉末の含有量などの十分な検討が必要である。

　ちなみに，空圧法で採用したコンパウンドのバインダー成分は融点 55℃のパラフィンワックスとエチレン酢酸ビニル共重合体（EVA）をそれぞれ 65 wt%と 35 wt%の割合とした。樹脂成分には EVA を採用したが，EVA はしなやかな樹脂でありコンパウンドの成型性を向上させる。その一方，脱脂時に割れが入りやすいという欠点も持つ。

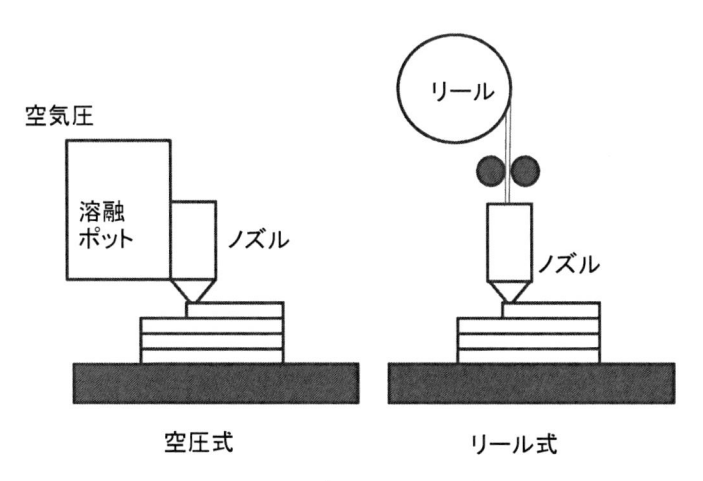

図 1　ME 法の造形法（空圧式，および，リール式）

### 3.2 脱脂・焼結による造形例

　SUS316L のステンレス鋼金属粉では 60 vol%，40 vol%の割合で混練したコンパウンドを使用して造形を試みた。造形温度（溶融ポット，およびノズル先端での温度）は 110℃ とした。ノズル径は φ0.4，0.6，0.8 mm が選択可能であるが，φ0.8 mm を使用した。走査速度は 5 mm/sec，積層厚は 0.5 mm として造形した。造形過程を図2に示す。この条件により任意の形状を STL の三次元データより造形した例を図3示す。金属コンパウンドは熱伝導がよく，速やかに冷却・固化するため，オーバーハングの形状も容易に造形できサポートなしで多様な形状の成形が可能である。ここでの成形は，中実製品ではなく，表面の殻構造の製品の作成を試みた。コンパウン

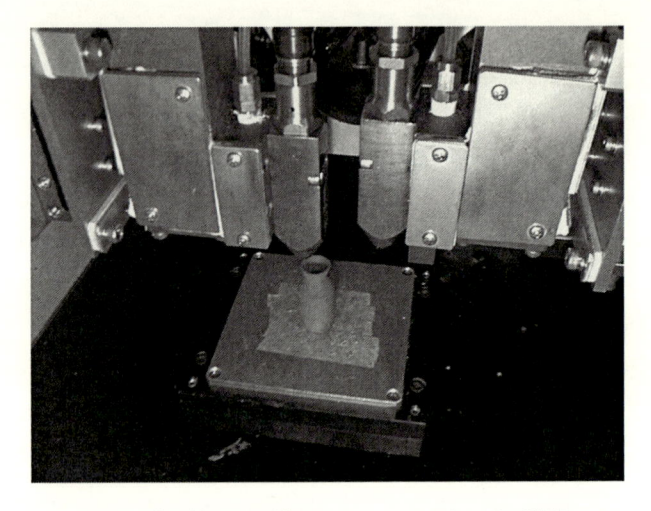

図2　空圧法の ME 法による，コンパウンドの造形

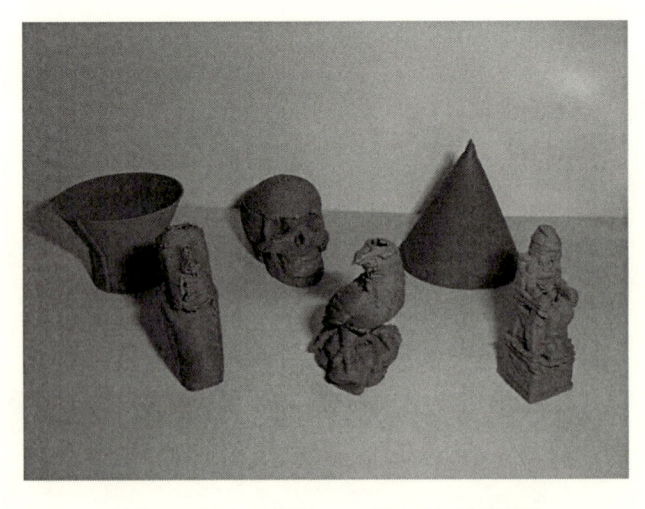

図3　ステンレス鋼粉コンパウンドの造形製品

ドの成形品はMIMと同様に脱脂・焼結により金属化する。脱脂には，超臨界二酸化炭素による特殊な方法により行った[9]。これは，加熱脱脂を行うとバインダーの特性から脱脂中に軟化して形が崩れてしてしまうためである。20 MPaの超臨界二酸化炭素に60℃，2時間程度浸漬することによって脱脂処理する事ができ，脱脂中の変形も防ぐことができる。一度脱脂されたコンパウンドは再度加熱しても軟化することはなく形状を保ったまま焼結することができる。焼結は真空下で，1250℃，1時間の条件で行った。焼結した製品を図4に示す。製品の収縮率は線収縮率で15%程度である。

　チタンの造形においては純チタンのガスアトマイズ粉（大阪チタニウム，TILOP-45）とバイ

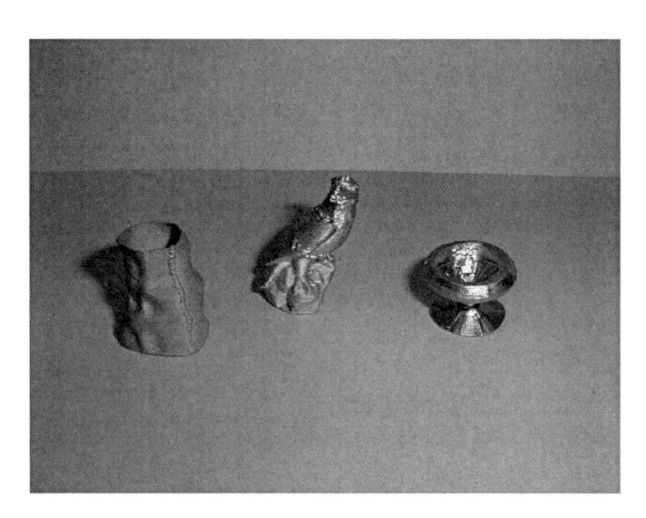

図4　脱脂・焼結したステンレス鋼造形品

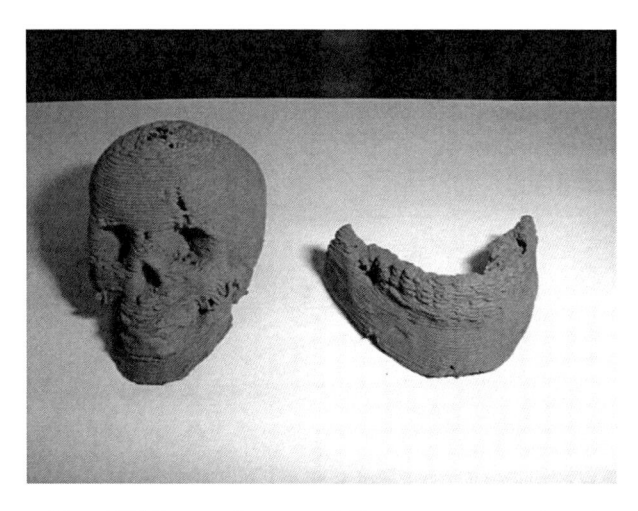

図5　頭蓋骨STLデータより成形したチタンコンパウンド

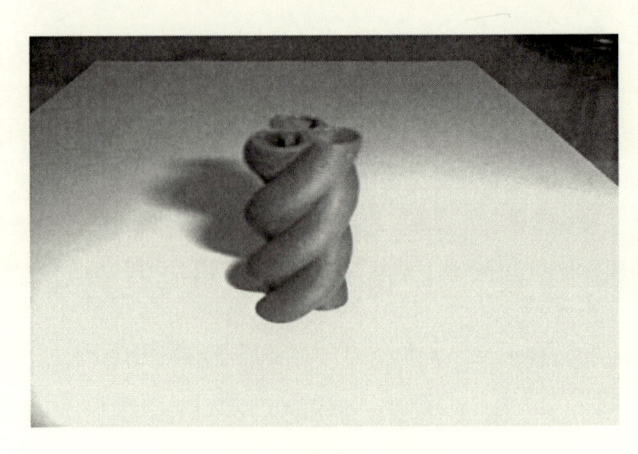

図6　NC データにより成形したチタンコンパウンド

ンダーをそれぞれ 60 vol%，40 vol%の割合で混練したコンパウンドを使用して造形した。造形温度（溶融ポット，およびノズル先端での温度）は 110℃ とした。ノズル径は $\phi$0.8 mm を使用した。走査速度は 5 mm/sec，積層厚は 0.5 mm として造形した。STL ファイルからのコンパウンドの造形例を図 5 に示す。また NC データより造形した例を図 6 に示す。

　チタンによる成形品はステンレス鋼の場合と同様に超臨界二酸化炭素による方法により行った。脱脂条件も同様とした。焼結は真空下で，1250℃，4 時間保持の条件で行った。真空炉の焼結中の真空度は $2\times10^{-2}$ Pa 程度であり，試験片はモリブデン製の容器の中でジルコニアサブストレート上に配置して焼結した。さらに，モリブデン容器中にスポンジチタンを酸素のゲッターとして配置し，焼結中のチタンの酸化には注意を払った。

## 4　BJ 法による三次元積層造形

　金属粉末を BJ 法（結合剤噴射法）により固化し，その後，焼結して製品を得るが最近，注目を集めている。結合剤噴射法の造形装置としては，3D Systems に買収された Z corporation の装置が有名である。この装置では石膏粉をインクジェットで吐出されるバインダーによって固化する。さらに BJ 法により造形した製品を脱脂・焼結する金属の積層造形としては，スウェーデン Höganäs 社の Digital Metal という手法がある。Höganäs 社は金属粉製造メーカーであるが，この手法による製品製造の受注を受けている。また，最近では造形装置の販売も開始した。日本国内においても，リコーが手法による焼結装置の開発を試みている[10]。ExOne 社は従来より，鋳造型・中子造形用三次元造形装置，溶融金属含侵後処理による金属造形装置を販売しているが，微粉の金属粉を BJ 法により造形する装置を開発し，BJ 法と脱脂・焼結による金属積層造形へ取り組もうとしている（図 7）。さらに最近では HP 社も高生産性の装置開発を開発している。そのほか，光硬化樹脂タイプのバインダーを採用したインクジェット法により金属粉を固め，焼

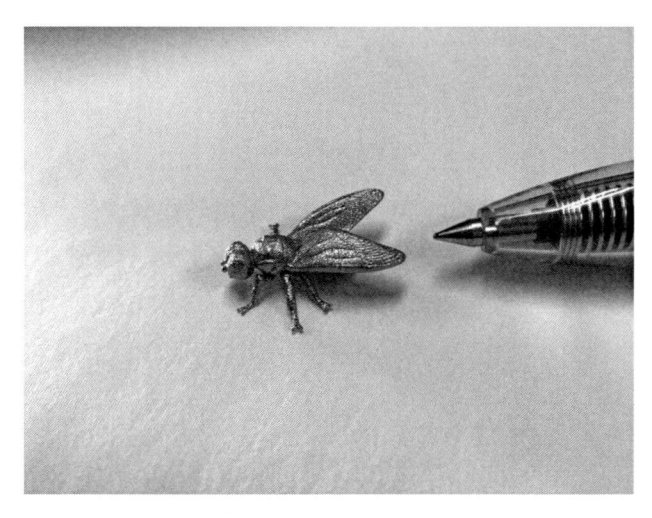

図 7　BJ 法と焼結で作成された精密成型製品（ExOne 提供）

結固化する方法もイスラエルの Objet 社（現在は Stratasys）において提案されている。

## 5　仮焼結体，グリーン体の CAM による三次元造形

### 5.1　仮焼結の CAM による三次元造形

　超硬はタングステンカーバイドをコバルト等の結合材とともに焼結して固めるという粉末冶金的な手法で作成される。しかし，硬度の高い材料であるため，いったん焼結してしまうと切削や研削といった機械加工が困難となる。そのため，この材料により金型等を作成する場合は圧粉後，一旦，低めの温度で仮焼結を行い，まだ固くならない状態で機械加工を行う。その後，本焼結，場合によっては HIP 処理，仕上げの加工をおこなって製品とする。近年では歯科分野においてジルコニアによる歯冠がこの方法により作成されるようになってきた。そのための装置一式が提供，販売され，マシニングによる 3D プリンティングが商業的に実現している[11]。歯科診療所では三次元形状測定装置により患者の歯冠の採寸，デザインを行い，歯科技工所へ送る。歯科技工所では，素材会社から提供されるジルコニアの仮焼結体をコンパクトな仮焼結体切削用の CAM 装置により，焼結時の収縮を見込んで削り出す。削り出した歯冠は，素材会社指定の温度スケジュールで焼結され，コーピング等の後処理を経て，歯冠として提供される。これらの方法は従来の 3D プリンティングのイメージが異なるが，多様な形状の製品を迅速にカスタマーに提供しようとする点では，3D プリンティングと軌を一にする方法といえる。

### 5.2　グリーン体の CAM（グリーンマシニング）による三次元造形

　粉末冶金，特に MIM（Metal Injection Molding）の分野で，金属粉を鍛造加工で固めたもの，

バインダーで固めて成型した，焼結や脱脂前の成型品をグリーン体と呼ぶ。グリーン体はもろいので，安価化で剛性の低い加工装置，たとえば木材やプラスチック用の切削加工装置でも容易に可能が可能である。このように，グリーン体を焼結前に加工して，要求する形状を仕上げ，焼結して製品とする方法をグリーンマシニングと呼びたい[12, 13]。バインダーに水溶性高分子の水溶液を用いてゲル化により金属粉を固め，乾燥したグリーン体を用いたグリーンマシニングとしては。愛らの水溶性高分子に寒天を使用する方法，清水ら[14, 15]のPVA水溶液を使用する方法などがある。

## 6　まとめ

　ここでは，一般に目につく，PBFタイプの金属積層造形，DEDタイプの金属積層造形とは異なり，積層造形（場合によっては切削加工）後に，焼結して作成するタイプの3Dプリンティングについて概説した。特に，著者が経験のある，FDMタイプの造形，については詳しく書かせていただいた。ここで紹介した，焼結タイプの3Dプリンティングはその場で製品が完成するわけではなく，それゆえインパクトが弱いため，PBFやDEDによる造形に比べて注目されることが少なかった。しかし，装置が安価であるため実生産への対応力は大きく，その潜在能力は大きい。また，現在，歯科技工界ではジルコニア歯冠製造においては，仮焼結体を収縮率を見込んで，切削・焼結する手法が業界を席巻している。ここで紹介した一連の造形技術は条件さえ整えばバイオメディカル分野に一挙に広がる可能性のある3Dプリンティング技術群であると思う。

## 文　　献

1) 単，高木，柳沢，中嶋：「光造形法を応用したセラミック微小構造体の製法（第1報）」製法の提案と光造形実験，精密工学会誌，**61**，420-424 (1995)

2) 桐原，宮本，梶山：「光造形法による高分子・セラミックス系フォトニックス結晶の試作」，粉体および粉末冶金，**47** (3)，239-242 (2000)

3) http://3dceram.com/en

4) https://sk-fine.co.jp/

5) 藤巻，橋田，中山：特開平01-078822

6) 清水，中山：特開 2000-144205

7) D. Kuopp and H. Eifert："Solid Freeform Fabrication of Metal Components Using Traditional PIM Processing Routes", *Advance in Powder Metallurgy & Particulate Materials*, **2**, 6, 25-6, 33 (1998)

8) 清水：「MIMの原理を利用した金属の三次元積層造形，―FDMによる金属造形の可能性―」，

素形材，**54**，28-32（2015）

9)　木村，清水，安達：「吸着剤を用いた超臨界二酸化炭素脱脂方の MIM プロセスへの適用，粉体および粉末冶金，**56**（5），243-247（2009）

10)　佐々木，岩附，山口，山口：「樹脂コーティング粉末とインクジェット技術を活用した積層造形技術」，粉体粉末冶金協会講演概要集平成 28 年春季大会，2-46A（2016）140

11)　http://www.mmm.co.jp/hc/dental/pro/index.html

12)　A. Benner, P. Beiss："Green Turning of Warm Compacted P/M Steels", Advances of Powder Metallurgy & Particulate Materials, W. B. Eissen and S. Kassam ed., Metal Powder Industrials Federation, **6**, 2-15（2001）

13)　O. Ansson A. Benner "Machining of Warm Compacted P/M-parts in Green ...", Advances of Powder Metallurgy & Particulate Materials, W. B. Eissen and S. Kassam ed., Metal Powder Industrials Federation, **6**, 1613（2001）

14)　清水，松崎，佐野：「グリーンマシニンによるラピッドプロトタイピングの試み」，粉体および粉末冶金，**53**（10），791-796（2006）

15)　清水，岡田，松崎，淵沢：「グリーンマシニンによるチタン製品のラピッドプロトタイピング」，粉体および粉末冶金，**53**（10），797-802（2006）

# 【Ⅴ　市場編】

# 第1章　産業用 3D プリンターの開発と市場

## 1　市場の概要

　3D プリンターは 1986 年に創業した 3D システムズ（3DSyatems）社が翌年「SLA1」として製品化したのを契機として，1990 年代半ばまでにさまざまな技術開発と製品の上市を通じて市場を形成してきた。1990 年にはストラタシス（Stratasys）社により 3D 印刷と最も広く関連づけられる Plastics extrusion 技術が fused deposition modeling（FDM，熱溶解積層法）として製品化され，1995 年には Z（ZCorporation）社により，マサチューセッツ工科大学（MIT）が開発した製品が初めて 3D printing（3DP）の商標で販売された。これを契機としてインクジェット技術により蒸着を行う機器は 3D プリンターと呼ばれるようになった。

　2000 年代半ばにはストラタシス社が持つ FDM 方式の基本特許の保護期間が 2009 年に終了するのを見越して，オープンソースである RepRap の開発が進み，数万円〜数十万円の低価格 3D プリンターが続々と上市され，3D プリンターの市場は数百万円の機器を使用する産業（工場）市場だけでなく，個人や家庭にも広がっていった。2013 年には米国のオバマ大統領が一般教書で"The 3D Printing that has the potential to revolutionize the way we make almost everything."（3D プリンターはものづくりに急激な変化をもたらす可能性がある）と演説し，元 Wired 編集長であるクリス・アンダーソンが出版した「MAKERS〜21 世紀の産業革命が始まる」という書籍がベストセラーになると，3D プリンターは産業界だけでなく広く一般に知られるようになって急速に普及した。

　一方，同時期に，ドイツを中心とした欧州では粉末床溶融結合法による金属 3D プリンターの進歩，各種合金（マルエージング鋼，コバルトクロム，チタン合金，インコネル）の造形材料の普及など実用部品の生産に適用する動きが活発化している。また，FDM では当初は ABS 樹脂のみだった材料に加えて，耐熱性，機械的強度，難燃性などを持つ高機能樹脂が開発されたほか，3D プリンターの大型化，高速化が進み，実部品，治具，樹脂・金属成形型などをつくることができるようになった。

　日本でも 2013 年に技術研究組合次世代 3D 積層造形技術総合開発機構（TRAFAM）が発足し，少量多品種で高付加価値の製品，部品の製造に適した世界最高水準の次世代型産業用 3D プリンターおよび超精密 3 次元造形システムを構築し，日本の新たなものづくり産業の創出を目指して金属材料に関わる 3D プリンターの高機能，高精度化を進めている（図 1）。次世代型産業用 3D プリンターは造形速度，造形精度ともに世界一を目指すもので，計画は 2019 年度の販売開始を目標として推進され，終了に近づいている。

　また，2014 年には精密な造形に適した粉末床溶融結合方式（SLS）の特許保護期間が終了して

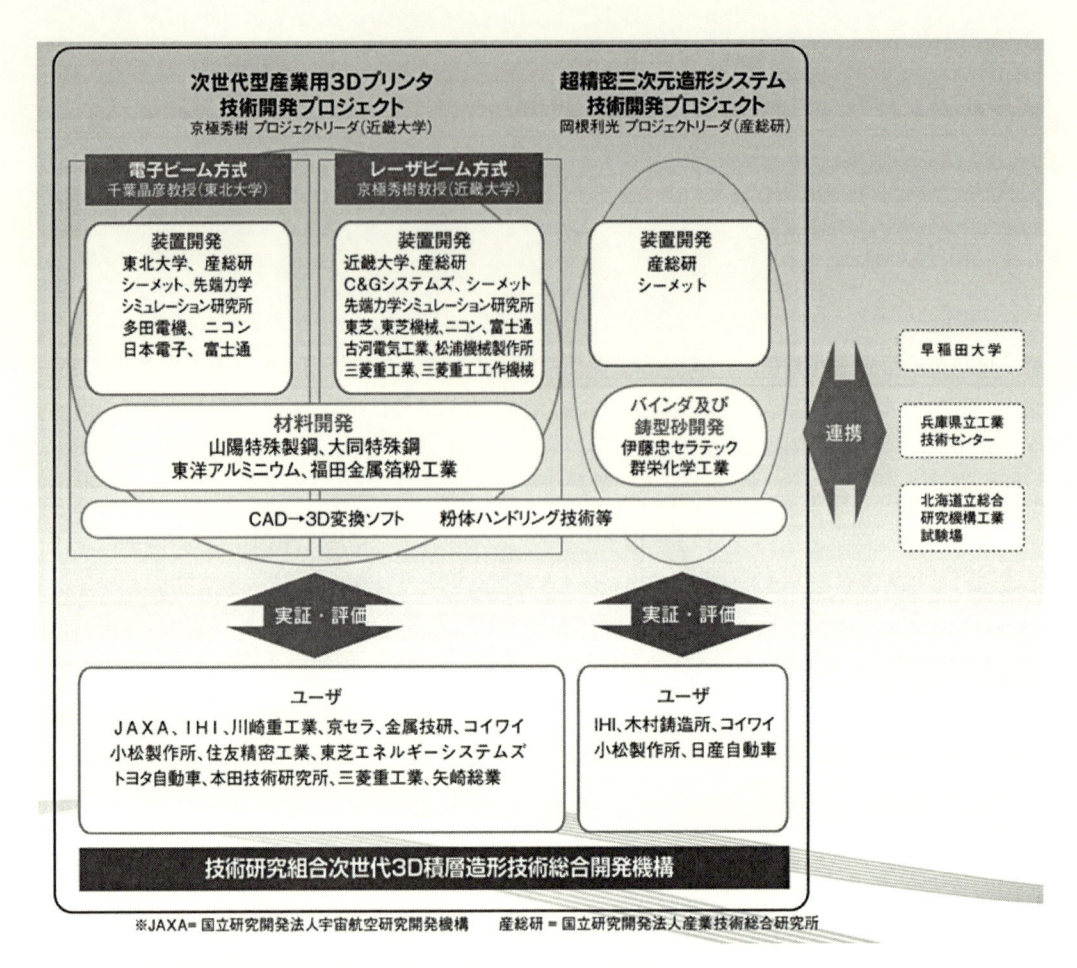

図1　技術研究組合次世代 3D 積層造形技術総合開発機構（TRAFAM）の研究開発体制
（技術研究組合次世代 3D 積層造形技術総合開発機構ホームページ）

複数のメーカーが市場参入，近年では材料の選択肢が広がり，造形の精度も格段に向上しており，3D スキャナを搭載した機種の発売や FDM よりも精密な造形に適した光造形法なども開発されて製品の低価格化が進み，普及に拍車をかけている。

## 2　産業用 3D プリンターの種類

　3D プリンターにはさまざまな方式があるが主要なものは 5 方式に大別できる。それぞれに長所，短所があり，現在では用途に応じて使い分けられている（表1）。

　プラスチック材料の 3D プリント技術は，熱溶解積層法（FDM）や，光造形法（SLA，DLP），もしくはインクジェット法が中心となりつつある。その多くの用途がいまだプロトタイプ作製ではあるが，性能の向上や材料の発展によって，最終品の製造にも利用され始めている。

表 1　3D プリンターの分類

| 方式（別名） | | 造形素材 | 造形手段 | 長所 | 短所 |
|---|---|---|---|---|---|
| 光造形法 | レーザー焼結方式（SLA）（液相光重合方式） | 光硬化性樹脂（液状） | 紫外線レーザー（セラミックなどのフィラーの混入が可能） | ・微細で高精細な造形<br>・表面が滑らかな造形 | ・太陽光で硬化が進み，壊れやすくなる<br>・洗浄などの後処理に手間がかかる |
| | 面露光方式（DLP） | 光硬化性樹脂（液状） | LED 光線 | ・一括露光による高速造形<br>・積層跡のない滑らかな造形 | |
| 粉末法 | 粉末床溶融結合方式（粉末焼結式積層方式，粉末焼結造形方式）（ナイロン：SLS，金属：SLM） | PA 粉，AI 粉などの金属粉末 | レーザー（炭酸ガス）電子ビーム | ・高精細，高耐久性がある造形<br>・金属材料は鍛造に匹敵する造形ができる<br>・樹脂材料はサポート材が不要 | ・表面がざらついた感じの造形となる<br>・装置や付帯設備，運用コストが高価である |
| | 指向性エネルギー堆積方式（DMP） | 金属粉末（ステンレス鋼，ニッケル系合金，チタン合金など） | レーザー電子ビームアーク放電 | ・大型部品が造形できる<br>・造形スピードが速く，材料コストも安価である | ・デザインに限界がある<br>・加工精度が限られる |
| 材料押出堆積法 | 熱溶解積層方式（FDM）溶融樹脂積層法 | ABS 樹脂，PC 樹脂などの熱可塑性樹脂 | 熱 | ・プラスチック製部品とほぼ同等の強度の造形が可能<br>・カラーバリエーションが多く，カラフルな造形ができる<br>・取扱いが容易で設置場所の自由度が高い | ・積層の断層が目立ちやすい<br>・サポート材の除去が必要である |
| インクジェット法 | マテリアルジェッティング方式（材料噴射法） | 光硬化性樹脂ワックス | インクジェット | ・素材の混合が可能で，多様な硬度やカラーの造形ができる<br>・比較的高精度な造形ができる<br>・サポート材の除去リスクを低減できる | ・太陽光で劣化が起こる<br>・耐久性が低い |
| | バインダージェッティング方式（インクジェット法，Z-Pinter 法） | 石膏水系バインダー（熱可塑性樹脂，液体金属） | インクジェット | ・色のついた結合剤を混合するのでフルカラーの造形ができる<br>・造形速度が速い<br>・サポート材の除去が不要 | ・表面がざらついた感じの造形物となる<br>・耐久性が低い |
| シート積層法 | 薄膜積層方式 | プラスチックシート（PVC シートなど）紙 | レーザーカッターナイフ | ・材料コストが安価である<br>・積層後の機械加工が容易<br>・比較的大きな造形が可能 | ・他方式と比べて寸法精度がわずかに劣る<br>・中空の複雑な形状などは造形できない |
| | 超音波積層方式 | 金属箔など | 超音波 CNC マシニングセンタ | ・複合金属の物体を造形できる<br>・樹脂素材と金属素材の複合が可能<br>・電子回路の埋め込みが可能 | ・装置が高価で大型である。<br>・現状は航空宇宙産業向けなどに使用されている。 |

## 2.1 光造形法

　光造形法は最も古くからある造形方法で試作業界などに広く普及している。当初開発された
レーザー焼結（SLA）方式と 2000 年代に入って開発された UV で硬化する液体樹脂に下部から
LED 光線を当て一層ずつ造形する面露光（DLP）方式がある。この 2 つの方式は紫外線重合レ
ジンに紫外線を当てて造形するという点で同じ光造形に分類されるが，造形物およびそのプロセ
スには大きな違いがある。

### 2.1.1 SLA 方式

　SLA 方式の基本は 1980 年に名古屋工業所の小玉秀男氏によって発明されたもので，3D CAD
データをそのままモデルにできるという点で 3D プリンターの原型になった。造形原理は大きな
容器に大量の液体状の光硬化性樹脂で満たし，断面データに基づき UV レーザーを走査させ，
レーザー照射部のみ硬化することで 1 層目の形状を製造，テーブルを降下させながら次の層を形
成する流れを繰り返して造形する。SLA 方式は検流計（ガルバノメーター）もしくはガルボモー
ターとして知られる 2 つのモーターでミラーを制御しており，1 つは X 軸，もう 1 つは Y 軸を
走査するために使い，レーザー光線を高速に走査させ，各レイヤーの形状に硬化させる。SLA
方式では解像度と造形可能範囲が完全に独立しているため，任意の造形範囲，任意の造形場所で
任意の解像度を出すことができる。細かく小さい複雑なパーツを一度に数多く造形したいときや
一定以上の大きさのパーツを高解像度で造形したいときに適している。また，大型装置の設計が
容易で造形範囲の大きな造形ができることから，自動車などの基幹産業の試作分野で使用されて
いる。SLA 方式は当初試作にとどまらず実部品への応用が期待されていたが，靱性と耐熱性の
トレード・オフの壁が高く，熱可塑性エンジニアリングプラスチックの代替は困難であった。そ
のため，SLA の大きな利点である透明性や高精度を生かせる用途を中心に使用されている。

### 2.1.2 DLP 方式

　DLP 方式はプロジェクターと同じ原理を用いて光硬化性樹脂を硬化，積層する方式である。
DLP システムで一度に XY 方向の樹脂を露光して硬化させるためレーザー露光（SLA）に比べ
て造形スピードが速い。また，積層ピッチも細かく設定できるので，積層跡が目立たず表面状態
のきれいな（精度の高い）造形を行える。

　一方，DLP 方式では造形範囲の広さと解像度および表面の粗さがトレード・オフの関係にな
る。そのため，広い造形範囲に多くの造形物を配置しようとする場合には高解像度を実現できな
い。例えば，とても複雑な構造の指輪を 1 つプリントする際は，DLP 方式の場合光を絞ること
で SLA 方式よりも高速プリントできるが，広い造形範囲に多くのリングをプリントしようとす
ると，1 つのときと同じ高解像度でプリントすることは不可能になる。そのため，とても複雑な
小さいパーツを 1 つだけ造形したいときやそれほど解像度を求めない大きいパーツを早く造形し
たいときなどに採用されている。現在，DLP 方式は面露光の特長を生かして限られた用途で採
用されており，ほとんどの機種が指輪などのジュエリー業界やフィギア業界を対象として開発さ
れている。

## 2.2　粉末法

　粉末法は数十 $\mu$m の厚みで素材粉末を積層し，CAD データから算出される断面部分にレーザーを照射し，溶融結合（直接焼結）していく粉末床溶融結合方式（粉末焼結式積層法，粉末焼結造形法，SLS（ナイロン），SLM（金属））と噴射ノズルから粉末を供給しつつ，同時にレーザーで熱を加えて溶融結合していく指向性エネルギー堆積方式（DMP）に大別され，光源や材料の供給方式などによってさらに細かく分類される。

### 2.2.1　粉末床溶融結合方式

　粉末床溶融結合方式（SLS/SLM）は光造形方式（SLA）と同様，粉末素材を装置内のレーザーを使用して焼結，積層する。大きな違いは SLA が液体樹脂を使用するのに対して SLS/SLM では固形粉末を材料にしていることにあり，樹脂の場合（SLS）では材料自体が造形物を支えるために空間部を保持するサポートが不要である。粉末に埋もれた状態で造形が完了するので，付着した粉末をエアなどで吹き飛ばせばモデルを完成させられる。一般的に SLA が UV レーザーを使用するのに対して，粉末床溶融結合方式では熱量が高い $CO_2$ レーザーを使用する。また，SLA が使用できる材料が樹脂に限定されるのに対して，粉末床溶融結合方式ではナイロンやセラミック，一部の金属でも造形でき材料の自由度が高い。また，高精細かつ耐久性のある造形物を製作でき，金属素材を使用すれば最終製品や鋳型の製造にも用いることができる。航空宇宙部品（タービンブレード，噴射ノズル等），自動車用試作品，インプラントなどの医療用部品などの実績がある。

　粉末床溶融結合方式は材料の自由度が高いことに加えて，縦方向に効率的に造形できるため，コスト面や運用面での改善の目的で使用されることが多い。装置や付帯設備および運用コストが高価なため，従来の製造プロセスで事足りる構造物を SLM で造形しても投資効果は望めないが，ゼロから最適化された設計で付加価値の高いパーツを効率よく造形すれば装置の利点を最大限に引き出すことができる。金属 3D プリンターに使用される金属素材には金属銅，チタン，ニッケル合金，コバルトクロム合金などがある。

### 2.2.2　指向性エネルギー堆積方式

　指向性エネルギー堆積方式（DLP）は，SLM が金属粉末を一面に敷き詰めてレーザーや電子ビームで照射していくのに対して，金属粉末をノズルから供給しながらエネルギービームを照射し熱を加えて溶融，造形していく方法である。DLP ではレーザービームのほかアーク放電も用いられている。アーク放電では金属ワイヤー材料を用いアーク溶接と同じ原理で造形される。金属ワイヤーは金属粉末に比べて材料コストが安価であるが，造形精度は低く表面仕上げのための機械加工が必要になる。

　レーザー方式ではレーザーを対象部に照射してメルトプール（金属粉末にレーザーを照射した際にできる金属の溶けているゾーン）を生成し，シールドガスと金属粉末を噴射してレーザヘッドを積層する方向へ移動させながら積層していく。メルトプールは造形速度によって大きく変わり，速度をあげると幅や深度が小さくなり，速度を下げると大きくなる。さらに，金属特有の凝

固速度が加わるので，メルトプールのバランスを取るのが難しいとされている。バランスがうまく取れていない 3D プリンターではボイド（巣）することがある。指向性エネルギー堆積方式では材料の供給と熱の発生位置の制御技術が重要になる。

　指向性エネルギー堆積方式の最大の長所は，部位によってそれぞれ異なる複数種の金属を積層することが可能で傾斜機能材料の製造が行えることにある。また，単純形状で大型製品の製造が可能なことも利点となっている。指向性エネルギー堆積方式の装置は，造形と切削を同時に行う複合加工機が上市されており，造形の完成後に多少補正すれば射出成形機にかけて製品を製造できる。

## 2.3　材料押出堆積法（熱溶解積層方式）

　材料押出堆積方式（FDM）は，熱可塑性樹脂を高温で溶かし積層する方式である。大型設備を必要とする光造形法や粉末焼結法に対して，FDM 方式の仕組みは非常にシンプルで，設置場所も選ばない。そのため，3D プリンターの小型化，低価格化が進んで産業界以外への 3D プリンター普及の契機となり，3D プリンター市場に急成長をもたらす要因となった。FDM 方式は低価格帯を中心に現在でも大きなシェアを有している。

　FDM 方式はスプールに巻かれた熱可塑性樹脂材料をヒーターにより半液状に溶かし，コンピュータが制御する経路に沿って押出成形していくことで一層ごとにパーツを構築する。FDM 方式ではプリント時，完成品となるモデリング材と足場的役割を果たすサポート材の 2 つの材料を使用する。マテリアル材が 3D プリンターのマテリアルベイから X 座標と Y 座標上を移動するプリントヘッドに供給されて材料を付着させ，各層を完了するとベースが下方に移動して次の層のプリントを開始する。完成後は手作業や薬液を使ってサポート材の除去を行う。

　FDM 方式でつくられた造形物は高い耐久性や耐熱性を得やすい反面，素材の溶解，積層を繰り返していくため断層が目立ちやすく，表面のなめらかさが求められる造形物の出力には適していない。また，熱で溶かした樹脂が急激に冷えると収縮して変形を生じるため，高度な温度管理機能が必要になる。基本的に 1 つの 3D プリンターが 1 つの造形物をプリントするので，大量生産には向いていない。

　FDM 方式は各機種の材料選択性が大きく，ABS 樹脂やポリカーボネート（PC）樹脂など実製品と同じ工業用樹脂素材を使って多用途の造形が行える。そのため，機械的，熱的，化学的に実製品レベルの物性をもった造形パーツを使用した高精度な検証が可能となる。また，競争が激しく技術開発を通じて高精度化が進んでおり，造形物をそのまま実際の部品として使用できるほか，治具や型を直接製造する DDM（Direct Digital Manufacturing）も行える。

## 2.4　インクジェット法

　インクジェット方式にはインクジェットヘッドから光硬化性樹脂を噴射して固形化するマテリアルジェッティング方式（材料噴射法，PolyJet 法）と粉末材料に結合剤（バインダー）を噴射

して固形化するバインダージェッティング方式（インクジェット法，Z-Printer法）の2つの方式がある。

## 2.4.1　マテリアルジェッティング方式

　マテリアルジェッティング方式は，現在主流を形成しているインクジェット方式である。

　この方式はストラタシス社が開発したPolyJet技術のように，UVを照射すると固まる特性を持つ光硬化性樹脂をインクジェットヘッドからインク状にして吹き付け，そこにUVを照射して固形化する。光硬化性樹脂のインクジェットタイプでは，往路でヘッドよりCMYK樹脂（インク）を複数のノズルから噴霧させ，復路でローラーにより噴霧したCMYK樹脂をならしながらUVランプを照射して硬化させる。1層分が造形，着色されると造形ステージが下がり，次の積層が行われる。

　インクジェットヘッドは少量の液体を吐出するのに適しているため，マテリアルジェッティング方式は高精細でなめらかな表面のモデルを造形しやすく，精度が求められる複雑な形状の造形物の出力に力を発揮する。また，モデル材とサポート材を異なるヘッドから噴霧させることで違う材料を使用できる。そのため，光造形方式のサポート材の除去作業で生じる工具などによる物理的力による造形モデルの破損リスクを低減でき，製品開発の現場での組み付けや簡易機能評価が可能な高い精度のモデルをつくることができる。一方，光硬化性樹脂を使う特性上，造形物は太陽光での劣化が起こりやすくなる。

　イスラエルのXJET社はNPJ（ナノ粒子ジェッティング）技術を用いたインクジェット方式で金属素材の造形で実現している。同社の「XJet3Dプリンター」は，1ミクロンの10分の1の大きさであるサブミクロンレベルで，インク状の金属粒子を吹き付けて造形することができる。インク状の金属粒子は毎秒2億2,100万滴の速度でビルドプレート上に噴霧されると同時に最大300℃の高温によって加熱され，粒子同士が融合される。サブミクロンレベルで堆積し高温融合させるため，粉末焼結方式などで発生する残留応力による歪みなどが発生しない。また，パウダー状よりもさらに細かい粒子を融合させるため，粉末焼結方式よりもはるかになめらかな仕上がりを実現できる。粉末焼結法のように大規模な装置ではなく，インクジェットのプリンターのようにインク状のカートリッジを装填するだけで造形できる。

## 2.4.2　バインダージェッティング方式

　バインダージェッティング方式は，インクジェットヘッドから結合剤を噴霧し，粉末を固めていく造形方法である。マサチューセッツ工科大学（MIT）で開発され，初めて3Dプリンターの名称で呼ばれることになった方式で，当初は素材材料に石膏の粉末パウダーが使用された。バインダージェッティング方式の原理は，従来の紙に印刷するプリンターと同様，粉末材料にインクジェットのヘッドから着色された結合剤を噴霧し固めて造形する。それ以前の積層造形機とは異なり結合剤を着色することができるため，フルカラーでの造形が可能で，建築模型やフィギュアなどの造形に利用されている。粉末焼結方式と同様，石膏粉末に埋もれた状態で造形が完了するので，付着した粉を吹き飛ばすことでモデルを完成させられる。反面，石膏を接着剤で固めた際

の強度が非常に脆いため，溶けたワックスを表面に塗るなどの後処理が必要となる。比較的造形スピードが速く，粉末の石膏を使用しているため材料コストが安い。反面，強度的な課題があるため使用用途は限られる。現在では熱可塑性樹脂や液体金属などを利用する新たな 3D プリンターも開発されている。

　ヒューレットパッカード社は自社が蓄積してきたプリント技術を進化させて Multi Jet Fusion 方式による 3D プリンターを開発した。同方式は従来の造形法とはまったく逆のアプローチを採用している。同方式では最初に粉末状の熱可塑性樹脂を敷き詰め，その上に溶融促進剤と表面装飾剤 1 秒あたり 3,600 万滴で高速噴射する。さらに，物体が固まっていない状態のうちに紫外線ランプで加熱し一気に樹脂を溶融，数百カ所の温度センサーで温度制御し，微細な造形をコントロールして層を形成し，これを繰り返すことで積層していく。粉末状のプラスチック素材にバインダーを吹き付けることで，サポート材を必要とせずに，最終製品造形に求められる高速でかつ高精細，高耐久性の造形物の仕上がりを実現し，従来の 3D 造形方式と比べて格段の生産性と最終部品に必要な靭性と強度，耐衝撃性に優れた製品の造形を行える。造形材料には熱可塑性樹脂である PA12 を使用しているが，PA11，PP などへの対応を進めている。

## 2.5　シート積層法

　シート積層方式には，シート状の素材をラミネート（積層）していく薄膜積層方式と超音波を使用してシート素材を結合する超音波積層方式がある。ラミネート加工は異なるシート状の素材を貼り合わせる印刷物の加工技術として知られているが，薄膜積層方式とはまったく異なる加工方法である。

### 2.5.1　薄膜積層方式

　薄膜積層方式はシート状の材料を積層し，レーザーカッティングするという製法から，シート状であればポリ塩化ビニル（PVC）をはじめとするプラスチックや紙，金属と造形材料の幅が広く，積層後の穴あけなどの機械加工も容易に行える。また，他の造形方法と異なり化学反応を起こす必要がないため，比較的大きな造形物をつくることができる。さらに，PVC や紙を使用するため造形材料コストが安価であることも特長の 1 つとなっている。反面，光造形方式やレーザー焼結方式などの他方式と比べて寸法精度がわずかに劣るほか，中空の複雑な形状を造形できないなど成型できる形状に制限がある。PVC シートは薄膜積層方式の代表的な造形材料で，琥珀透明，赤，青，黒，クリーム色の PVC シートを 0.168 mm の厚さで特殊な接着剤を塗布して接着，積層することで高精度なプロトタイプを作製できる。

### 2.5.2　超音波積層方式

　シートを重ね合わせ，レーザーカッティングするプロセスは同じであるが，超音波積層方式は薄膜積層方式とは異なり，シート（金属箔）間を超音波により接合する。薄膜積層方式は試作品の作製が基本的な用途となっているが，超音波積層方式は既存の技術では不可能であった複雑な形状の金属製品を低環境負荷・低コストで製造することが可能であり，電子産業，自動車産業，

航空宇宙産業などをはじめとする多くの工業分野において技術革新がもたらされると期待されている。

　超音波積層方式では，極薄の金属箔を重ねて 20 KHz の超高速の振動，超音波振動を加えること（圧延超音波溶接システム）で金属箔の表面の酸化物を除去して金属箔同士を結合する。極薄の金属箔を何層も溶接することで個体金属をつくり上げ，最終的には CNC マシニングセンタによって削り出し，余分な部分を削り取る。最大の特徴は異なる金属素材を結合する複合金属の物体を作製できることにある。溶接は金属の表面を壊し接着させる方法であるが，現状ではオンデマンドで複雑な物体を製作できない。しかし，圧延超音波溶接システムを使用すれば極薄の金属層を何層にも結合することができ，容易に複合金属のパーツをつくり出すことが可能になる。変形抵抗の小さい Al 合金，Cu 合金等には容易に適用可能であるため，ラピッドプロトタイピング，金属皮膜，材料の埋め込みなどにおいて幅広く応用されることが期待されている。さらに，この技術を使用すれば高強度繊維のように樹脂素材と金属素材の結合も行える。ホウ素や炭化ケイ素繊維などの補強材やステンレス鋼の埋め込みが可能で，高性能な複合構造を持つ材料をつくることができる。

　また，固体化した金属の中央部分に複雑な電子回路を埋め込むことができるということも圧延超音波溶接システムの画期的な機能となっている。この装置を使用すれば金属パーツの内部に直接回路基板を配置できる。高温で金属を溶かして加工する一般的な金属加工では工程上電子回路の埋め込みは不可能であるが，圧延超音波溶接システムの場合は超音波による低音加工であることから回路基板を損傷することなく埋め込むことができる。

　超音波積層方式はフォードのエンジニアであった Dawn White 博士によって発明された。超音波での接合技術は 1960 年代から存在しているが，White 博士は連続して薄い膜をプリントする技術を開発し，1999 年に特許を取得している。2002 年，White 博士は米国のミシガン州に Solidica 社を設立して世界で初めて超音波積層法による 3D プリンターを製品化した。その後，オハイオ州の非営利の溶接研究機関 EWI と提携して高出力の超音波接合システムの開発に成功，実用化を進めるため両者でジョイントベンチャーの Fabrisonic 社を設立している。超音波積層方式のプリンターは，現在，Fabrisonic 社のみが開発，提供を行っている。同社の 3D プリンターは超音波接合と CNC 加工が一体となった機種であり，「SonicLayer」ブランドで上市されている。同社では巨大な設備を使用し，顧客ニーズに合わせた造形物を提供しているほか，顧客の要望に応じてカスタマイズした 3D プリンターを提供している。また，材料となる金属素材の開発は，顧客と協力して強度や弾性，熱膨張などあらゆる特性をカスタマイズした材料の独自開発を行っている。

## 3 市場動向

### 3.1 世界市場

　産業用 3D プリンターの世界市場は年率 20% 前後の成長を継続しており，今後も引き続いて同程度の成長が見込まれている。2019 年 2 月に発表された IDC 社の最新レポートによると，2019 年の世界の 3D プリンティング関連支出額（ハードウェア，造形材料，ソフトウェア，サービス）は，前年度比 21.2% 増，約 138 億ドル（約 1 兆 5,320 億円）に達すると推測されている。また，5 年間の年間平均成長率は 19.1% で，2022 年には支出額は約 227 億ドル（約 2 兆 5,200 億円）になると予測している。

　3D プリンティング支出はハードウェア（53 億ドル，38%）と造形材料（42 億ドル，30%）で占められており，これら 2 つの支出額の合計は，2022 年の世界市場においてもほぼ同率の割合を占めるものと予測されている。また，造形材料とソフトウェアは成長率が上昇すると予測されており，5 年間の年間平均成長率は造形材料が 20.3%，ソフトウェアが 17.1% の伸びを示すと予測されている。

　市場規模が最も大きい分野は組立製造業で全体の 50% 以上を占めている。次いで医療サービス関連の支出額が多く，2019 年の支出額は約 18 億ドルとなっている，全体の支出額に占める一般消費者の割合は教育（12 億ドル），専門サービス（8 億 9,000 万ドル）に続く 6 億 4,700 万ドル，5% 未満にとどまっている。2022 年までに急成長が予測される分野は医療および交通運輸で，前者は年間平均成長率で 29.8%，後者は 28.3% の伸びを示すと予測されている。

　世界の 3D プリンター市場は，装置や造形材料の技術進化により，航空宇宙や自動車，医療，家電，金型関連など幅広い分野に拡大するとともに，利用目的もプロトタイプの製作やデザインの確認にとどまらず，最終製品の造形や量産へ向けた研究開発が急速に進んでいる。そのため，市場需要はプロトタイプやデザインの確認に多く採用されているローエンド 3D プリンターと実部品の製造や量産を可能とするハイエンド 3D プリンター市場に二極化が進んでおり，ローエンド 3D プリンターの成長率に鈍化傾向がみられるのに対して，ハイエンド 3D プリンター市場は今後成長が加速すると見込まれている。また，従来から産業用 3D プリンターは光硬化性樹脂などの熱可塑性樹脂を造形材料として使用する造形方式が主流を占めているが，金属 3D プリンティング技術の研究開発の急速な進展とともに新たな造形方式による金属 3D プリンター装置の市場導入や新たな造形材料開発が目立っている。さらに，主力の造形方式であるバインダージェッティング方式などにおいても，ナノ金属粒子を用いたインクを採用する新製品が開発されるなど，造形材料としての金属素材利用分野は拡大している。現状では航空機や自動車，医療機器などの特殊仕様部品の製造，コンフォーマルクリーニング形状の金型などの分野で，主に個別生産や少量多品種生産金型などで使用されているが，将来的には実部品の生産や大量生産へ向けた可能性が高まっている。

　海外では中国政府が 3D プリンター普及のための補助金制度を施行する，ポーランド政府が政

府系機関の資金を活用した 3D プリンターセンターを設立するなど，3D プリンターの普及を国家戦略レベルで遂行する事例が多発しており，ハードウェア（造形サイズの大型化），造形材料（金属材料の開発），ソフトウェア（造形や材料供給などの自動化，遠隔モニタリングなど）三位一体の普及を目指す動きが顕在化している。現状において産業用 3D プリンターの加工精度は工作機械を使用する従来型の製造品質に及んでいないが，従来技術との相互補完を通じて製造プロセスに組込まれることで，今後より一層の進化が期待されている。

## 3.2　国内市場

　日本国内では，産業用 3D プリンターが主にプロトタイプの製造に使用されているため，産業用 3D プリンターの世界市場に占める割合は数％にすぎず停滞が目立っている。3D プリンターの特徴は複雑な造形物を一体で製作することで，製品に品質や価格，納期以外の付加価値による競争力を付与できる点にあるが，当初からこの特性を生かすことを前提とした製品設計への動きはいまだに鈍い。そのため，国内における 3D プリンター市場の成長率は世界市場の成長を下回っており，近年は世界市場に占めるシェアが低下傾向にある。

　3D プリンターの国内における注目度は 2013 年～2014 年にかけて登場したデスクトップ 3D プリンター（10～20 万円）への期待により急速に高まった。一方，デスクトップ 3D プリンターでは，プリンターヘッドの可動範囲や出力物を固定するための台のサイズが制約され大きな造形物を作製できないうえ，出力に時間がかかるなど特にパーソナル用途で期待と現実のギャップが大きく失望感が生まれた。また，産業用途でも 2014 年に投資が集中した反動により翌年はマイナス成長に落ち込むなど市場形成は順調に進まなかった。

　2017 年の 3D プリンティング国内市場規模は 320 億円程度に達したものと推定される（シーエムシー出版推定）。その中でハードウェアは 125 億円，3D プリンティング関連サービスは 110 億円，造形材料は 85 億円程度を占めるものと推定される。ハイエンド機であるプロフェッショナル 3D プリンター需要が増加したハードウェアの出荷台数がプラスに転じたほか，3D プリンティング関連サービスが堅調に増加，造形材料は 20％程度の増加となった。

　デスクトップ 3D プリンター（ハードウェア）は出荷台数，売上額ともに減少傾向が続いている。デスクトップ 3D プリンターは，作製できるものに限界があることへのユーザー認知が浸透したことが市場の低迷につながっている。

　一方，プロフェッショナル 3D プリンター市場では，3D プリンターの正しい認知が進んでユーザーにおける 3D プリンター使用の目的や用途が明確になりつつあり需要の増加につながっているほか，使用範囲が広がるにつれて既存ユーザーの追加購入需要も顕在化している。国内では主に大学などの研究機関や教育などでの利用や防衛関連分野で採用され，大手メーカーの研究開発部門などでも採用されているが，市場成長の加速化には金型や部品製造用途での市場拡大が待たれる状況となっている。今後はこれらの需要増加が期待され，2020 年には 165 億円程度に達するものと見込まれる。

3D プリンティング関連サービス市場と造形材料市場は今後も順調に成長を維持していく。ハイエンド機であるプロフェッショナル 3D プリンターの出荷台数の増加とともに修理，保守市場が拡大，同時に造形材料の使用量（需要量）も増大する。日本国内においても金属 3D プリンターへの関心は急速に高まっており，海外市場に追随する形でプロトタイプ製造から金型，最終製品製造への用途拡大が進んでいくと考えられ，3D プリンターのサプライヤーによる製造工程変革への提案や事例の提供，コンサルティング等へのニーズや期待も大きくなっていく。

### 3.3 将来動向

### 3.3.1 概況

2018 年，自動車メーカーの中でも 3D プリンティング研究の進んでいるドイツの BMW 社は，カスタムメイド車をつくる部門が複数の 3D プリント製パーツを採用した「M850i Night Sky」を 1 台だけ製作した。造形材料には大気圏で燃え尽きず大気圏に落ちた隕石に含まれる鉄を材料の一部として使用し，インテリアパネル，ドアミラーパネル，エアインテーク，ディスクブレーキカバーをつくった。表面の模様は人工では製作不可能な隕石に含まれる結晶構造であるウィドマンシュテッテン構造となっている。

米国のジョンソン＆ジョンソン社は米国で開催される国際的な家電見本市「CES」に，3D プリンティングでつくられたカスタムメイドの美容フェイスマスクを発表している。スマートフォンの専用アプリから顔写真を撮影し，それに基づき顔や頬など 6 つのエリアに分けたカスタムメイドのフェイスマスクをセルロースや海藻を原料とする水性ゲル材料で 3D プリントした。マスクにはエリアごとにそれぞれの肌に最適な成分が含まれており，普通のパックと同じ使い捨てマスクである。

このように，海外では機械部品や金型だけにとどまらず，3D プリンティングの特性を生かす高付加価値製品の研究開発が生まれ始めている。これらの動きは今後より一層活発化していくものと考えられ，それとともに 3D プリンティングのハードウェア，造形材料，ソフトウェアなどの進化も続くと予測されている。最近では DfAM（Design for Additive Manufacturing）が急速に拡大しており，DfAM のためのシミュレーション，設計ソフトウェアが増加しつつあり，2019 年には DfAM によるさまざまな実用品や治工具の製造が増加する見込みである。さらに，これまでは人手で行ってきたサポート除去などの後加工を省力，省人化する製品も増加することで，実製品を含む製造現場への 3D プリンティングの普及は本格化していく。3D プリンティングの現在の弱点は生産能力の低さであるが，この点についても量産を可能とする新たな方法や装置の開発が急速に進んでくるものと考えられる。

一方，造形材料では金属を材料とする 3D プリンティングの本格的な展開の始まりが予想されることに加えて，セラミックやガラスなど新しい無機材料やそれらとの複合材料が市場に登場し始めており，特に医療や歯科分野で用途ごとに付加価値の高い装置や材料の開発が期待されている。

　このような動きは海外が先行しているが，日本国内でも 2013 年から行われていた産学官あげて実施されていた TRAFAM による「次世代型産業用 3D プリンター技術開発（レーザー，電子ビーム方式による金属 3D プリンティング技術開発)」および「超精密三次元造形システム技術開発」の 2 つのプロジェクトが 2018 年度末にほぼ終了し，2019 年以降，これらの研究開発の成果を踏まえた新しい金属 3D プリンターや造形材料が市場に登場してくる。

　急速な成長が予測される金属 3D プリンティングは，世界的には航空機向けで導入が始まり，現在では一部の金型でも適用が始まっている。今後さまざまな分野の製造現場で導入が増加し，ハードウェア，金属粉末造形材料，出力した造形品の市場がそれぞれ拡大していく。2030 年における金属 3D プリンティングの世界市場規模は，ハードウェア（本体）が 6,500 億円，金属粉末材料が 5,000〜6,500 億円，出力した造形品の市場は 2 兆円に成長し，ハードウェアで現在の 5.3 倍，造形材料で 45〜59 倍と急成長するとみられている。また，2030 年における出力された造形品の市場は，金型や工具が 8,000 億円，医療が 5,600 億円，エレクトロニクスが 4,000 億円，航空宇宙が 1,100 億円，ロボットが 1,000 億円と見込まれている（表 2，表 3)。

　これらに対して，ラジエーターやターボチャージャーなどの自動車部品では，3.4 兆円という市場規模の大きさに対して金属 3D プリンター製部品は約 600 億円程度にとどまると見込まれている。これらの背景には自動車市場の競争構造が影響しており，自動車部品市場では他の用途市場に比べてコスト削減と大量生産が求められることに起因している。

　金属 3D プリンターの実製品への適用における課題の 1 つは，金属 3D プリンター本体および造形材料が高価格であることである。そのため，金属 3D プリンターを製造工程で採用するためには，3D プリンターや造形材料自体の価格だけではなく，製造プロセス全体，完成品としてみた場合のメリットなどの広い視点での検討が必要とされる。また，金属 3D プリンターで出力した場合に生じる内部の欠陥（品質のばらつきなど）の解消や従来の金属加工技術よりも劣る表面の仕上りの改善も課題である。

　コストについては，米国の Markforged 社や Desktop Metal 社から導入費用が数千万円程度に抑えられたデスクトップ型のミッドレンジ機が発売されるなど，1 台 1 億円以上するハイエンド機とは異なるクラスが生まれつつある。

　一方，内部欠陥の解消による品質の均一化について，NEDO では 2019 年度の新規事業で，金属上記や金属飛沫（スパッタ），温度分布，粉末材料の敷き詰め方などの観点から，内部の欠陥発生原因の究明に取り組むことにしており，同時に造形中の高度なモニタリングとそのフィードバックに合わせて造形を制御するための要素技術を開発する。

### 3.3.2　金属 3D プリンティングへの国内メーカーの参入状況

　金属 3D プリンターの造形方式は，主方式である粉末床溶融結合方式（SLM）や指向性エネルギー堆積方式（DMP）のほかにも金属ワイヤーを用いる方式やバインダージェッティング方式などが開発されている。海外では主にベンチャー企業により装置開発が進められてきたが，最近では米国の GE 社が装置会社を買収するなどユーザー企業が装置技術を囲い込む事例が現れてい

表2　金属積層造形の市場規模予測（世界市場）

| | 造形装置 | 金属粉末材料 | 出力された造形品 |
|---|---|---|---|
| 2016〜2017 年 | 1,233 億円（2017 年） | 110 億円（2016 年） | − |
| 2030 年（予測） | 6,500 億円 | 5,000〜6,500 億円 | 約 2 兆円 |

（出典：NEDO「TSC Forsight」，NEDO 技術戦略研究センターが各種技術情報をもとに作成（2018）

表3　金属積層造形アプリケーションと市場規模試算

| 産業別 | 部品例 | 分野全体市場規模<br>（2030 年） | 造形品市場規模<br>（2030 年） | 日本企業の概況 |
|---|---|---|---|---|
| 航空宇宙 | エンジン部品<br>（ノズル，ブレード等） | エンジン全体<br>5.7 兆円（2020 年） | 約 1,100 億円 | OEM としての立場であり，設計の自由度が低い |
| 発電 | タービン部品<br>（ノズル，ブレード等） | 火力発電全体<br>24 兆円 | 約 200 億円 | 自社設計のため，自由度が高い<br>高耐熱材料の造形技術開発次第 |
| 医療 | インプラント<br>（人工関節，人工骨，歯） | 5.9 兆円（2020 年） | 約 5,600 億円 | 薬価点数をコントロールできない<br>（医療施策減の影響）<br>厚生労働省認可が必要 |
| エレクトロニクス | ヒートシンク | 200 億円 | 10 億円 | 部品サイズが小さい<br>市場は小さいが量産可能性あり |
| オートモティブ | ラジエーター，ターボ機<br>（吸気・冷却部品） | 自動車用金属部品全体<br>（3.4 兆円） | ラジエーター<br>100 億円<br>ターボ機<br>約 500 億円 | 日本として最も裾野が広く，市場も大きい<br>コストと量産性の壁が他用途と比べ高い |
| ロボット | アクチュエータ | 人工筋肉全体<br>1.9 兆円 | 油圧方式<br>1,000 億円 | 米国 Moog 社が開発中<br>ロボットは日本の強み |
| 金型・工具 | 冷却機構のある金型<br>ドリル | 金型全体 7 兆円以上<br>ソリッド工具<br>8,000 億円 | 自動車金型<br>約 650 億円<br>金型全体<br>約 7,000 億円<br>ソリッド工具<br>約 400 億円 | 裾野が広く，設計に強みを生かすことができる<br>金型はデータ保存により，保管費の削減も可能（約 7 億円の規模） |
| 補修，部品ストック | 航空機エンジン<br>建機部品 | 航空 3.5 兆円（OH 含む）<br>建機 0.6 兆円 | 航空約 175 億円<br>建機約 34 億円 | 対象が明らか<br>部品等の保管費や輸送コストの削減が可能 |
| （新分野）メタマテリアル | 電磁波遮蔽共振器<br>ビーム走査アンテナ<br>レーダー等 | 7,000 億円 | 約 4,000 億円 | 理研などが精力的に開発している<br>NEC が無線 EMC で一部実用化<br>3 次元立体周期構造体の実現で用途が広がる |

（出典：NEDO「TSC Forsight」，NEDO 技術戦略研究センターが「新モノづくり研究会報告書（2014）の各種市場予測データに基づき予測（2018）

る。

　一方，日本国内では松浦機械製作所，ソディック，DMG 森精機，オークマ，ヤマザキマザック，アスペクトなどの企業が金属 3D プリンターの製造，販売を行っている。これらの企業の中で松浦機械製作所，ソディック，アスペクトは粉末床溶融結合方式（SLM）の金属 3D プリンターおよび複合加工機を主力としている。また，オークマ，ヤマザキマザック，DMG 森精機は指向性エネルギー堆積方式の金属 3D プリンターを製造している。DMG 森精機は指向性エネルギー堆積方式を主力としていたが，2017 年 2 月，SLM 方式の金属 3D プリンターを製造しているドイツの REALIZER 社を子会社化して SLM 方式の金属 3D プリンターを自社製品のラインアップに加えている。

　2018 年 10 月，三菱電機は新たな金属 3D プリンター技術である"点造形技術"の開発に成功したことを発表した。レーザーワイヤーDED（Directed Energy Deposition）を採用した金属 3 次元造形装置において，レーザー技術，数値制御（CNC）技術，CAM 技術を連携させて，高精度な造形を実現する。微細で複雑な形状を高精度に造形できる一方で，造形時間がかかり，内腔にも空孔が生じやすい粉末床溶融結合方式の金属 3D プリンターに対して，同社のレーザーワイヤーDED 方式はレーザーの照射部分に金属ワイヤーを直接供給して溶融付着させて造形するため，稠密な造形物を高速に造形できる点が特徴となっている。また，レーザーによる熱と堆積した材料に蓄積した熱により堆積した溶融材料が重力によってゆがむ形状崩れが起こりやすいという従来のレーザーワイヤーDED 方式の金属 3D プリンターが抱えていた課題は，最初にレーザーをパルス状に材料にあてて必要最低限の入熱としたうえで，CNC の最適な制御技術により，レーザーの照射と同期してワイヤーやシールドガスの供給を行ったり，レーザー照射点の位置や移動速度を適切に制御したりする点造形技術により解決し，求める形状を高精度で素早く造形することを実現している。同社の技術では，高温部分が点状の狭い範囲に限定されるため，シールドガスの酸化防止作用が高温部分全体に行き渡り，造形物の酸化が抑制される効果なども得られる。また，目的とする造形形状に基づいて，点造形方式に対応した特殊な造形経路を自動生成する専用 CAM なども用意して複雑な形状加工を可能にしている。

　2019 年 4 月，TRAFAM の参加メーカーであるニコンは，ステンレス鋼粉末を造形材料に使用する小型の金属 3D プリンター「レーザーマイスター100A」を発表した。大型の冷蔵庫ほどの大きさで，一般的な製品の 10 分の 1 の設置面積で使用できる。同社が有する半導体製造装置の技術を応用しており，レーザーの光線やレンズを独自開発して装置の小型化を実現している。装置の内部には 2 つのカメラを設置し，自動で位置を認識することで精細な加工を行うことができる。

　海外では装置技術の開発や販売を主にベンチャー企業が担っているのに対して，日本国内では主に工作機械メーカーが装置開発を手がけており，各メーカーが積層造形方式と自社が持つ造形機の表面加工（切削加工）技術を組み合わせた複合型装置を開発していることが特色となっている。

# 第2章　産業用 3D プリンターの造形材料市場

## 1　市場の概要

3D プリンターでは，造形方式や造形物の用途，目的ごとに最適な造形材料が使い分けられている（表1）。いずれの造形方式においても材料を積層して造形するため，強度の面では切削加工，射出成形と比較すると劣る場合が多い。また，それぞれの造形方式で新たな材料の研究開発も進んでおり，今後はより一層多様化していくものと考えられる。

主な造形材料は樹脂材料とその他材料に大別できる。樹脂材料では FDM 方式の 3D プリンターの割合が大きいことから ABS 樹脂が多く使用されており，家庭用では PLA 樹脂も多く使用されている。産業用 3D プリンターの造形材料には ABS 樹脂以外にもアクリル樹脂，エポキシ樹脂，ナイロン（ポリアミド）などが比較的多く使用されている。一方，樹脂以外の材料では石膏パウダーやセラミックス材料，また，液状金属や金属紛体の造形材料の使用も進んでいる。

造形材料の多角化は材料市場自体の拡大につながるとともに 3D プリンター普及を加速している。当初はプロトタイプ製造用に石膏を削って造形するものが大半であったが，現在では樹脂，

表 1　産業用 3D プリンターの造形方式と造形材料

| 造形方式 | 造形手段 | 造形材料 | | |
| --- | --- | --- | --- | --- |
| | | 樹脂 | 金属 | その他 |
| 光造形方式 | 紫外線レーザー LED 光線 | 光硬化性樹脂（液状） | × | × |
| 粉末床溶融結合方式 | 炭酸ガスレーザー 電子ビーム | 熱可塑性樹脂（PA など） | 金属銅，ニッケル合金，チタン合金，ステンレス鋼（コバルトクロム合金，アルミニウム）などの粉末 | セラミックス |
| バインダージェッティング方式 | インクジェット，堆積 | 熱可塑性樹脂 | 液体金属 | 石膏，砂 |
| マテリアルジェッティング方式 | 紫外線 | 光硬化性樹脂 | 液体金属 | ワックス |
| FDM（熱溶解積層）方式 | 熱 | 熱可塑性樹脂 エンジニアリングプラスチック | × | |
| 指向性エネルギー堆積方式 | レーザー 電子ビーム アーク放電 | × | 金属銅，ニッケル合金，チタン合金，ステンレス鋼（コバルトクロム合金，アルミニウム）などの粉末，ワイヤー | × |

金属材料が次々と開発されており，今後は最終製品レベルの製造が可能な金属材料市場の急速な拡大が予測される。最近では多種多様な素材の研究が行われており，ゴムや木材，砂糖，次世代素材といわれるグラフェンなどあらゆる分野で3Dプリントできないかどうかが研究されている。特に，金属3Dプリンターは，設計データからダイレクトに最終品レベルをつくることができるため注目を集めている。

　一方，3Dプリンター用樹脂は消耗品であり，装置メーカーに紐付けられた販売方式が取られている。そのため，造形材料の汎用標準品市場の形成が難しく，低コスト化に課題が残っている。また，サードパーティ品も普及していないため，樹脂の販売メーカーシェアと装置メーカーのシェアとの相関関係が極めて大きい。さらに，プリンタメーカー各社が独自の処方で製造しており，各社によりスペックも異なっている。

　出荷形態は光硬化性樹脂タイプの場合はボトル売り，熱可塑性樹脂タイプはフィラメント状である。素材樹脂の種類により価格帯には幅があり，低価格品用には安価なPLA樹脂が多く使用され，高機能グレードにはABS樹脂や各種エンジニアリングプラスチックなどが使用されている。

## 2　材料別動向

### 2.1　樹脂材料

　樹脂材料は光造形方式，粉末床溶融結合方式，マテリアルジェッティング方式，FDM（熱溶解積層）方式などさまざまな方式の3Dプリンターに使用されており，現状では3Dプリンター材料の主力を占めている。

### 2.1.1　光造形方式

　広い範囲を一度に加工できる光造形方式の造形材料には，エポキシ系の光硬化性樹脂（一部アクリル樹脂）が多く使用されている。エポキシ樹脂はプレポリマーの組成と硬化剤の種類との組み合わせで物性が多様に変化するので，エンジニアリングプラスチックとして利用される。特に寸法安定性や耐水性，耐薬品性および電気絶縁性が高いことから，電子回路の基板やICパッケージの封入剤として汎用されているほか，接着剤や塗料などに使用されている。造形材料としては，紫外線（UV）光での硬化速度がアクリル樹脂と比べて遅いため，主に光造形方式の造形材料として使用されている。一方，UV照射後も硬化反応が継続するため取り扱いが難しいことが課題として存在している。

　エポキシ樹脂をベースとした造形材料は樹脂のバリエーションを多様化しやすい長所を生かして，各装置メーカーから靭性，剛性，耐熱性，耐湿性，ABSライク，PPライクなどさまざまな特徴を強化した造形材料が上市されている。

### 2.1.2　粉末床溶融結合方式（SLS）

　粉末床溶融結合方式の樹脂造形材料には，主にナイロン（PA）やPP樹脂が使用されている。

ナイロンは世界で初めてつくられた合成繊維で，強度と柔軟性を兼ね備えており，曲げなどにも強いことから防寒具や水着，釣り糸などに使用されている。3D プリンターの造形材料としては PA12（ナイロン 12），PA11（ナイロン 11），PA6（ナイロン 6）などの樹脂が使用されている。PA12 は機械部品などによく使用される結晶性の熱可塑性樹脂で，強度，靭性，耐摩耗性に優れ，柔軟性もあるので形状の工夫によりバネ機構などにも応用できる。また，耐薬品性にも優れている。反面，吸水性があり湿度の影響を受けることがある。PA11 は PA12 よりも柔軟性が高く，ヒンジ形状など大きな変形が必要な部品の造形に適している。PA6 は PA12 に比べて大幅に耐熱温度が高いエンジニアリングプラスチックで，自動車部品などの造形に適している。PA は多孔質であり，造形時表面には粉を焼き固めたざらつきが残る。また，FDM 方式よりは小さいが積層段差も発生し，造形条件によっては表面に筋状の跡が残ることがある。造形材料としては PA 樹脂だけでなく，ガラスピースなどを加えた強化品も開発されている。

　PP 樹脂は柔軟で強度が高い汎用プラスチックで，折り曲げに対する耐性が強いことを特徴としており，酸，アルカリ，油などに対する耐薬品性も優れている。PA 同様，簡易治具，形状確認，高機能試作，最終部品などの造形に使用されている。

　粉末床溶融結合方式には，SLS 方式のほかにも金属粉末を造形材料とする SLM 方式，セラミックを造形材料とする装置もある。

### 2.1.3　マテリアルジェッティング方式用樹脂材料

　マテリアルジェッティング方式の 3D プリンターでは UV 光による硬化速度がエポキシ系樹脂よりも早いアクリル樹脂が主力材料として使われている。アクリル樹脂は透明性が高く，容易に着色できる利点を有しており，無機ガラスの代用品として建築物や乗り物の窓材，照明器具のカバー，標識など多くの場面で使用されている。少量の液体樹脂の状態で吐出できる特長を有しており，樹脂の透明性を生かして造形することで製品内部の検証などに利用されている。これらの長所がある一方で，アクリル樹脂には吸水率や耐熱性に課題があり，造形後吸水による変形が生じやすいという点が短所となっている。マテリアルインクジェッティング方式で使用されるアクリル樹脂（光硬化性樹脂）はすべて合成品で占められている。

　ABS ライク樹脂は本物の ABS 樹脂並みの強度は備えていないが耐熱性や靭性が求められる機構部品を用いたプロタイプや既製品やオリジナルパーツの作製など ABS 製品のシミュレートに用いられる。二層構成になっており，表層は耐熱性の高い材料，内層は靭性の高い材料のコンビネーションになっている。ライトグリーンで，若干の光沢があり，なめらかな表面をつくり出せる。積層方向の底面，形状によっては必要に応じてその他の面にもサポート材を使用し，製造後に除去して研磨処理が行われるが多少ざらつくことがある。強度と剛性，耐光性を兼ね備えるポピュラーな樹脂であるが，熱に弱く，高温状態では劣化や変形することがある。

　PP ライク樹脂は，ABS ライク樹脂と同様 PP 製品のシミュレート用によく使われる材料である。本物の PP 樹脂に近い色調と物性を持っており，インクジェット用材料の中では比較的高靭性で，耐衝撃性に優れている。

　ゴムライク樹脂はゴム同様にやわらかく自在に屈曲できる。樹脂製の中でも最もやわらかな素材で，主にポリウレタンをベースとしており，ゴム成形品のプロトタイプ作製に使用される。機種によってはフルカラーの造形が行えるほか，硬度に選択性があり，材料の混合割合を調整することで，伸び縮みする硬度から消しゴムのような硬度まで造形できる。

### 2.1.4　FDM（熱溶解積層）方式用樹脂材料

　FDM（熱溶解積層）方式の 3D プリンターには，ABS 樹脂，PLA 樹脂，PC 樹脂などが多く使用されている。FDM 方式の造形素材は樹脂を糸状にしたフィラメント材料として提供されている。PLA 樹脂と ABS 樹脂が一般的ではあるが，異質な樹脂を配合できるプラスチックの特性を生かしてさまざまなフィラメント材料が登場している。また，FDM 方式で使用される樹脂は最終製品にも使用されており，実製品に近い状態でプロトタイプなどの製作を行えるという利点を有している。

　ABS 樹脂は剛性，硬度，加工性，耐衝撃性，曲げ疲労性などの機械的特性のバランスに優れており，原料の配合比を調整してそれぞれの特性を強調しながら電気機器の筐体，建材など広範な分野で使用されている汎用熱可塑性樹脂である。表面の美観や印刷性に優れており，良好な流動性，成形性がある。粘着性があり，強度が高いことが特長となっている。サンドペーパーやヤスリで表面処理ができるため，積層した縞を表面処理したい場合などには利便性が高い。常用耐熱温度は 70〜100℃で，FDM 方式の 3D プリンターでは 200℃以上の高温で樹脂を溶かし，ノズルから一筆書きで造形する。一方，造形物は冷える過程で収縮し変形するため，3D プリンター内部を加熱し形状を保たせるなどの対応が必要となる場合がある。また，ノズル径を小さくしにくいため積層ピッチが 2 mm 程度あり，微視な造形には不向きである。

　PLA 樹脂はトウモロコシなどの植物由来の乳酸を重合して製造される汎用熱可塑性樹脂である。熱収縮が小さいため造形不良が起こりにくく，初心者でも扱いやすいので，家庭用の FDM 式 3D プリンターに多く採用されている。低い温度で溶けるため，ABS 樹脂とは異なり冷える過程でゆがみが生じにくい。一方，強度や耐久性が劣るため表面処理が行いにくい。

　PC 樹脂は特に耐衝撃性に優れた（一般的なガラスの 250 倍以上）熱可塑性のエンジニアリングプラスチックで，耐熱性や耐候性にも優れている。エンジニアリングプラスチックの中でも平均して高い物性を示す樹脂であり，かつ透明性にも優れていることから光学用途にも使用できる。物性に比べて安価であるため，航空機・自動車などの輸送機器，電気・電子光学・医療機器，防弾ガラスの材料などに広く用いられている。

　耐熱温度が高いことから，3D プリンターでは一部のハイエンド機で用いられていたが，近年では印刷温度を 250〜270℃まで減少させた材料が開発され，FDM 方式の 3D プリンターでも使用可能な材料が上市されている。PLA 樹脂と ABS 樹脂などの一般的な 3D プリント造形材料よりも高い機械的特性と加工性を持つことから，デスクトップ 3D プリンターによるプロトタイプ製造の可能性を拡大することにつながった。

　PC／ABS 樹脂は PC 樹脂と ABS 樹脂の特徴を兼ね備えたエンジニアリンプラスチックで，特

に耐衝撃性，耐候性，成型加工性を有している。PC 樹脂の強度，耐熱性と ABS 樹脂の柔軟性を程よく兼ね備えていることから，モデル用素材，自動車内装部品，事務機器，家電機器，部品搬送用トレー，位置固定用治具などに幅広く使用されている。

スーパーエンジニアリングプラスチックの Ultem（ポリエーテルイミド）は，耐久性，耐熱性，耐薬品性に非常に優れている。また，難燃性で，電気特性，耐候性に優れ，絶縁破壊強さも高いため，3D プリンターで製造された部品が航空機などの実用部品として採用されている。その他，自動車用部品，医療機器，家電，食品機械用途などでも使用が可能である。ガラス転移温度が217℃で造形時の温度が高くなるため，一部の上位機種でのみ使用できる。

### 2.2　金属粉末材料

金属粉末材料は，金属 3D プリンターの造形材料として使用されている。樹脂で造形する 3D プリンターの主要用途がプロタイプの造形にあるのに対して，金属による造形は部品や金型，最終製品の量産までの利用が見込まれている。金属 3D プリンターは，すでに粉末溶融結合方式（SLM），バインダージェッティング方式，指向性エネルギー堆積方式のほか，マテリアルジェッティング方式でも液体金属（ナノ粒子インク）やワックスを造形材料とするロストワックス方式などが上市されており多様化が進んでいる。市場における製品ラインアップの拡大とともに，ユーザーであるメーカーの関心は高まっており，今後加速していくものとみられている。金属3D プリンターによる最終製品の造形ではすでに航空機部品の採用が活性化している一方で，量産品の造形に向けては，レーザーで焼結する際発生するひずみによる形状の限定や造形にかかる時間の長さの解消が課題となっている。

表2　金属 3D プリンターに採用されている主な粉末金属材料

| 名称 | | 成分 | 特徴 | 用途例 |
|---|---|---|---|---|
| 鉄鋼系 | マルエージング鋼 | Ni，Co，Mo | 高硬度である<br>時効処理により硬度 HRDC53 程度に硬くなる | 金型，医療，機械部品，ばね |
| | 鉄 | 純鉄粉末 | 鉄磁性材である | 磁気回路部品 |
| | ステンレス | SUS316L | 耐蝕性がよい | 一般機械部品，食品機械部品，薬品製造機械部品 |
| アルミニウム系 | | ダイカスト材（ADC1 相当） | 軽量である | アルミニウム製機械部品など多様な用途がある |
| チタン系 | | TiAl6V4 | 軽量で生体との親和性がよい | 航空機<br>医療分野（インプラントなど） |
| インコネル系 | | Ni5Cr18Mo5 | 耐熱性がよい | 航空機部品<br>自動車部品 |
| 銅系 | | 純銅，銅合金 | 熱伝導性および電気伝導性がよい | 熱機器部品<br>電気機器部品 |

（出典：日立ハイテクノロジー「みんなの試作広場」）

金属 3D プリンターでは，主に 7 種類の粉末金属材料が採用されている。メーカーによっては
これらの材料のほかにも対応している 3D プリンターがあったり，すべての造形材料には対応で
きない 3D プリンターがあったりする（表 2）。

　造形物の表面のなめらかさを実現し，高品質な造形を行ううえで，粉末金属材料には金属粉の
品質の安定性，向上が求められる。特に粉末積層（パウダーベッド）方式において，均一で，安
定した成形品を実現するためには 1 層ごとの金属粉の品質が重要になる。一方，造形速度が速い
指向性エネルギー堆積（メタルディポジション）方式の積層造形では，均一なスピードを維持す
るために，粒径分布の厳密なコントロールなどにより金属粉の優れた流動性の維持が求められ
る。

## 2.2.1　鋼材

　鉄は現在においても最も重要，かつ身近な金属元素の 1 つで，さまざまな器具や工具，構造物
に使われている。炭素などの合金元素を添加することにより，より硬い鋼となり構造物を構成す
る構造用鋼などや工具鋼などの優れたトライボロジー材料になる。

　マルエージング鋼は米国 INCO 社によって開発された鋼種で，低炭素 18％Ni 鋼に時効硬化元
素として Co，Mo，Ti，Al などを添加した時効硬化型の超強力鋼である。時効硬化処理により
非常に高い強度を得られるうえに靭性に富み，切欠強さが高いという特徴から，航空機，ロケッ
ト，ミサイルや人工衛星などの宇宙開発用機器に使用されており，国内ではゴルフクラブヘッド
の素材としても使われている。Ni，Co，Mo などの高価な元素をトータル 30％ほど含有してい
るため，鉄系合金の中では大変高価な材料である一方で，強度，靭性に優れている，可鍛性（塑
性加工時の加工硬化が小さい），時効処理によるひずみの発生が少ない，窒化処理が容易である，
熱膨張率が少ない，耐低温脆性に優れているなど，多くの優れた特長を有している。特に窒化処
理は時効硬化処理温度と近いことから，窒化を行うことで同時に時効硬化も兼ねることができ
る。

　純鉄粉末は電磁純鉄をアトマイズ法などによって粉末化して得られた微細な軟磁性粉末材料で
ある。中でも高温に溶解した金属に約 50〜150 MPa の高圧水を噴射・衝突させて，μ レベルに
加工された金属粉（アトマイズ粉）で，MIM（Metal Injection Molding）の原料や各種焼結材
料（小型歯車などの機械部品，小型モーターの鉄心，家庭用電気器具や自動車の含油軸受，高負
荷用摩擦板），メタルテープの磁粉などに使用されている。

　金属 3D プリンターでは MIM と同様の原理で造形を行う米国デスクトップメタル社の
「Studio3D プリンター」が開発されている。同 3D プリンターは金属粉末と熱可塑性のバイン
ダーを混合した材料を積層して造形する FDM 方式（熱溶解積層方式）の 3D プリンターで，
MIM とは異なり金型は使用しない。複雑な造形も FDM 方式（材料押出方式）で造形後，専用
炉で加熱することで，従来工法では造形が難しかった複雑形状なモデルを造形できるほか，工具
や手で簡単にサポート材を外すことができる。従来の金属 3D プリンターと比較して安価である
うえ，専用ルームや外部換気装置も必要としないのでオフィス環境に設置でき，設置環境の整備

の面でも高額な費用を必要としない。

　ステンレス鋼（SUS316L）はオーステナイト系ステンレスに分類される鋼種である。オーステナイト系ステンレス鋼の代表鋼種である SUS304 の Ni 含有量を高め，さらに Mo を添加することで，耐食性を上げた鋼種で，特に応力腐食割れや粒界腐食に対して有効性が高い。C 量が低く Ni 量が多い高耐食性ステンレスは，焼鈍状態の硬度が低く，加工硬化が少ないため絞り用途としても使われている。固溶化熱処理状態では非磁性であるが，加工により弱い磁性を持つようになる。SUS316L は航空機部品，機械部品，治具用途などで使用されている。

### 2.2.2 アルミニウム合金系

　アルミニウムはアルミニウム合金にすることで，純アルミニウムにない材料特性を付加することができる。アルミニウム合金は航空宇宙分野やダイカスト材の代用として使用され，金属 3D プリンターの造形材料としても使用されている。

　AlSi12 はシリコン入りのアルミ合金で，相当材としては ADC1 にあたる。機械加工で一般的に使用される ADC12 と比較すると耐食性に優れている反面，硬度や引張強さなどの金属強度の面では劣っている。主に航空宇宙部品やダイカスト製品の代用，治工具などに活用されている。

　また，AlSi10Mg はシリコンとマグネシウムの合金系で，耐衝撃性や耐力の強さに特徴がある。耐食性でも ADC1 と同様の強さを有しており，相当材としては ADC3 にも似ている。マニホールド，ブレーキドラム，ギヤボックス，ミッションケースなどの自動車部品や航空機部品，小型用エンジン部品などに利用されている。

　さまざまなアルミニウム合金系材料が材料メーカーから上市されているが，造形を行うためにはその材料に応じたパラメーター（レーザーの送り速度，スポット径，積層厚など）の調整を行う必要がある。装置メーカーから提供される標準材料およびパラメーターのみでは限定されるため，装置の自由度を高めるためには材料およびパラメーターの開発を合わせて進めていく必要がある。

### 2.2.3 チタン合金系

　チタンは酸化物が非常に安定で侵されにくく，空気中では空気に触れる表面が強力な酸化物（不動態酸化皮膜）で覆われる不動態となり，白金や金等の貴金属とほぼ同等の強い耐蝕性を有している。貴金属並みの耐食性を持つ金属の中で，チタンは最も軽く最も安価な金属である。チタンは高温ではさまざまな元素と反応しやすくなり，鋳造，溶接には酸素や窒素を遮断する大型設備が必要となる。炭素，窒素とも反応してそれぞれ炭化物・窒化物をつくり，これらは超硬合金の添加物としてしばしば利用されている。

　チタンやチタン合金は，一般の合金鋼と同等の強度を持ち，鉄よりも軽く，ステンレス鋼，アルミニウムよりも圧倒的に耐蝕性に優れており，500℃の高温でも有効な強度を保てる耐熱性から，航空機や潜水艦，自転車，ゴルフクラブなどの競技用機器，化学プラントなどに使用されている。

　また，1952 年に生体親和性が非常に高く骨と結合する（オッセオインテグレーション）こと

が発見されると，デンタルインプラントのフィクスチャー（インプラント体）のほとんどでチタンが使用されるようになった。また，人工関節／人工骨といった整形外科分野でも利用されている。

金属3Dプリンター用の造形材料のチタニウム合金は，64チタン（Ti6Al4V）相当の特性をもった材料である。耐熱性に優れており，主に高温箇所での部品で使用される。また，軽量および生体親和性が求められる部品でも使用されている。

## 2.2.4 インコネル系

インコネルは耐熱性，耐蝕性，対酸化性，対クリープ性などの高温特性に優れた材料で，スペースシャトルや原子力産業，産業用タービンなどの各種部品，航空機のジェットエンジン，鋳物，自動車用の高級マフラーなど，さまざまな分野で使用されている。インコネルは難削性が高く加工が難しい材料であることから，金属3Dプリンターによる造形の普及が期待されている。

代表的な造形材料であるインコネル718は非常に硬い材質として知られている金属であるが，3Dプリンターで造形後のインコネルの硬度は低いため通常のインコネル相当の硬度を出すためには造形後の熱処理が必要になる。金属3Dプリンターで造形したインコネルの耐熱温度は約650℃である。

## 2.2.5 銅系

銅および銅合金は電気伝導性，熱伝導性，展延性，絞り加工性，耐食性，バネ特性などに優れているため，電気・電子機器部品に多く利用されている。優れた電気伝導性および熱伝導性を持ち，ものづくり上の重要要素である銅は，従来から3D積層技術の確立が切望されていたが，レーザー照射時にその多くが反射し，入熱が阻害されやすいことから銅金属粉末が溶融されにくく，3Dプリンターの造形材料には使用できなかった。

2016年10月，ダイヘンは大阪府立産業総合研究所との共同研究で，ドイツのコンセプトレーザー社の金属3Dプリンターを用いて世界で初めて銅合金の3D積層技術を確立した。共同開発した造形方式は粉末床溶融結合方式を使用しており，250×250×280 mmの造形範囲を有している。用途に応じて造形物の特性を任意に変更することができ，導電率を重視する場合は純銅の最大90％まで，機械強度を重視する場合には引張強さを純銅の最大3倍まで高めた造形物を製作できる。同社ではすでに自社製品の開発，試作，製造に同技術を活用しているほか，ライセンス提供により造形物の試作品製造にビジネスを展開している。

## 2.2.6 コバルトクロム合金系

コバルトクロム合金は，金属疲労，亀裂および荷重に対して優れた耐久性を備えている。コバルトクロム合金は航空機産業，特にジェットエンジンの開発に大きな発展を与えた金属素材で，耐酸性，耐熱性の高い性質を利用して，現在では医療用，整形外科用のインプラント（人工関節，人口骨，金属床）にも使用されるようになっている。

メディカル検査自動化システムのリーディングカンパニーであるアイディエス（IDS）と産業技術総合研究所は，医療用途での使用を目的として新しい3Dプリンティング用コバルトクロム

合金粉末を開発してきたが，2018 年 7 月，薬事承認を取得した。造形方式は粉末床溶融結合方式で，3D プリンターのテーブル上に敷き詰められた 50 μm 未満のコバルトクロム合金粉末に対して，レーザービームを照射，加熱して溶融結合させることの繰り返しにより設計されたデザインの入れ歯を作製できる。

### 2.3 その他の造形材料

　石膏パウダーはバインダージェッティング方式（粉末積層方式）の 3D プリンティングで使用される造形材料である。同方式の原理はプリンター内部にある，造形テーブル上に素材の石膏パウダーを厚さ 0.1 ミリ程度に敷き詰めレイヤー化し，プリントヘッドが一番下のスライスデータを粉末レイヤーの上にプリントして粉末を固化する。ピストンによって造形テーブルが一層分下がり，その上に新しい粉末レイヤーが形成され，プリントヘッドが次のスライスデータを新しいレイヤーにプリントして結合する。この作業を繰り返すことで造形する。石膏パウダーの特徴は造形時間が短く，材料コストが安いうえ，フルカラーで出力できる点にある。一方，強度に問題があるほか，0.1 mm ピッチのため近くで見ると粗く感じられる。

　ワックスはマテリアルジェッティング方式の 3D プリンターで使用される造形材料である。ワックス式 3D プリンターのリーディングカンパニーである米国ニューハンプシャー州の Solidscape 社は造形したワックスから直接ロストワックス鋳造できる 3D プリンターを上市しており，優れたキャスト性となめらかな表面が支持され，80 カ国以上の現場で愛用されている。

　ロストワックスは，ロウを用いた鋳造方法の 1 つで，ロウ（ワックス）でつくった原型を鋳砂や石膏などで覆い固めた後に，ロウを溶かすことによってできた空洞に溶融金属を流し込んで鋳物を製造する。抜き勾配やアンダーカットを考慮する必要がないことが特徴で，あらかじめ収縮率を考慮して原型をつくれば複雑な形状のものを一体化して鋳造することができ，加工の工程を削減できる。原型がロウ以外の材質でつくられている場合はシリコンゴムなどで型取りしてロウに置き換える必要があるが，この方法でロウ原型を多数つくることで量産が可能になる。

　セラミックス部材は電子機器や自動車をはじめとする多くの工業製品に不可欠であり，今日の産業社会を支える基幹部材の 1 つである。日本は世界でトップレベルの製造および生産技術を有しており，世界シェアのほぼ半分を占めている。セラミックス部材の製造プロセスは，原料の成形，焼結，後加工等を含む複雑な工程から成り立っており，電気炉を用いた高温長時間の加熱が必要であることから，製造コストに占める人件費やエネルギーコストの割合が大きく，近年では東南アジア各国での生産が増大しつつある。

　このような状況を踏まえて，森村グループ各社や産業技術総合研究所を中核とする「戦略的イノベーション創造プログラム（SIP）／革新的設計生産技術」の 1 つとして，2014 年から「高付加価値セラミックス造形技術の開発」が採択されて，3D 積層造形技術とハイブリッドコーティング技術の開発が進められている。3D 積層造形技術では，従来の技術では作製困難な複雑形状部材や中空部材の作製を可能とする，セラミックスの粉末積層造形方式法やスラリー積層造形方

第2章 産業用3Dプリンターの造形材料市場

式への取り組みに加えて、成形と焼結の同時実現により後焼結プロセスの省略、焼結炉不要など
を実現するレーザー直接積層焼結方式などの開発を行われている。

一方、ハイブリッドコーティング技術では、原料粒子の微細化やプラズマ制御により、溶射法
では困難な金属、樹脂基材上への高密着な皮膜形成を可能とするハイブリッドAD（エアロゾル
デポジション）方式や微粒子スラリー溶射方式の開発により3次元表面上への高密着・高機能な
複合膜、積層膜のコーティングを実現することを目指している。

さらに、部材化技術としてこれら2つのプラットフォーム技術を基に、出口部材製造に向けた
技術開発が行われており、次世代半導体製造に不可欠な半導体製造部材やプラズマ部材、高効率
なガスタービン翼の冷却構造を可能にするセラミックコア（中子）、安全でおいしい水を提供す
るセラミックフィルター、高齢化社会に対応する移動式トイレ、患者のQOLを高める人工関節
や骨補填材など設定されており、さまざまな分野の革新的なセラミックス製品群創出の基盤の
構築を目指している。

セラミックスは優れた絶縁性、耐熱性、耐蝕性を有している。従来3Dプリンター用セラ
ミックス材料には樹脂を含むものが多く、造形後の焼成工程において20%程度の収縮が生じる
ため、高精度の部品作製が難しかった。

森村グループの日本特殊陶業は武藤工業を通じて3Dプリンター材料を上市している。粉末材
料の造形時に必要となるバインダーは通常石膏材料の結合に用いる材料をそのまま使用してお
り、3Dプリント造形後に焼結することでアルミナを主成分とする広く多孔質なセラミック造形
物を生成できる。

キヤノンは粉末床溶融結合方式に適したアルミナ系セラミックス材料と部品作製技術の新たな
開発に成功している。新技術の活用により、一般に金型での成形や切削加工が難しい中空構造や
多孔質構造など複雑な形状のセラミックス部品も3Dプリンターで安定的に作製できる。電気炉
などの耐熱性・絶縁性を要する部品や薬品や薬品に対する耐蝕性が求められる部品などへの活用が期待
されているほか、材料の種類を拡充することにより、医療分野への展開などにも期待している。

## 3 市場動向

造形材料の国内市場規模は約85億円（2017年）と推定されているが、市場は20%を超える伸
長率で拡大している。国内のハードウェア市場は海外に比べて成長が進れているが、消耗品であ
る造形材料は市場におけるハードウェア台数の累積とともに拡大していくため、今後も順調に成
長を続けるものと考えられる。直近の3Dプリンターの国内市場は高価格のプロフェッショナル
3Dプリンターの販売台数が上昇に転じているほか、3Dプリンティング関連サービスが堅調に増
加し、比較的低価格のFDM方式のデスクトップ型3Dプリンターにおいても一定程度の需要が
予測されている。

また、ユーザーにおいても3Dプリンターの正しい認知が進むに伴い、3Dプリンターの使用

の使用目的や用途，便益性が浸透して需要増加につながったり，既ユーザーにおいても新たな使用範囲が生まれたりするなど新規，追加購入を含めて造形材料需要はより一層顕在化してくる。特に，金型や部品製造用途での需要拡大が期待されており，ハイエンド機である金属 3D プリンターの利用が進むのと並行して高価格の造形材料への需要が拡大し，2020 年には 165 億円（対2017 年比 194%）程度の市場へ拡大すると見込まれている。

## 4 国内の主要造形材料メーカー

### 4.1 樹脂材料メーカー

　国内の樹脂用の 3D プリンター造形材料メーカーには JSR および子会社のディーメック，ADEKA，東レ，ユニチカ，ナノダックス，三菱ケミカルなどの材料メーカーがある。

　JSR は子会社のディーメックが米国の DSM 社との共同研究，共同開発によって「SCR」シリーズを上市している。また，JSR 本体も米国の Carbon 社に出資し，3D マニュファクチャリング事業を展開している。同社が開発した「FABRIAL P」は強靭性を高めた PLA 系のシリーズ，また，「FABRIAL R」は独自のポリマー技術を生かして開発した 3D プリンター用の TPE（熱可塑性エラストマー）のシリーズで，優れた柔軟性と生体適合性を有しており，医療，介護分野などでの用途開発が進められている。

　ADEKA は光硬化性樹脂の「アデカラスキュア」シリーズを開発，製造しており，ナブテスコの子会社であるシーメットが「TSR」シリーズとして販売している。同材料は高感度な光重合開始剤として長期間にわたって底堅い市場需要を獲得しており，3D プリンター市場での需要の取り込みを目指している。

　東レは 2016 年に粉末床溶融結合方式向けの微粒子「トレミル PPS」シリーズの販売を開始している。同製品はポリフェニリンスルフィド樹脂の粒子を粉砕した微粒子製品である。また，同社ではポリブチレンテレフタレートの微粒子「トレミル PBT」シリーズも上市しており，新材料の開発を通じて 3D プリンター造形材料の多様化を目指している。

　ユニチカはバイオプラスチックの PTA 樹脂「テラマック」シリーズの応用先として 3D プリンター用フィラメント材料を展開している。テラマックは独自のポリマー設計技術により携帯電話筐体などの電子機器や OA 機器の筐体，工業用構造材料，日用雑貨，文具など幅広い用途で展開されている。また，同社ではテラマックに続き，温めた状態で形状変更が可能な特殊ポリエステル樹脂を素材とする 3D プリンター用フィラメントを開発中で早期発売開始を目指している。

　ナノダックスはグラスウール（GW）を樹脂にコンパウンド化する特許技術を用いて，世界で初めて GW 入り PP フィラメントの製品化に成功，装置メーカーにはフィラメント，フィラメントメーカーにはペレットを供給している。同社は世界から注目を集めているテクノロジー特化型ファブレス企業で，PA 製のモノフィラメントを開発，その技術を生かしてテニスラケット用ストリング（弦）などに展開することで企業成長を実現してきた。同社が開発した GW 入り PP 樹

脂は，フランスのサンゴバングループのマグ・イゾベール社製プラスチック専用強化 GW を自社開発したカリックスアレンフェノールカップリング剤で表面処理し，専用の二輪押出機で PP 樹脂化している。

三菱ケミカルは経営統合前の日本合成化学工業が開発した FDM 方式 3D プリンター用水溶性フィラメント「MELFIL」を販売している。ポリビニルアルコール（PVOH）樹脂を素材としており，サポート材や水溶性造形物などの用途で使用できる。従来の PVOH 系サポートフィラメントと比べ早く溶ける特徴を持ち，ABS 樹脂，PLA 樹脂の両方に使用できる。

## 4.2　粉末金属材料メーカー

3D プリンター向けの粉末金属材料の開発は，技術研究組合次世代 3D 積層造形技術総合開発機構（TRAFAM）に参加するメーカーなどを中心に推進されている。TRAFAM には大同特殊鋼，福田金属箔工業，山陽特殊製鋼，東洋アルミニウムの 4 社が参加しているほか，伊藤忠セラミックおよび群栄化学工業がバインダーおよび鋳型砂開発に参加している。

製造方法は 4 社ともにアトマイズ法を採用している。アトマイズ法では金属を高温溶融させ，ノズルからガスや水とともに一気に噴出させる。噴出された金属は表面張力により球形となり，一気に冷却して粉末金属を作製する。

大同特殊鋼は SLM，EBM，LMD などの各種金属 3D プリンター用の粉末金属材料を開発している。同社の製品には SKD61，マルエージング鋼，CoCrMo 合金などを相当鋼とする複数の鋼種がラインアップされており，Fe 系，Ni 系，Cr 系合金の粉末金属が製造，販売されている。

福田金属箔工業は TRAFAM においてガスアトマイズ法により Cu 粉末を研究開発している。同社は 2019 年 4 月，本社工場に 3D プリンターを導入し，金属粉の新たな用途開拓に乗り出している。金属 3D プリンターの活用が広がる中，自社内にも金属粉のテスト体制を整え，材料の金属粉がどの製品分野に展開できるかを検討する。また，10 月には滋賀工場に金属粉のより一層の微細化が可能な装置を導入して，自動車部品や電子部品などの材料として用途を広げるほか新分野への展開も図る。導入する装置は高圧ガスアトマイズ装置で，従来よりもさらに高い圧力でガスを噴射できるように更新して金属粉の微細化や生産歩留まりの改善につなげる。

山陽特殊鋼は真空溶解と不活性ガスアトマイズを組み合わせた粉末金属製造技術を駆使して，不純物が少なく，流動性に優れた高品質の粉末金属を製造している。同社の球状金属粉末は流動性に優れており，3D プリンターでの積層時に高い粉末供給性能が得られる。また，造形時のガス放出が少ないため，良好な造形物を作製できる。同社では Fe 系，Ni 系，Co 系などの粉末金属に対応している。

東洋アルミニウムは自動車部品，コンプレッサー部品，溶射用粉末，3D プリンター用途などに使用できるアルミ合金粉末「バウダロイ」を上市している。同製品はアルミニウムに異種金属を添加した超急冷合金粉末で，粉末化後急冷凝固させることで合金組織を均一微細に維持しており偏析が少ないという特長を持つ。また，ダイキャストなどの溶製材では量産化できない組成が

可能で，溶製材では達成できない耐磨耗性，高強度，高弾性などの特性を実現できる。

　高級スポンジチタンの世界的なサプライヤーである大阪チタニウムテクノロジーズは，2016 年に 3D プリンティングに適したチタン粉末の造粒技術を確立し，積層造形用チタンおよびチタン合金粉末の市場開拓を推進している。同社は球状チタン粉末「TILOP」の量産技術に強みを有しており，ガスアトマイズ方式により不純物の汚染が極めて少ない製造プロセスを実現している。同社ではメーカー，大学，研究機関などにおけるサンプル評価を経て，部品製造の実用化が進んだことを踏まえて，粉末床溶融結合方式向けチタン粉末を上市し，航空機分野および医療用途での市場開拓を推進している。

# 第3章 バイオ3D プリンティングの開発動向

## 1 概要

　医療分野では手術シミュレーション，画像診断の精度の向上，インフォームドコンセント，人工臓器，インプラント機器，義歯などの設計・補修，医学教育および啓蒙活動などさまざまな状況において，3D プリンターの活用が始まっている。手術シミュレーションでは患者の生体データから手術しようとする患者自身の臓器や部位の精密な立体モデルを製作し，手術計画の立案や手術のシミュレーション，イメージトレーニングを行うことが可能になっている。2016 年の診療報酬改定では，K939 画像等手術支援加算の適用対象が拡大され，整形外科，頭部外科の 25 の術式で，3D プリンター製臓器モデルの手術シミュレーションが保険算定できるようになった。画像診断データを立体造形することで，画像だけでは見落としがちな隠れた病巣の発見率が上がって画像診断の精度が向上している。また，医師が患者に病状や治療計画を伝えるインフォームドコンセントの際に，本人の生体データに基づく立体モデルを用いて説明することで，より正確でわかりやすい情報提供を行えるようになっている。

　一方，3D プリンティングは患者に埋め込む人工臓器や人工関節，人工骨のほか，心臓ペースメーカーなどインプラント機器の精密な設計や成長・加齢に伴う補修や交換時にも有用されている。技術や機器性能の向上により 3D プリンターによる医療機器の最終製品の製造が可能になってきており，体内に埋め込むインプラント製品のカスタムモデル対応に 3D プリンターが活用され始めている。

　医療用途における 3D プリンティング（バイオ 3D プリンティング）の最終的な目標は，生体材料（生物学的材料）を用いて，3D 組織モデル，細胞組織チップ，移植用細胞，バイオ人工臓器などの作製することにある。現在では生体細胞を出力できるバイオ 3D プリンターを用い，肝臓などの臓器をプリントして再生医療に活用する研究が世界中で行われている。また，バイオ3D プリンターを用いて立体的に構築した生体細胞を薬剤の安全性評価や基礎研究など創薬支援に活用する動きも広まっている。

## 2 バイオ3D プリンティングによる生体材料の作製プロセス

　バイオ3D プリンティングは，3D プリンターの技術を用いて，限定された空間に配置や細胞パターンを作成する過程である。細胞の機能と生存能力は印刷された構造内に保存される。一般的に 3D バイオプリンティングでは組織様構造をつくるために積層法が利用され，つくり上げられた組織用構造は医学や組織工学の分野で使用される。バイオ 3D プリンティングは薬物や薬の

研究に役立つ組織や器官を作製するために使用されているほか，関節や靭帯の再生のため，細胞が育つ足場をつくる目的でも使用されている。

　3D バイオプリンティングのプロセスは，後に 3D プリンターでつくり出すためのモデルを作成して使用材料を検討するプロセス，細胞と栄養素の液体混合物をプリンターのカートリッジに入れ患者の医学的なスキャン画像を用いて構造を形成するプロセス，印刷された生物学的な印刷物から安定した構造をつくり出すプロセスで構成されている。

　モデルを作成するプロセスでは，コンピュータ断層撮影（CT）や核磁気共鳴画像法（MRI）を用いて，臓器の断層の再構成が画像上で行われ，つくられた 2D 画像はプリンターに送信される。その後，特定の細胞が単離されて層が形成され，酸素および他の栄養素を供給して生きた状態に保つ特別な液状物質（培養液）と混合される。場合によっては細胞が直径 500 $\mu$m かそれ以下の細胞塊（スフェロイド）の状態で用いられることもある。細胞と栄養素の液状物質は 3D プリンターのカートリッジに入れられ，患者の医学的なスキャン画像を用いて出力されて構造を形成する。バイオプリントされた構造がインキュベーターに移され，成熟することで組織を形成する。

　3D バイオプリンティングでは生物学的な構造をつくるにあたり，通常は連続的に積層し，細胞を生体適合性の足場の上に配置し，組織のような 3 次元構造をつくり出している。その際，つくり出された臓器には内部に必須の栄養素や酸素を取り込むための血管，尿を採取するための尿細管およびこれらの器官に必要な数十億の細胞などの要素が欠けている。そのため，3D プリンティングでつくり出した組織構造の安定化には，機械的刺激と化学的刺激の両方が必要とされており，細胞にシグナルを多くって成長を促すバイオリアクター技術が使用される。バイオリアクターは栄養素の輸送，微小重力環境の作成，細胞間を流れる液体の圧力の調整，動的または静的な負荷として圧力を加えるなどを行う装置で，さまざまなタイプが存在しており，それぞれの細胞組織にとって理想的なバイオリアクターが開発されている。

## 3　バイオ 3D プリンティングの手法

### 3.1　組織化プロセス

　従来から 3D プリンティングは適切な生物学的および機械的特性を有するように構築された生体の臓器をつくるための手法の開発を目的として進化してきており，現在では生物模倣，自律的な自己組織化，ミニ組織ビルディングブロックの 3 種類の手法が開発されている。

　生物模倣の主な目的は人体の組織や臓器にみられる自然な構造を模倣し，同じ構造をつくり上げることにあり，器官や臓器，組織の形状，枠組み，臓器の微小環境などを複製する。その際，3D バイオプリンティングの模倣対象は細胞部分および細胞外部分の両方である。そのためには組織をミクロスケールで複製することが重要となり，微小環境における生物学的な相互作用，機能的な細胞および支持的な細胞の構成，細胞を満たす液体成分，細胞外マトリックスの組成など

の理解が必要になる。

　自律的な自己組織化は胚の器官の自然な発生プロセスに依存し，このプロセスをモデルとして組織を複製する。初期の発生では，細胞はその細胞が自身の細胞外マトリクスを構築し，適切な細胞シグナル伝達および必要な生物学的機能および微小な構造をつくり上げるために配置やパターンを形成する必要があり，胚の組織および器官の発生技術に関する特定の情報が必要となる。すでに足場を使わない方法も開発されており，発生する組織のように，スフェロイドを自己組織化させ，融合，配置させる手法が研究されている。細胞が自律的に自己組織化する性質を用いて，バイオ3Dプリンティングするためには胚における組織発生プロセスや胚の組織が囲まれた微小環境に対する深い理解が必要となる。

　ミニ組織ビルディングブロック（ミニ組織）は，非常に小さな機能要素から構築される臓器や組織の形成から始めて，それを配置し，大きなスケールにする手法であり，通常は生体模倣や自己組織化のアプローチと組み合わされて実施される。ミニ組織には自然な組織の形をガイドとして自己組織化する球状になったスフェロイドを大規模に配置して組織をつくる方法と，正確で高品質の組織の複製を設計し，それらを自己組織化させ，大規模な機能をもつ組織をつくり上げる方法がある。

　複雑な3次元の生物学的構造のプリンティングは，これらの手法の組み合わせによって行われている。

## 3.2　組織構築の手法

　バイオ3Dプリンティングは，ハードウェア（3Dプリンター），生物学的なインク（バイオインク），プリントされる生体材料で構成されている。また，細胞の組織構築には細胞腫，足場材，培養液等が必要になる。

### 3.2.1　ハードウェア

　バイオ3Dプリンティングによる組織構築の手法には，ディスペンサー，インクジェット，レーザーによる細胞転写，ディスペンサーとインクジェットの組合せという4種類の手法がある。

　ディスペンサー方式（材料押出法）は材料を空気圧やメカニカルに押し出す方法で，高粘度材料の扱いに優れている。細胞を含むバイオインクを層ごとに押し出して積層し3次元の構造をつくり出す。バイオインクには細胞だけでなく，細胞を注入したハイドロゲルも使用できる。

　インクジェット方式（材料噴射法）は低粘度材料の高速操作に優れる方法で，正確な量で材料を印刷し，コストおよび廃棄物を最小限に抑えることができる。ピエゾ方式とサーマルジェット方式の2種類がある。

　レーザーによる細胞転写方式は，レーザーを使ってバブルを発生させ，そのバブルの膨張で液を押し出す方法である。目詰まりが生じず，高粘度材料の扱いに優れており，高解像度の出力を行えるという特長があるが，一方では価格が高いことがネックになっている。

現在では，ディスペンサー方式とインクジェット方式を組み合わせて，足場材は圧縮空気で押出し，細胞を印刷するときだけインクジェットヘッドを利用する方法が多くのメーカーで採用されている。

バイオ 3D プリンターでは細胞を安定的に印刷することが難しい。この技術ではマイクロジェットがドイツ企業と提携して，細胞を狙ったところに 1 個ずつほぼ 100％指定した位置に並べることができるシングルセルプリンター装置を世界で初めて開発している。

山形大学工学部の古河英光教授らの研究グループは，高機能ゲルの 3 次元造形ができる 3D ゲルプリンター「SWIM-ER」を開発した。SWIM-ER はレーザーと光ファイバを駆使したゲルの 3 次元光造形システムで，光でゲル化するゲル溶液中に光ファイバを通してレーザー光を局所的に照射することで，短時間で自由造形することができる。コンピュータ制御により光ファイバは XYZ 軸へ自在に動くので，複雑な空洞構造を高精度で造形することができ，ゲル溶液を変えれば高強度ゲル，形状記憶ゲルなどさまざまなゲルを造形できる。3D ゲルプリンターが開発されたことによって，ヒトの軟組織に非常に近い特性を持つゲル材料は，人工血管やアクチュエータなどの医療材料などの製造への応用が期待されている。

### 3.2.2 バイオインク

バイオインクは生きた細胞そのもの，もしくは生きた細胞を含み後に細胞を含むゲルとなる物質を材料とする液状の材料である。バイオインクをつくるためには細胞を含む液や細胞を含むゲルがカートリッジとして 3D プリンターに挿入される。

従来は，体を構成する物質のいくつかと比較しても，強い生体適合性，低毒性およびより強い構造能力をもち，生物医学的に有力視されているアニオン性ポリマーのアルギン酸が多用されていた。また，PV ベースのゲルを含む合成ハイドロゲルも一般的に使用されており，酸と UV をあてた PV ベースの架橋剤との組み合わせは「Wake Forest Institute of Medicine」によって評価され，適切な生体材料であるとされている。

インクジェット方式の 3D プリンターには低粘度かつ造形面に着液後に瞬時に固まるバイオインクが必要になる。細胞に影響を与えずに瞬時に固まるインクの素材として，従来はアルギン酸ナトリウムが用いられてきたが，最近では西洋わさび由来ペルオキシダーゼの反応によって瞬時に固まるように処理したさまざまな高分子を素材とするインクが開発されている。

大阪大医学大学院の堤慎司教授と富山大学の共同研究グループは，西洋わさび由来ペルオキシダーゼが触媒する架橋形成反応を利用して，高分子の水溶液からヒドロゲルを作製し利用する研究を続けてきた。既存のプリンティング方式の中で，より機能的な組織体の構築につながる方式として期待されているインクジェット方式では，細胞に悪影響を与えないインク材料が極めて限られていることが普及へ向けた阻害要因となっていたが，同研究グループでは酵素反応によるゲル形成を用いたインクジェットバイオプリンティング技術の開発に成功している。

## 4　国内研究開発動向

　サイフューズは細胞が本来持つ凝集能力に着目し，足場材料を用いることなく，弾力性に富む大型の組織を作製する方法を開発している。同社では，最初に数万個のばらばらの細胞を自然に凝集させて，小さなスフェロイドを大量に培養し，次に，スフェロイドを剣山に差し込みながら積み上げる方式を開発した。スフェロイドが互いに融合する性質によりやがて全体が融合し，剣山を外しても形を維持するようになる。剣山をスフェロイド同士が接触する程度の間隔で並べれば，スフェロイドを縦横に自在に連結して大型の立体組織をつくり出すことができる。同方式の長所はさまざまな細胞に応用できるうえ，管状のデザインとすることにより内部に酸素と栄養を供給しながら大型の組織を培養することができる点にある。また，数種類の細胞を組み合わせることによって，生体に近い組成の立体組織や臓器をつくり出すことも可能になる。同社ではバイオ 3D プリンターの「レジェノバ」，「スパイク」を澁谷工業と共同で開発して普及を図っている。

　東大発のベンチャー企業であるセルファイバは，紐状の 3 次元細胞組織「細胞ファイバ」の研究開発，製造を行っている。細胞ファイバは従来技術では困難だった大きさや細胞密度の均質性と長期培養維持の両方を実現したまったく新しい 3 次元組織で，細胞ファイバ内部の細胞はハイドロゲルにより保護されている。ハイドロゲルの中空ファイバ内に細胞と細胞外マトリクスを閉じ込めることで直径 $100\,\mu m$ の細胞ファイバを実現している。平面培養細胞よりも生体に近い生理活性が期待でき，薬剤や化粧品，食品添加物等の開発効率化・コスト削減に有用である。また，手軽に利用できるヒト細胞 3 次元組織であることから，動物実験の代替手法としても活用できる。さらに，細胞の代わりに有用微生物をファイバ内に封入することで，食品・化粧品材料やその製造プロセスなど，応用分野をさらに拡大できる。同社はスフェロイドを代替する材料として，2017 年度から細胞ファイバの受託製造サービスを開始している。

　2017 年 12 月，大阪大学大学院基礎工学研究科の堤慎司教授と富山大学の共同研究グループは，世界で初めてインクジェット式のバイオ 3D プリンターで細部の生存をほとんど損なわずに細胞を含んだ立体構造物を造形することに成功した。再生医療分野で用いられるヒアルロン酸やゼラチンなどの材料に，西洋わさびに含まれる酵素であるベルオキシターゼを作用させることで，瞬時に固まってゼリー用のゲルを形成する性質を付与した複数のインクを開発，このインクを瞬時に固めながら，細胞を含んだゲルを 1 液ずつ積層することで，細胞の生存をほとんど損なわずに細胞を含んだ立体構造物を造形した。また，細胞の増殖に適したインクを使用することで，細胞が伸びて増殖することも明らかにしている。同技術ではインクジェットプリンティングと同様，細胞とインクを別のインクカートリッジに充填して使用することで，血管周辺にある細胞など複雑な構造物の造形にも対応できる。また，iPS 細胞や ES 細胞から分化誘導させた細胞などを生体組織や臓器と同じような位置関係で配置した構造体の印刷も可能であり，再生医療分野におけるバイオ 3D プリンター活用を推進すると期待されている。

　東京農工大学大学院の田川義之准教授らの研究グループは，2018 年 2 月，はちみつのような

高粘度液体が射出可能な装置の開発に成功している。射出機構は，液体の入った容器内に細管を挿入し，細管内部の液面を下げて液体射出の駆動力として液体容器に打撃を与えることを特徴としている。細管内の液体を非常に効率よく加速でき，水の 1,000 倍の粘度を持つ液体やマニキュアのような特殊な液体の射出に成功している。開発された装置は，3D プリンターや金属配線などに用いられる液体樹脂や液体金属に加え医療分野で多く使用されている生体液も射出できることから従来のインクジェット技術で課題とされていた粘度の制約を取り払う可能性が期待されている。

リコーはインクジェット技術の特長である精密な液滴サイズの制御性に着目し，噴霧乾燥法に応用することで粒子径の揃ったシングルミクロンの微粒子を簡便なプロセスで作製する技術を開発している。この技術を医薬製剤に応用することで狭粒度分布の製剤粒子が作製可能になるなど医薬製剤をはじめとする機能性微粒子への適用が期待されている。

## 5　3D プリンティングの医療応用

バイオ 3D プリンティングの医療への応用は，再生医療，臓器モデル，人工骨，義歯／義足，歯科補綴物などさまざまな分野で取り組みが行われており，一部の分野では実用化も進んでいる。3D プリンティングの医療用途において，体外での使用にとどまる造形物の実用化は比較的容易で，歯科矯正用マウスピース，外科手術用のサージカルガイド（手術補助装置）など多種多様な製品への活用が進んでいる。サージカルガイドはすでに多くの歯科インプラント治療で使用されているほか，臓器モデルやカスタム義肢などに向けた研究開発も進んでいる。体外用デバイスはコストや扱いやすさなどの理由から，多くは非生体適合性の樹脂を用いており，多数の材料メーカーから色調，透明度，質感，耐熱性などさまざまな特色を持つ造形材料が提供され，豊富なバリエーションを構成している。また，体外用デバイスであっても，人体との接触度合いによっては生体適合性樹脂が用いられている。

一方，体外で使うデバイスと異なり，体内に埋め込むインプラントデバイスには安全性の評価に高いハードルが設けられている。体内埋め込み型デバイスはユーザーに合わせたカスタマイズが大きな効果を示す領域でもあり，生体適合材料や生体吸収性材料などを材料とした各種生体内デバイスが開発されている。

体内埋め込み型デバイスに採用されている生体適合材料には，バイオイナート（生体不活性）な金属であるチタン合金，コバルトクロム合金，ステンレス鋼などの素材が多く用いられており，患者一人ひとりに最適化したインプラントの開発，製造が行われている。最近ではインプラント用の材料として生体吸収性材料の活用も現実になりつつあり，薬剤溶出ステントなどで実用化されている。また，3 次元スキャフォールドとしての組織工学的なアプリケーションに期待と注目が集まっている。

## 5.1　臓器モデル

　ヒトの体はさまざまな臓器からなる複雑な立体構造をしており，血管の位置などをはじめ個人差が大きい。人体内部の構造を観察するための装置には CT や MRI などのイメージング装置が活用されており，現在ではこれらの検査装置から得られるデータを入力して 3 次元の臓器モデルを 3D プリンターで造形するシステムの開発が進んでいる。臓器モデルを通じて医師は手術前のシミュレーションを行うことが可能になり，事前に患者体内の構造を詳細にイメージしたうえで手術に臨むことができる。手術のシミュレーションの精度が上がるほど，手術開始後の計画変更を回避でき，手術時間の延長や再切開などによる患者の負担を軽減できる。また，臓器モデルは手術チーム内での情報共有や患者および家族へのインフォームドコンセントの取得などにも活用できる。

　ファソテックは宇都宮市のメディカルエンジニアリングセンターに手術に限りなく近いトレーニング環境の構築を目指す「FasoLab」を開設して，医療従事者と医療機器関係者を対象に効果的かつ効率的なトレーニングプラットフォームを研究開発している。また，同社では胸部や腹部手術をサポートするシミュレーターや子宮全摘モデル，胃統合モデル，肺葉切除モデルなどの臓器モデルを供給している。これらの臓器モデルは形状だけでなく質感や機能（内部構造）を再現しており，医師は手術前に患者の生体を忠実に再現したモデルを用いてシミュレーションを行うことで，複雑な症例においても不安を回避できる。また，一部の病院では手術トレーニング用の教育資材としても用いられている。

　2019 年 4 月，丸紅情報システム，伊那食品工業，ストラタシス・ジャパン，スワニーの 4 社は，3D プリント樹脂型「デジタルモールド」と環境にやさしい植物由来ゲル素材から作製する臓器モデルの事業化について契約を締結，医療業界向けに販売を開始した。販売を開始したのは，デジタルモールドを活用した繰り返し成形できる天然素材によるリアルな肝臓のモデルで，医師の手術の技術習得機会の増加を目指す。

　デジタルモールドは製品設計開発企業のスワニーが持つ 3D プリント樹脂型を用いて ABS，PS，POM，PP など量産材料で射出成形できる最新技術で，スワニーが臓器の 3D データをもとにフルカラー＆マルチマテリアル 3D プリンター「Stratasys J750」を用いて樹脂型と臓器内の血管モデルを造形し，型内に伊那食品工業が開発した植物由来ゲル素材を流し込むことで臓器の複雑な立体形状を再現する。植物由来素材を使用することで，水分を含み，実際の臓器を忠実に再現した色調や質感を持つモデルを製作できる。今後は肝臓以外の臓器モデルの開発，発売を予定しており，販売元の丸紅情報システムでは 3 年間で 5 億円の売り上げを目指している。

## 5.2　義足／義歯

　現在，義足は義肢装具士および製作技術者が一人ひとりのユーザーに合わせて採型・採寸，組立て，適合といった製作工程を進めることにより製作されており，ユーザーの成長や生活環境などに合わせて随時調整を行いながら使用されている。そのため，義足は大量生産による画一的な

製造ができないオーダーメイド性の強いデバイスである。

　神奈川県茅ケ崎市の SHC デザイン，JSR，全日本空輸（ANA）は，国内外の義足歩行者が抱えるトラブルやストレスを解決するため，2015 年に 3D プリント義足の共同開発を開始し，市場に供給している。製品は JSR が開発した 3D プリンター用素材「FABRIAL R」シリーズを使用して 3 種類のプラスチック材料のみというシンプルな構成で造形されている。金属を一切使用しないため従来の義足に比べて軽量で，製造原価も一般的な義足の 20〜30％ 程度に抑えられている。義足を必要としていながら購入できずにいる切断者が多い発展途上国での事業展開に期待しており，日本国内では旅行の際の心身の負担を軽減し，既存の義足では難しかった体験を可能にする「2 本目の義足」としての事業展開を目指している。また，SHC デザインの取り組みに賛同する ANA は，義足歩行社員による検証や技術的アドバイス，空港における実証実験，空港でのサービス提供検証，SHC デザインの事業展開時の渡航支援等の協力を行うなどさまざまなサポートを展開している。

　東京大学生産技術研究所が主導する MIAMI プロジェクトでは，人体にフィットし，必要十分な強度と軽量性を有し，かつ美しいスポーツ用義足の開発をマイルストーンとして積層設計技術手法の開発を目指している。既存のスポーツ用義足は炭素繊維やチタンなどの高強度部材でつくられているが，同プロジェクトが開発した陸上競技用 AM 義足の「Rami」はナイロン粉末を材料にレーザー焼結方式で造形されている。ナイロンだけでは強度が不足することから，実際の陸上競技で使用可能とするために，骨組織の内部構造のように空間的に自由に部材を配置することで構造全体が分散して荷重を受け持ち，必要十分な強度と軽量化を実現している。また，同プロジェクトでは義肢職人の持つノウハウのデジタル化によって短時間で人体に合わせた設計変更を可能にする CAD システムや，高強度高耐熱なプラスチックの加工技術など，高機能でありながら早く安く製作できる医療用カスタマイズ製品の実現に向けた開発も行われている。

　歯科用合金製造・販売のアイディエスと産業技術総合研究所は，3D プリンターを使ってコバルトクロム合金粉末から壊れにくく患者に適した入れ歯を短時間で製造する技術を開発した。従来の鋳造に比べて製造期間が 3 分の 1 以下，材料コストが半分以下になると見込まれており，早期の実用化を目指している。開発した技術では，まず，口腔内の 3 次元形状を計測するスキャナで取得したデータをもとに患者に適した入れ歯を設計し，次に 3D プリンターで直径 50 μm 以下のコバルトクロム合金粉末をレーザーで加熱溶解して積層，入れ歯をつくり上げる。従来の鋳造では，口腔内の型を取って石膏で模型をつくったうえで入れ歯の型を製作し，溶かした金属を流し込むなど多くの工程を必要とするが，新技術では製造期間を短くし，材料を減らし，精度が向上するなど利点が多い。アイディエスが海外製のコバルトクロム合金粉末の薬事承認を取得し，産総研は材料の耐久性など安全性を評価した。2 年以内の保険適用を目指しており，国産粉末も新たにつくって薬事承認を目指す。また，アレルギー患者にも配慮し，チタン粉末を使った入れ歯の開発も進めていく。

## 5.3　人工骨／人工関節

「クラニオフィット」は帝人ナカシマメディカルとHOYAテクノサージカルが共同開発した国内初の3次元積層造形によるチタン合金製のカスタムメイド頭蓋プレートである。両社は2016年に医療機器承認を取得して製品化している。同製品はプレート厚が0.5 mmで，骨へ固定した際の段差が目立たず審美性に優れている。メッシュ構造を採用していないことから皮膚への刺激の恐れが低く，術後のメッシュへの軟組織の陥入による問題が発生しない。また，ポリマーと比べ生体親和性に優れたチタン合金（Ti-6Al-4V）を使用しているため，強度に優れている。頭蓋プレートを固定するスクリューにはセルフドリリングスクリュー，エマージングスクリューの2種類があり，軟部組織への刺激を抑え，患者の負担を軽減するとともにドライバービットとスクリューヘッドの最適化により高い保持力を有している。

　ネクスト21の「CT-bone」は，ヒトの骨と同じ成分の生分解性カルシウム粉体の3Dプリントによってつくられた人工骨である。同デバイスは埋め込み後徐々に患者自身の骨に置換されて一体化するため，骨移植で生じるような移植片の吸収（消失）や，インプラントの排出などのトラブルが避けられ，従来の手法よりも優れたアウトカムが期待される。また，従来のセラミック製人工骨と比べて，成型後収縮の原因となる熱処理を行わないため成型精度が高く，0.1 mmスケールで正確に患者の骨格を再現できることから，審美性が重要視される顔周辺の骨が有力な活用先と見込まれている。

　金属3Dプリンター製造受託サービスを手がけるJ・3Dは，2016年から日本初となるカスタムメイド人工股関節の共同開発に名古屋市立大学と共同で取り組んでいる。人工股関節では既製品をその形状に合うように患者の生体骨を削り調整することで治療が行われてきた。また，輸入依存度も高く，外国製が90％を占めている。同社では金属3Dプリンターを用いることにより，CT等の画像データから患者の骨形状データの抽出，3次元化および製品製造までの一体型製作を目指しており，患者個々の病状に合わせたデザイン設計が可能となり，手術時間の短縮，患者への身体的負担が軽減されることが期待されている。さらに，入院期間の短縮，早期リハビリの実現，可能な限り骨を温存した治療の実現，インプラントの長寿命化（耐用年数の増加），再置換手術の減少，再手術のしやすさ，成績向上などのメリットも期待できる。

　2018年，リコーと理化学研究所光量子工学研究センター画像情報処理研究チームは，患者の骨の内部を含む欠損部位の形状を再現した人工骨を3Dプリンティングにより製造する手法を開発した。共同研究グループが開発した積層装置は，バインダージェッティング方式をベースに$\alpha$-リン酸三カルシウムの粉末に対してエチドロン酸などの新しい凝固インクを用いて人工骨を造形している。同方式を使用することで，3Dプリントして即時に使え，高強度で高い骨置換性を持つ3次元造形人工骨を造形できる。作製した人工骨の生体適合性を培養環境下での培養細胞の増殖率と動物への移植実験の組織観察により調べたところ，良好な細胞の増殖率に加えて，速やかに本来の骨組織に入れ替わることが確認された。

## バイオ 3D プリント関連技術の開発と応用

2019 年 8 月 27 日　　第 1 刷発行

|  |  |  |
|---|---|---|
| 監　　修 | 境　慎司 | （T1125） |
| 発 行 者 | 辻　賢司 |  |
| 発 行 所 | 株式会社シーエムシー出版 |  |
|  | 東京都千代田区神田錦町 1 − 17 − 1 |  |
|  | 電話 03（3293）7066 |  |
|  | 大阪市中央区内平野町 1 − 3 − 12 |  |
|  | 電話 06（4794）8234 |  |
|  | https://www.cmcbooks.co.jp |  |
| 編集担当 | 吉倉広志／古川みどり／山本悠之介 |  |

〔印刷　倉敷印刷株式会社〕　　　　　　　　　　　Ⓒ S. Sakai, 2019

本書は高額につき，買切商品です。返品はお断りいたします。
落丁・乱丁本はお取替えいたします。

本書の内容の一部あるいは全部を無断で複写（コピー）することは，
法律で認められた場合を除き，著作者および出版社の権利の侵害
になります。

ISBN978-4-7813-1432-7　C3047　¥68000E